Kevin Johann

GOLD DER BÄUME

Harze, Gummis und Balsame als Heilmittel und Räucherstoffe

READ GLOBAL BUY LOCAL

FSC
www.fsc.org
MIX
Papier aus verantwortungsvollen Quellen
FSC® C118234

ISBN 978-3-99025-412-7

Layout: freya_art, Alyssa Kamoun
Lektorat: Dorothea Forster

Fotos:
Kevin Johann / Hatem Imran / Tine Müller /
Wellcome Library, Houghton Library
© AdobeStock: S. 251-256: Olga Moonlight (Rauch),
Vorsatz und weitere Seiten im Buch: rosad
(Weihrauch-Blätter-Illustration)

Anmerkung: Für die in diesem Buch beschriebenen Naturstoffe, Heilanwendungen und Rezepte übernehmen Autor und Verlag keine Haftung. Weder Autor noch Verlag haften für Schäden, die aus der Anwendung der im Buch vorgestellten Hinweise und Ratschläge entstehen könnten. Bei gesundheitlichen Störungen sprechen Sie mit Ihrem Arzt oder Ihrer Ärztin. Die beschriebenen Methoden bieten keinen Ersatz für eine medizinische oder therapeutische Behandlung.

Kevin Johann

Ethnobotanik,
Anwendungen
und Rezepte

GOLD DER BÄUME

Harze, Gummis und
Balsame als Heilmittel
und Räucherstoffe

freya

INHALT

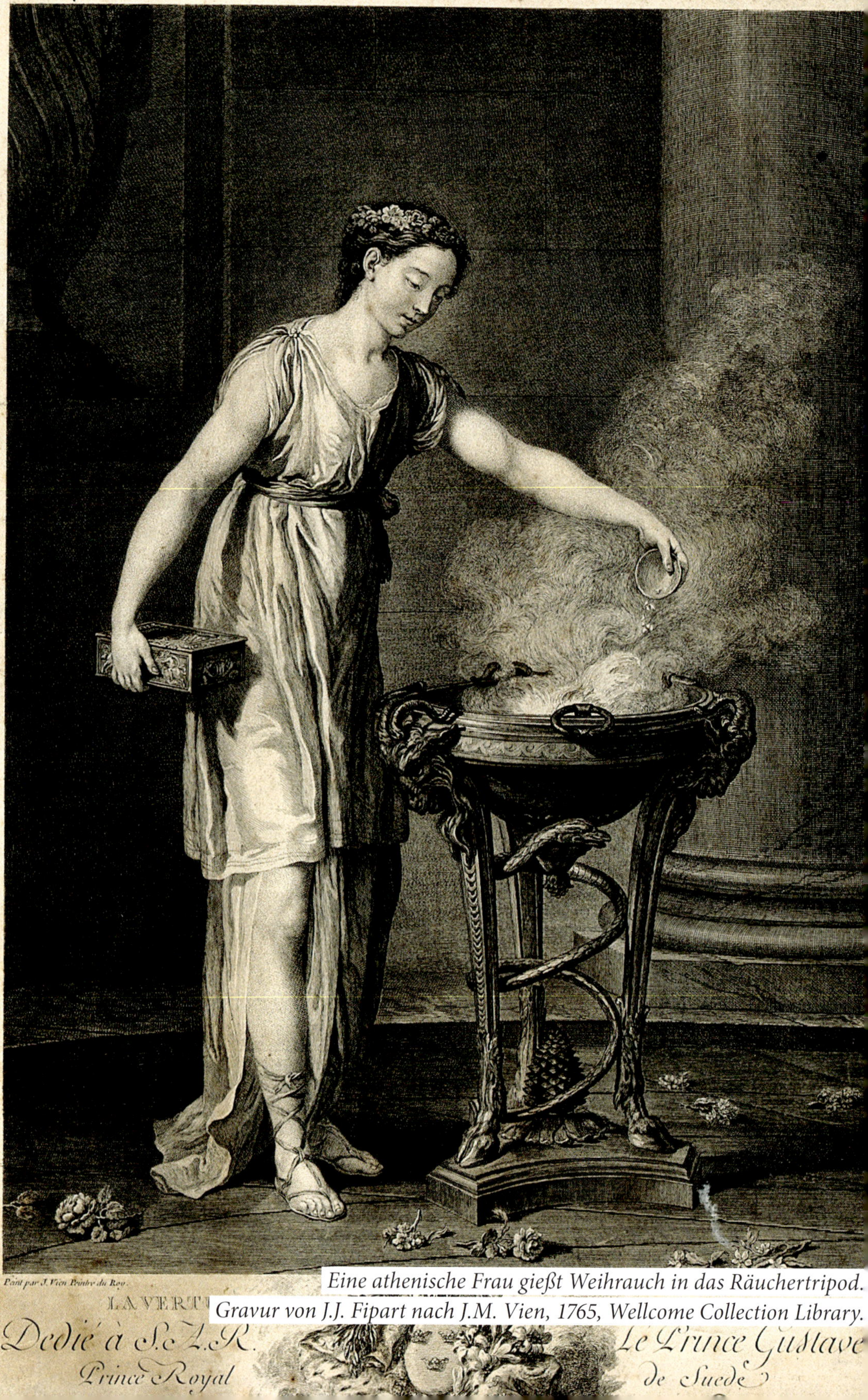

Eine athenische Frau gießt Weihrauch in das Räuchertripod.
Gravur von J.J. Fipart nach J.M. Vien, 1765, Wellcome Collection Library.

Vorwort

Fasziniert von den unterschiedlichen Duftakkorden sowie den vielfältigen Heilwirkungen, beschäftigt sich der Mensch schon seit Jahrtausenden mit ihnen. Die Rede ist von bestimmten Harzen, Gummis und Balsamen, die in Anbetracht ihrer Kostbarkeit im Volksmund auch als „Gold des Waldes", als „Gold der Bäume" oder als „Tränen der Götter" bezeichnet werden und deren kulturgeschichtliche Bedeutung sich derart komplex gestaltet, dass sie heute kaum mehr zur Gänze nachzuvollziehen ist. Schließlich haben Weihrauch, Myrrhe, Bernstein, Copal u. a. sowohl in ökonomischer, sozialer, soziokultureller als auch in spiritueller Hinsicht ganze Zeitepochen und Kulturen geprägt.

Die Begeisterung an diesen Naturschätzen ist jedoch keinesfalls ausschließlich ein historisches Phänomen, denn auch heute noch werden Harze als vielseitig anwendbare Heilmittel und Räucherstoffe genutzt und bisweilen auch wieder neu entdeckt. Dabei gestaltet sich der Übergang zwischen diesen beiden Anwendungsmöglichkeiten oftmals fließend. Wir denken beispielsweise an das desinfizierende Ausräuchern von Krankenzimmern in der Zeit der großen Seuchen und Pestepidemien sowie an zielgerichtete Rauch-Behandlungen zur Linderung von bestimmten Krankheitssymptomen. Gleichzeitig aber auch an solche Räucherungen, die den menschlichen Energiefluss harmonisieren und auf diese Weise zum Gelingen eines Heilungsprozesses beitragen.

Manche Personen denken zunächst, wenn sie von dem Nadelholzharz Terpentin oder anderen pflanzlichen Ausscheidungen (Exsudate) hören, an wichtige Inhaltsstoffe von Farben, Klebstoffen und Lacken. Letztlich ist ihre historische Relevanz in den Bereichen Handwerk und Technik mindestens genauso hoch wie ihre medizinische und rituelle Bedeutung. Im Rahmen dieses Buchs werden diese Anwendungsmöglichkeiten allerdings nur am Rande erläutert. Der Schwerpunkt liegt in erster Linie auf einer ethnobotanischen Aufarbeitung des Pflanzenharz-Komplexes unter besonderer Berücksichtigung der traditionellen Anwendungsmöglichkeiten als Heilmittel und Räucherstoffe. Als solche habe ich die Harze auch kennen und schätzen gelernt. Dabei nähere ich mich diesen auf der wissenschaftlichen, der volksmedizinischen sowie auf der mythologischen Ebene an.

Die intensive Beschäftigung mit dem „Gold der Bäume" hat dazu geführt, dass sich zu Hause in unserem Räucherschrank inzwischen eine umfangreiche Auswahl an Harzen, Gummis und Balsamen zahlreicher Pflanzenarten von allen Kontinenten befindet. In der Hausapotheke haben einige auf Harzbasis erzeugte Salben, Öle und Tinkturen ihren festen Platz gefunden. Dabei wächst das persönliche Interesse an diesen Naturstoffen mit jeder neuen Anwendung und jedem neuen Ausprobieren. Ich könnte auch sagen, dass die pflanzlichen Exsudate ein absolut einzigartiges Faszinosum darstellen, das mich auf sämtlichen Ebenen berührt und inspiriert. Schließlich sind die verschiedenen Pflanzenausscheidungen aufgrund ihrer umfangreichen Wirkspektren nahezu universell einsetzbar. Zudem verströmen sie beim Erwärmen in vielen Fällen ein sehr angenehmes und wohltuendes Aroma, das häufig als „betörend" und bisweilen sogar als „himmlisch" umschrieben wird.

Jeder, der sich etwas ausführlicher mit dem Thema auseinandersetzt, wird schnell bemerken, dass es im Kontext der jeweiligen Harzbezeichnungen immer wieder zu Verwirrungen und Missverständnissen kommt. Denn Weihrauch ist nicht gleich Weihrauch, Copal nicht gleich Copal, Dammar nicht gleich Dammar, Drachenblut nicht gleich Drachenblut und Amber ist ganz gewiss nicht immer Amber. Das Verwirrende dabei ist, dass oftmals ein und derselbe Harzname als Sammelbezeichnung für allerlei Harze unterschiedlicher Herkunft fungiert. Auf der anderen Seite werden nicht selten aus einer Spezies verschiedene Sorten mit unterschiedlichen Bezeichnungen gewonnen. Hinzu kommt, dass gelegentlich von Seiten der Händler (bewusst oder unbewusst) unrichtige Angaben gemacht werden. So bekam ich beispielsweise einmal einen angeblich seltenen Gold-Copal geschenkt, der laut Aussage auf dem Verpackungsetikett von der Spezies *Protium crassipetalum* stammen sollte. Bereits ein kurzer Blick genügte jedoch, um feststellen zu können, dass es ganz gewöhnliche Weihrauchtränen waren, was durch einen Geruchstest letztlich bestätigt wurde: Es handelte sich um das Harz von *Boswellia papyrifera*, keinesfalls schlecht, aber eben kein Copal, und erst recht kein besonders seltener.

Ethische Aspekte – Wir müssen uns wieder daran erinnern, dass es sich um etwas Heiliges handelt

Leider obliegt dem stetig wachsenden Interesse an Weihrauch und anderen Harzen, sei es für medizinische oder für technische Zwecke, eine große Schattenseite. Denn auch hier verursacht die menschliche Kapitalgier einen immensen und mitunter irreversiblen Schaden: Es wird im großen Stile Raubbau betrieben und im Sinne einer schnelleren Ernte wird den harzliefernden Bäumen in vielen Fällen keinerlei Regenerationszeit gegönnt. Auch wird versucht, den Harzfluss zur Erhöhung der Ausbeute mit höchst bedenklichen Techniken zu verstärken. Beides führt letztlich dazu, dass die Bäume durch Übererntung früher absterben und sich ihre Bestände im Laufe der Jahre radikal reduziert haben, so zum Beispiel im Fall der Adlerholz-, Kauri-, Drachen- und Weihrauchbäume. Es sind aber noch zahlreiche andere Gewächse von diesem unglücklichen Phänomen betroffen, sodass viele von ihnen inzwischen auf der Liste der bedrohten Arten stehen. Sprich: Altes Wissen über nachhaltige Erntemethoden wird bedauerlicherweise zu Gunsten einer finanziellen Profitmaximierung einfach über Bord geworfen.

Gewiss können wir davon ausgehen, dass die Menschen auch schon vor Jahrtausenden den Bäumen absichtlich Verletzungen zugefügt haben, um an deren Harz zu gelangen. Allerdings war das Bewusstsein damals, zumindest bei den naturverbundenen Völkern, noch ein signifikant anderes: Den Bäumen wurde nach jeder Ernte eine mehrjährige Zeit der Erholung eingeräumt und als Zeichen der Dankbarkeit wurde etwas geopfert. Der Baum wurde als etwas Heiliges und sein Exsudat als ein „Geschenk des Himmels“ betrachtet. Dadurch wurde den Bäumen über lange Zeiten hinweg kaum ein Schaden zugefügt. Folglich sollten wir exotische Harze nach Möglichkeit nur bei solchen Händlern erwerben, die eine nachhaltige und artgerechte Ernte sowie eine faire Bezahlung der einheimischen Sammler gewährleisten können. Heimische Harze werden unter Berücksichtigung des Nachhaltigkeitsaspektes sinnvollerweise selbst gesammelt.

Durchaus dramatisch ist es auch beim fossilen Bernstein-Harz, das auf eine lange Geschichte als Schmuckstein, Heilmittel und Räucherstoff zurückblicken kann. Während es früher ausschließlich aus der Brandung gefischt oder am Strand gesammelt wurde, gibt es heute weltweit spezielle Minen oder wie im russischen Kaliningrad sogar ein großes Tagewerk, wo der Abbau des Jahrmillionen alten Fossilharzes systematisch gefördert wird. Ziel und Zweck sind jedoch auch hier ausschließlich finanzielle Interessen. Dass jedoch derartige Praktiken unserer Mutter Erde große Wunden zufügen, muss eigentlich niemandem erklärt werden und es stellt sich die Frage, ob das wirklich alles so sein muss. Im Sinne des „Erfinders“ ist es ganz bestimmt nicht!

Das vorliegende Buch verfolgt primär zwei Anliegen: Einerseits möchte es in der mitunter sehr konfusen Terminologie der Pflanzenharzbezeichnungen etwas Klarheit schaffen, während gleichzeitig ein ethnobotanischer Überblick der zahlreichen, weltweit als Heilmittel sowie als Räucherwerke eingesetzten Pflanzenexsudate im Vordergrund steht. Sicherlich möchte es aber auch zu einem bewussten Umgang mit diesen faszinierenden und kostbaren Naturschätzen anregen.

Was sind Pflanzenexsudate?

Umgangssprachlich neigen wir dazu, alle pflanzlichen Exsudate (Ausscheidungsprodukte) als Harze zu bezeichnen, was streng genommen jedoch so nicht korrekt ist. Denn nicht jede pflanzliche Ausscheidung ist automatisch auch ein Harz. Abhängig von der jeweils vorliegenden chemischen Zusammensetzung und den spezifischen Eigenschaften wird zwischen wasserunlöslichem Harz, wie es von vielen Nadelbäumen produziert wird, und den wasserlöslichen Gummis (Gummen) einiger Obstbäume differenziert. Gelegentlich im Handel vorfindbare Bezeichnungen wie „Fichtengummi" oder „Kirschbaumharz" sind daher, zumindest im botanischen Sinne, unkorrekt.

Enthält das Ausscheidungsprodukt sowohl Harz- als auch Gummianteile, wie es zum Beispiel bei den Balsambaumgewächsen der Fall ist, spricht man von Gummiharzen. Überwiegt im Produkt hingegen eine Harz-Öl-Mischung, dann haben wir es mit Ölharzen zu tun. Daneben kann es sich bei einem Pflanzenexsudat, wie beispielsweise bei den Euphorbien oder Mohngewächsen, um sogenannten Latex handeln.

Die biologische Funktion eines Pflanzensekrets ist sehr vielfältig, wobei die Aspekte „Selbsthilfe" und „Verteidigung" sicherlich an oberster Stelle stehen. Denn einerseits fungiert es als antibakterielles Wundmittel, so zum Beispiel, wenn ein Ast abbricht. Die Baumwunde wird schnellstmöglich verschlossen und vor pathogenen Keimen geschützt; durchaus mit dem Prozess der menschlichen Wundheilung vergleichbar und deshalb auch die umläufige Bezeichnung „Baumblut" tragend. Gleichzeitig obliegt dem Harz die Funktion eines wichtigen Informations- und Nährstoffträgers, der über die sogenannten Harzkanäle überlebenswichtige Heil- und Vitalstoffe in alle Teile des Baumes transportiert. Auch hier zeigt sich eine unverkennbare Analogie sowohl zum Blut als auch zu den Lymphen des Menschen. Manche Pflanzen halten sich mit einer gezielten Absonderung ihrer klebrigen Exsudate aber auch ganz gezielt schädliche Insekten vom Leib, die entweder vom Geruch abgeschreckt werden oder an dem Sekret haften bleiben und auf diese Weise handlungsunfähig gemacht werden. Hingegen sorgt der meist mit zahlreichen unangenehm schmeckenden Bitterstoffen und oftmals auch toxischen Substanzen angereicherte Latex diverser Gewächse für einen sicheren Schutz vor tierischen Fraßfeinden; besonders bei solchen Pflanzen, die sich nicht durch schmerzhaft stechende Stacheln und Dornen verteidigen können.

Harz

Eine einheitlich gültige Definition zum biologischen Terminus „Harz“ zu finden ist aufgrund der vielen variablen Eigenschaften nicht einfach, zumal das Harz einer Pflanze in der Regel nicht als Reinsubstanz vorliegt, sondern als Gemisch mit anderen Stoffen, beispielsweise mit Öl, Gummi oder bestimmten Säuren. Allgemeinhin wird unter der Bezeichnung „Harz“ jedoch ein bestimmtes, aus terpenoiden und phenolen Verbindungen bestehendes Pflanzensekret verstanden, das im Zuge des pflanzlichen Sekundärstoffwechsels entsteht, in jedem pflanzlichen Organ vorkommen kann und nach DIETERICH (1900: 4)

- entweder spontan (physiologisch) oder infolge von Verletzungen (pathologisch) austritt,
- meist eine amorphe, seltener eine kristalline Beschaffenheit zeigt,
- farbig oder farblos, riechend oder nicht riechend sowie fest, weich oder flüssig sein kann,
- nicht ranzig wird,
- klebrig und schmelzbar ist,
- in Wasser zum größten Teil oder ganz unlöslich ist,
- im Gegensatz zu Fetten und Ölen auf Papier keine Fettflecken hervorbringt.

Das wohl wichtigste Merkmal der meisten Harze ist ihre Unlöslichkeit in Wasser, wohingegen sie in Alkohol, Ether, Ölen, Fetten sowie in Schwefelkohlenstoff sehr gut löslich sind. Dies ist auch der Grund dafür, weshalb Harze traditionell besonders häufig zu fetthaltigen Salben weiterverarbeitet werden und es nur wenig Sinn macht, nach einem Besuch im Wald, an den Fingern klebendes Koniferenharz mit Wasser versuchen zu beseitigen. Letzteres gelingt mit Öl oder einem alkoholischen Lösungsmittel deutlich leichter.

Gummiharze Komplex zusammengesetzte Substanzmischung, die neben alkohollöslichem Harz auch wasserlösliches Gummi sowie Anteile an ätherischen Ölen und Bitterstoffen enthält (z. B. Asafoetida, Gamboge, Myrrhe, Weihrauch). Werden Gummiharze in Wasser eingelegt, werden sie weich und lösen sich nur teilweise.

Ölharze (Oleoresine) In der Konsistenz halbfeste Mischung aus Harz und ätherischen Ölen, wie es beispielsweise das Elemi genannte Exsudat von *Canarium luzonicum* eines ist.

Gummi

An der Luft mehr oder weniger elastisch aushärtendes und zu einem überwiegenden Teil aus Polysacchariden bestehendes Pflanzenexsudat. Im Unterschied zu einem Harz ist ein Pflanzengummi entweder in Wasser löslich oder es hat die Fähigkeit, dieses zu absorbieren, worauf es aufquillt und eine Art Gel bildet. In Öl oder Alkohol sind Gummis (Gummen) hingegen unlöslich. Zu den bekanntesten Gummisorten zählen: Gummi arabicum, Traganth, Mesquite, Karaya Gummi, Kirschbaum- sowie Mandelbaumgummi u. a. In der Lebensmittelmittelindustrie werden sie als Emulgator, Stabilisator sowie als Verdickungsmittel eingesetzt, gleichzeitig werden einige Gummisorten im traditionellen Gebrauch als Heilmittel sowie als Räucherwerk genutzt. Da sie jedoch keine oder zumindest nur sehr geringe Mengen ätherisches Öl enthalten, haben sie weder einen Eigengeruch, noch verströmen sie beim Räuchern ein auffälliges Aroma.

Balsam

Unter dieser Bezeichnung werden weiche, dick- oder dünnflüssige Harzmischungen verstanden, bei denen das Harz gelöst oder emulgiert im ätherischen Öl vorliegt. Balsame werden meist nur infolge von Verletzungen ausgeschieden und kennzeichnen sich in den allermeisten Fällen durch sehr angenehme Aromaeigenschaften aus. Zu den bekanntesten Balsamen gehören Storax (*Liquidambar*), Perubalsam und Tolubalsam (*Myroxylon*), Copaibabalsam (*Copaifera*), Lärchenbalsam (*Larix*) sowie Kanadabalsam (*Abies balsamea*).

Kino

Dickflüssiges Exsudat, zu dessen wesentlichen Merkmalen der hohe Gehalt an kondensierten Tanninen (Gerbstoffe) sowie die meist rote und seltener auch die gelbe Farbe gehören. Eingesetzt wird es unter anderem als Adstringens sowie als Gerbmittel. Gewonnen wird Kino aus *Butea-, Corymbia-, Croton- und Pterocarpus-Arten.*

Latex

Durch gezielte Einschnitte gewonnener Milchsaft, der hauptsächlich aus Terpenen und Isoprenoiden zusammengesetzt ist. Daneben sind Zucker, Wachse, Gummiharze und andere Verbindungen enthalten. Bekannte latexführende Pflanzen sind zum Beispiel *Manilkara zapota* (Breiapfelbaum) und andere Sapotengewächse sowie Arten aus den Familien der Wolfsmilchgewächse, Hundsgiftgewächse und Mohngewächse. Industriell eingesetzt werden Latexe beispielsweise zur Herstellung von Ballons, Handschuhen, Klebeband, Kondomen, Schnuller und Spielzeugen. Da die im Latex enthaltenen Proteine Allergien auslösen können, werden die aufgeführten Produkte inzwischen allerdings auch ohne diesen Naturstoff hergestellt. Als Heilmittel ist sicherlich der Latex von *Papaver somniferum* am bedeutsamsten, denn kein zweites Pflanzensekret zeigt eine derart starke schmerzstillende Wirkung wie das des Schlafmohns. Aufgrund des berauschenden und als suchterzeugend eingestuften Alkaloids Morphin unterliegt der aus den unreifen Samenkapseln gewonnene Milchsaft (Opium) allerdings der Illegalität; auch die Anzucht dieser alten Bauernpflanze wird heute in vielen Ländern streng reglementiert.

Resinoid

Aus einem Naturharz durch Extraktion hergestellter Stoff von viskoser, halbfester oder fester Beschaffenheit, der sowohl den Harzanteil als auch die im ursprünglichen Stoffgemisch verfügbaren ätherischen Öle enthält; Gummi ist hingegen keines mehr enthalten. Resinoide werden aufgrund ihres starken Aromas in erster Linie als Duftstoffe geschätzt, beispielsweise als Fixateure in der Parfum-Erzeugung.

X.cLXXXI. VINGTSIXIESME LIVRE TRAITANT

Trois cents cinquante huictiesme figure.

La figure de l'arbre qui porte l'Ancens.

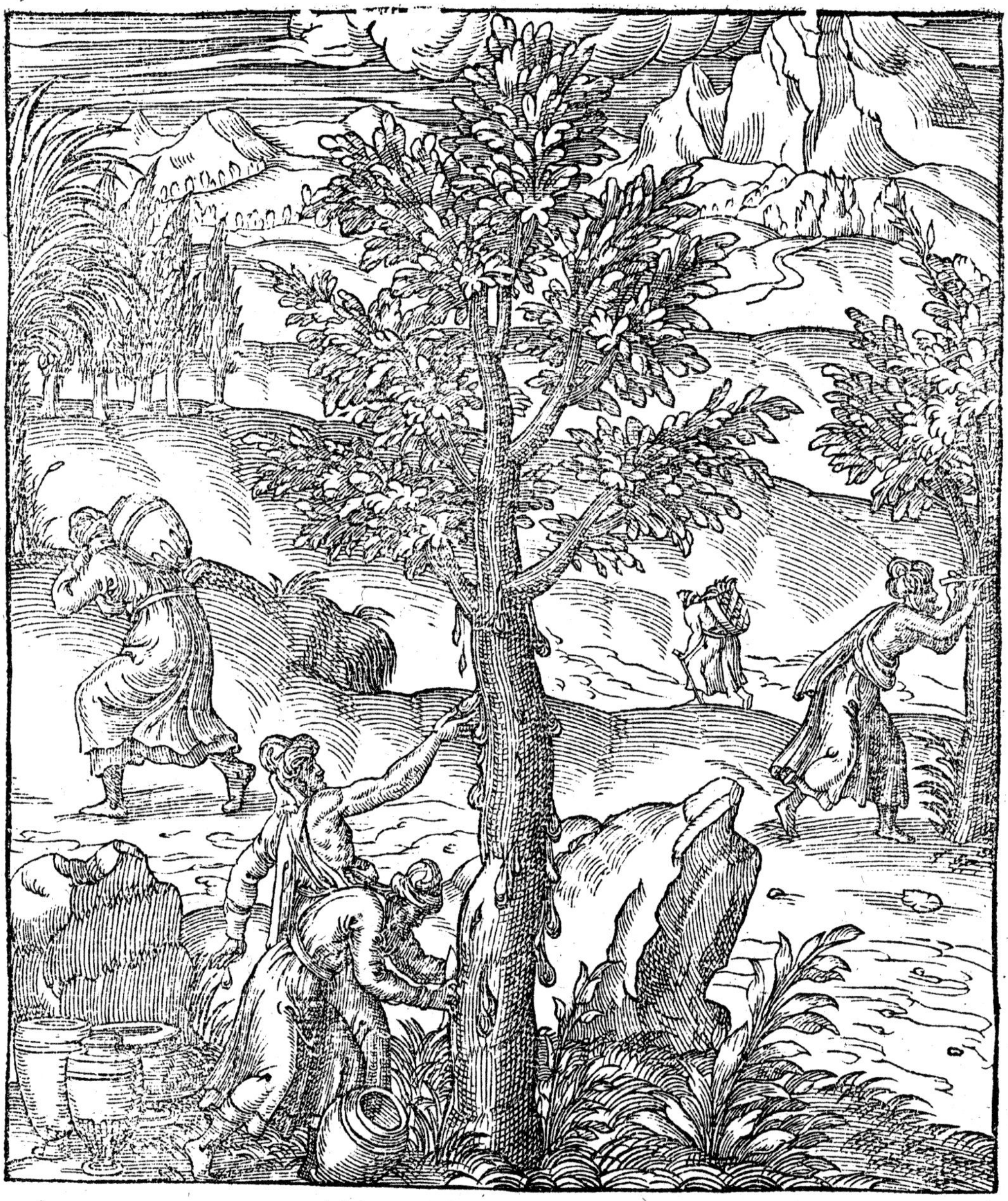

La maniere de faire l'huile de Vitriol. CHAP. XVI.

Indigene Menschen beim Harzsammeln.
Unbekannter Künstler, Wellcome Collection Library.

Auf der Suche nach dem Gold des Waldes – Die Ethnobotanik der Pflanzenharze

Wann genau die Menschen damit angefangen haben, das Harz der Bäume zu sammeln, dürfte heute kaum mehr nachweisbar sein. Wir können jedoch davon ausgehen, dass die verschiedenen Pflanzensekrete bereits in der steinzeitlichen Urgeschichte von den Menschen entdeckt, mit ihnen experimentiert und sie in der Folge für verschiedene Zwecke eingesetzt wurden. Zunächst vielleicht nur als Klebe- und Kittmaterial zur Herstellung und Reparatur von diversen Gegenständen. Sicherlich wird es aber nicht lange gedauert haben, bis die wertvollen Naturschätze auch als Heilmittel sowie als Räucherstoffe genutzt wurden, wobei man die aromatischen Harze eigentlich schon bei der Entdeckung des Feuers räucherte. Schließlich wird das Phänomen, das manche Hölzer beim Verbrennen ein besonders angenehmes und auf die Psyche sowie die Emotionen einwirkendes Aroma verströmen, vermutlich schon unseren ältesten Paläo-Vorfahren aufgefallen sein, obwohl diese möglicherweise zunächst noch nichts über den Zusammenhang von Holzgeruch sowie den darin verfügbaren Harzen und ätherischen Ölen wussten.

Zu den ältesten europäischen Harzfunden gehören die sogenannten „Räucherkuchen“, bei denen es sich um braune Harzbrocken handelt, die im Zuge von archäologischen Ausgrabungen mittelsteinzeitlicher Grabstätten in Dänemark und Südschweden entdeckt und auf die Zeit um 7200 v. Chr. datiert sind. Beim Anzünden sollen sie nach Bernstein, Myrrhe und Weihrauch gerochen haben (MARTINETZ et al. 1989: 29). Ob jedoch tatsächlich schon damals im europäischen Norden exotische Harze wie Weihrauch und Myrrhe zum gezielten Einsatz kamen, ist fraglich. Vermutlich handelte es sich – zumindest käme dies den nachgewiesenen Inhaltsstoffen der untersuchten Proben am nächsten – um ein Gemisch aus Bernstein, europäischen Koniferenharzen und Birkenpech (RÄTSCH 2005: 100).

Gewinnungsmethoden

Die Gewinnung der Pflanzensäfte gestaltet sich – abhängig vom jeweiligen Lieferanten – unterschiedlich. Die ursprünglichste Sammelmethode bestand jedoch darin, nur solche zu sammeln, die spontan oder infolge natürlicher Verletzungen von selbst ausgeflossen sind. Wie lange es von diesem frühgeschichtlichen Zeitpunkt an noch dauerte, bis der Mensch auf die Idee kam, den Baum im Sinne eines verstärkten Harzflusses einzuschneiden oder an-

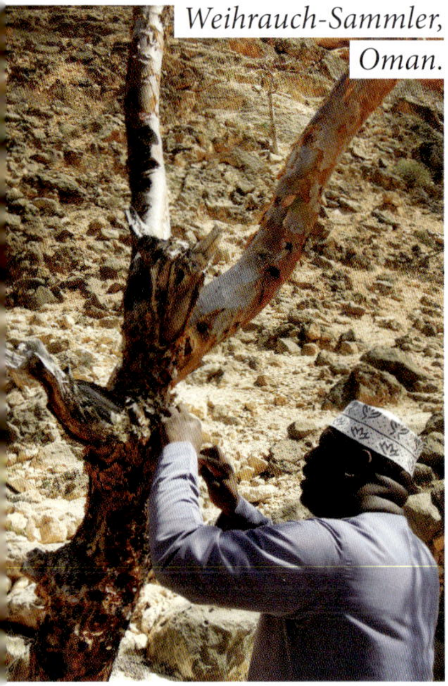

Weihrauch-Sammler, Oman.

© Hatem Imran

derweitig zu verwunden, wissen wir nicht. Allerdings dürfte auch diese Praxis inzwischen viele Jahrtausende alt sein. Sicher ist, dass Weihrauch bereits seit über 4000 Jahren gesammelt wird. Da dieser Naturstoff schon in der frühen Bronzezeit höchst begehrt war und die von *Boswellia*-Arten spontan produzierten Harzmengen nur sehr gering ausfallen, wurden die Bäume aller Wahrscheinlichkeit nach auch schon damals angeritzt. Doch nicht nur bei den arabischen und ostafrikanischen Weihrauchbäumen hat das Einschneiden der Gewächse eine über etliche Generationen zurückreichende Tradition. Denn auch die asiatischen Dammar-, die südamerikanischen Copal- sowie die europäischen Koniferenharze werden schon seit langen Zeiten durch gezielte und vom Menschen verursachte Verwundungen gewonnen.

Manche Pflanzen, wie zum Beispiel der *Guajak*-Baum *(Guaiacum officinale)*, scheiden ihr Exsudat zwar auch spontan sowie im Zuge einer Verletzung aus, allerdings nicht in industriell verwertbaren Mengen. Die Harzgewinnung erfolgt in diesem Fall entweder durch den Einsatz von Alkohol oder anderen Extraktions- bzw. Lösungsmitteln sowie durch vorsichtiges Erhitzen dickerer Äste, woraufhin sich das Harz verflüssigt, aus dem Holz herausfließt, aufgefangen wird und sich anschließend wieder verfestigt.

Bei solchen Gewächsen, bei denen das begehrte Harz an den sogenannten Drüsenhaaren (Trichome) haftet, etwa beim Hanf und beim Hopfen, erfolgt die Harzernte durch Abstreifen oder Ausklopfen der weiblichen Blütenstände. Ähnlich ist es beim Labdanum, das an den Trichomen einiger Zistrosen vorkommt und früher ebenfalls duch Abstreifen gewonnen wurde; ursprünglich durch die Hilfe in *Cistus*-Beeten umherstreifender Ziegen und später durch die Verwendung eines speziellen „Ernterechens".

Gänzlich anders verhält es sich bei den fossilen Baumharzen (Bernsteine). Diese vor Jahrmillionen von diversen Baumarten ausgeschiedenen und durch verschiedene natürliche Einflüsse konservierten Exsudate werden nämlich entweder aus dem Meer gefischt, an Stränden gesammelt oder aus bestimmten Erdschichten abgebaut. Letzteres gilt in gleicher Weise für die Gewinnung der subfossilen Copale, wie zum Beispiel das mehrere tausend Jahre alte und aus Neuseeland stammende Kauri-Harz (*Agathis australis*) eines ist.

Düfte des Himmels – Pflanzenharze als kostbare Räucherschätze

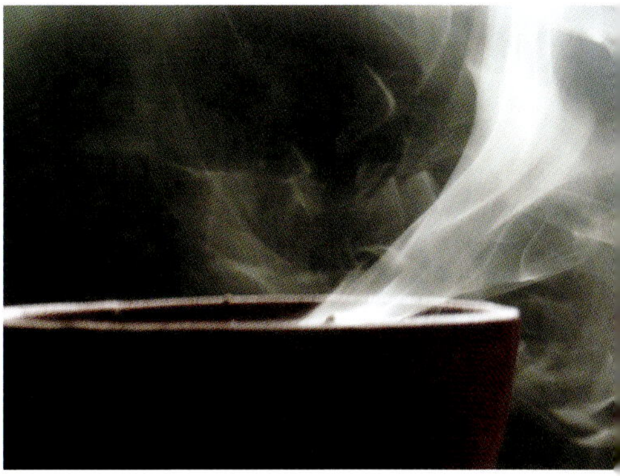

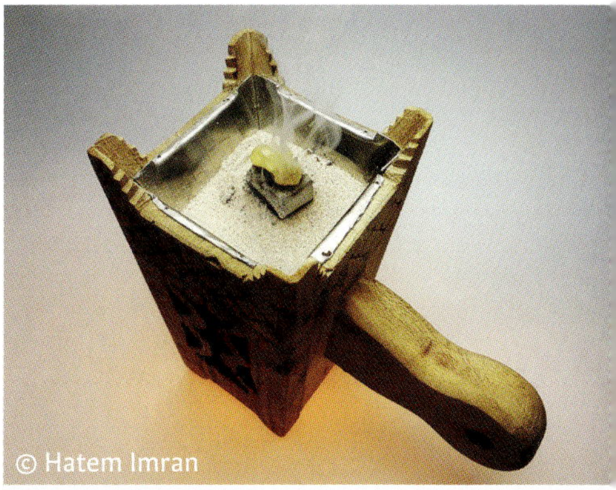

Traditioneller Weihrauchbrenner, Räuchergefäß aus dem Oman.

Jedes Volk auf diesem Planeten verfügte über eine mehr oder minder ausgeprägte Räucherkultur, wobei ursprünglich nur solche Harze und Pflanzenteile verwendet wurden, die von Gewächsen aus der jeweiligen Heimat stammten und selbst gesammelt werden konnten. Erst durch die Entstehung der antiken Handelsrouten, etwa der legendären, von Afrika und Arabien bis nach Griechenland verlaufenden Weihrauchstraße, wurde den Menschen auch das Räuchern mit Harzen von fremden Pflanzen ermöglicht.

Geräuchert wurde früher üblicherweise ausschließlich aus rituellen oder medizinischen Gründen. Es hat tatsächlich schon historische Epochen gegeben, da war das Räuchern von aromatischen Kräutern und Harzen ausschließlich im Rahmen religiöser Brauchtümer erlaubt. Schlicht der besonderen Dufterfahrung wegen, wie man es heute vielfach praktiziert, war das Verbrennen von Weihrauch und anderen Räucherstoffen verpönt und wurde bisweilen sogar mit drastischen Strafen verfolgt. Glücklicherweise sind diese Zeiten vorbei und wir können die pflanzlichen Harze heutzutage auch zur unkomplizierten, sinnlichen und natürlichen Aromatisierung des Wohnraums, aus Genussgründen, zur Steigerung des persönlichen Wohlbefindens sowie im Sinne einer rekreativen Entspannung räuchern, also einfach deshalb, weil sie uns auf verschiedenen Ebenen „guttun". Ebenso ist es möglich – das wird im Oman und anderen orientalischen Ländern bis heute so praktiziert – eine Räucherung mit Weihrauch oder anderen Harzen als Parfum zur Beduftung der Kleider zu verwenden. Wir können sogar davon ausgehen, dass der aromatische Pflanzenrauch das älteste Parfum der Welt darstellt – geboren aus Feuer sowie den Räucherharzen unserer frühesten Vorfahren. Daher übrigens auch die Bezeichnung *Parfum*, deren etymologische Herkunft im lateinischen *per fumum* (dt. durch Rauch) zu finden ist. Dabei hatte ein solcher Duftspender auch damals schon die Funktion, nicht nur für einen angenehmen Wohlgeruch des Körpers zu sorgen, sondern vor allem mittels olfaktorischer Reize die sexuelle und emotionale Aufmerksamkeit des Partners anzuregen, woran sich bis zum heutigen Tage nur wenig geändert hat. So kommt dem ursprünglichen Parfum im Kontext des kollektiven menschlichen Selbsterhaltungstriebs wahrscheinlich eine wesentlich größere evolutionsgeschichtliche Bedeutung zu, als wir es heute vielleicht vermuten.

Was inzwischen sehr selten geworden ist, früher aber zur alltäglichen Praxis zahlreicher Heiler und Heilerinnen gehörte, ist das Räuchern der getrockneten Pflanzensekrete aus medizinischen Gründen. Schließlich verfügen sie fast alle über eine Vielzahl an gesundheitsfördernden Eigenschaften. So war zum Beispiel das heimische Fichtenharz aufgrund seiner keimtötenden (desinfizierenden) Wirkung zur damaligen Zeit einer der wichtigsten medizinischen Räucherstoffe zur „Reinigung" von Krankenzimmern. Bei Bedarf wurde mit einer harzigen Räucherung aber auch ganz gezielt auf pathologische Symptome reagiert, wozu die erkrankte Person mit dem auf verschiedenen Ebenen wirkenden Räucherrauch ausgiebig beblasen oder befächert wurde.

Der dritte wichtige Schwerpunkt ist in diesem Zusammenhang eine Anwendung im Rahmen von schamanischen Ritualen und anderen kultischen Handlungen. Es ist eine ganze Reihe verschiedener traditioneller Ritualformen bekannt, zu deren wichtigsten Elementen das Räuchern mit Harzen gehört:

Entheogene Rituale Das zentrale Element eines entheogenen Rituals ist die Herbeiführung von veränderten Bewusstseinszuständen, einhergehend mit heilsamen, tiefgründigen und erkenntisreichen Visionen sowie der Erfahrung universeller Verbundheit. Seinen Ursprung hat der Begriff „entheogen" im Altgriechischen und bedeutet sinngemäß übersetzt „das Göttliche im eigenen Bewusstsein offenbarend", was bereits auf einen der wichtigsten Erfahrungsinhalte eines solchen Rituals hindeutet. Eine Räucherung mit Harzen dient in diesem Zusammenhang einerseits als zentrierendes Hilfsmittel zur Bewusstwerdung im Hier und Jetzt, andererseits zur energetischen Harmonisierung und Reinigung. Ebenso markiert sie den Anfang sowie das Ende des Rituals. Dadurch verknüpfen die Teilnehmer (meist unbewusst) ihre während des Rituals erlebte Bewusstseinserweiterung mit dem Duft des verwendeten Räucherstoffs, und immer dann, wenn sie im Nachhinein den Geruch noch einmal wahrnehmen, werden sie quasi automatisch an ihre vormalige Erfahrung erinnert. Manchmal ist aber auch das Räucherharz selbst das bevorzugte

Mittel zur Herbeiführung des veränderen Geisteszustands. Wir denken etwa an das Sal-Harz (Tibetischer Weihrauch) der Spezies *Shorea robusta*, dessen Rauch von nepalesischen Schamanen so lange inhaliert wird, bis ihr Bewusstsein in einen tranceartigen Zustand versetzt wurde. Ähnlich verhält es sich mit dem aus *Cannabis sativa* gewonnenen Haschisch (Charas), das – in synergistischer Verbindung mit Meditiation und anderen geistbewegenden Techniken – den indischen Sadhus (Asketen, Bettelmönche) die Teilhabe an Shivas kosmischer Ekstase ermöglicht.

Gebet und Meditation Die geistöffnende, zentrierende und „bewusstmachende" Wirkung einiger Räucherharze lässt sich hervorragend zu Zwecken der Meditation, des Gebetes oder für andere Wege der inneren Einkehr nutzen. Nicht von Ungefähr sagen viele Indianer, dass Räucherstoffe die Erde mit dem Himmel verbinden können. In Indien werden dazu besonders gerne Kampfer oder Guggul geräuchert, im Orient ist es hingegen der Weihrauch und in Süd- und Mittelamerika werden zur Unterstützung kontemplativer Techniken bevorzugt Copal oder Palo Santo zur Anwendung gebracht. Wer möchte, der kann im Rahmen einer Meditation aber auch die heimischen Harze nutzen, da auch diese erfahrungsgemäß meditationsfördernd wirken können; besonders erwähnenswert sind in diesem Zusammenhang Bernstein sowie Kiefern- und Lärchenharz.

Opferrituale In vielen Kulturen werden Harze als „Düfte der Götter" bezeichnet und diesen zu Ehren als Räucherstoffe verbrannt. Die aufsteigenden und in Richtung Himmel ziehenden Räucherschwaden sind für die Götter eine wichtige Nahrungsquelle, die dabei helfen kann, die „höheren Mächte" zu Gunsten der Menschen und anderer Lebewesen gnädig zu stimmen. Aus dem alten Ägypten ist bekannt, dass die Menschen bei jedem Sonnenaufgang zur Besänftigung des Sonnengottes Ra große Mengen der charakteristisch duftenden Weihrauchtränen räucherten. Derartige rituelle Rauchopfer waren aber auch in vielen weiteren Kulturkreisen geläufig, wobei sie im Leben einiger indigener Völker auch heute noch eine wichtige Bedeutung haben.

Reinigungsrituale Seit jeher werden mit dem Rauch der Pflanzenharze Wohnräume, Krankenzimmer, Ritualplätze, Personen und sakrale Gegenstände gereinigt. Dabei bezieht sich der Begriff „reinigend" gleichermaßen auf physische, psychische und energetische Apekte. Denn einerseits wirken die aufsteigenden Dämpfe in vielen Fällen desinfizierend und helfen dabei, die

Atmosphäre sowie den Körper von krankmachenden Keimen zu befreien. Aus diesem Grund wurde unter anderem im Rahmen der alten Opferzeremonien geräuchert, wenn für die Götter Tiere getötet wurden. Der von den leblosen, nach der Opferung noch einige Zeit in den Tempelgebäuden herumliegenden Tierkadavern ausströmende Verwesungsgestank wurde mit großen Mengen Weihrauch und anderen Räucherharzen übertüncht, gleichzeitig aber auch pathologisch entschärft bzw. zur Unschädlichkeit geführt. Andererseits hat der Rauch der Harze die besondere Qualität, dass er den menschlichen Geist „klärt" und destruktive Gedanken bereinigen kann. Auf der energetischen Ebene wirkt er oftmals insofern reinigend, dass er negative und vom Menschen durch Ängste und unverarbeitete Emotionen manifestierte Energiefelder und -blockaden zum Auflösen bringen kann.

Auch heute noch ist es bei fast allen schamanischen und anderweitig kultischen Ritualen üblich, sich vor der Teilnahme einer gründlichen Reinigung mit Räucherstoffen zu unterziehen. Erst im Anschluss an diesen Reinigungsprozess darf man den Ritualplatz betreten. Selbiges gilt vielerorts für den Eintritt in heilige Stätten; auch hier ist eine Reinigung mit duftendem Rauch eine oftmals unerlässliche Vorbereitungsmaßnahme. Weitere rituelle Reinigungspraktiken sind beispielsweise das Fasten sowie spezielle, mit unterschiedlichen Blüten oder Ölen angereicherte Bäder und Duschen (Waschungen).

Schutzrituale Bei den indigenen Völkern in Süd- und Nordamerika, Afrika, Indien sowie im Orient ist das Räuchern ausgewählter Harze ein wichtiges apotropäisches Hilfsmittel, um unheilvolle Einflüsse abzuwehren bzw. um eine diesbezügliche Unempfänglichkeit herbeizuführen. So schützt man sich mit Weihrauch und anderen Räucherharzen seit langen Zeiten und in den unterschiedlichsten Kulturen vor bösen Blicken, schwarzmagischem Zauber, übler Nachrede und schadenfreudigen Geistwesen.

Übergangsrituale Vielerorts wird traditionell auch immer dann geräuchert, wenn eine Seele an die Schwelle zur sogenannten „Anderswelt" stößt oder sie einen anderen Übergang beschreitet. Das gilt gleicherweise für den Tod sowie für schamanische Initiationsriten, wobei der aromatische Rauch in diesem Fall für die reisende Seele als eine Art Navigator durch die anderen Bewusstseinswelten fungiert. Außerdem werden Pflanzenharze traditionell bei der Geburt, dem Eintritt in die Geschlechtsreife, der Hochzeit, im Rahmen der Jahreszeitenfeierlichkeiten und anderer Übergänge und Wendepunkte auf glühende Kohlen gegeben.

Desinfizierung, Entzündungshemmung & Wundheilung – Pflanzenharze als Naturheilmittel

Der Aspekt der Heilung liegt in der Natur der Harze, denn die antibakterielle Wundversorgung entspricht ihrer biologischen Funktion. Bis auf wenige Ausnahmen, allen voran der indische Weihrauch von *Boswellia serrata,* ist die medizinische Verwendung der Pflanzenharze von wissenschaftlicher Seite allerdings ein noch sehr unerforschtes Gebiet. Sehr gut dokumentiert sind hingegen die auf Erfahrungswissen basierenden und oftmals über viele Jahrhunderte hinweg erfolgreich praktizierten ethnomedizinischen Heilanwendungen. So wurden die pflanzlichen Ausscheidungen schon vor langen Zeiten und in fast allen Kulturen für ihre antibakteriellen, antifungalen und entzündungshemmenden Eigenschaften geschätzt und entsprechend angewendet. Man könnte auch sagen, dass überall dort, wo Harze rituell geräuchert wurden, auch die medizinischen Qualitäten bekannt waren.

Anfänglich wurden die Rohharze für medizinische Zwecke sicherlich nur erwärmt und in einen zähflüssigen Zustand gebracht, worauf man sie behutsam auf die betroffenen Hautstellen auftrug. In der späteren Naturheilkunde wurden sie, und das ist bis heute so, bevorzugt zu Salben weiterverarbeitet. Das traditionelle Indikationsspektrum einer Harzsalbe umfasst zum Beispiel Blutungen, Erkältungssymptome, Geschwüre, Hautentzündungen, Insektenstiche, Muskelschmerzen, rheumatische Beschwerden und Wunden. Da ist es naheliegend, dass eine aus Koniferenharz oder anderen Sekreten hergestelle Salbe zu früherer Zeit eines der wichtigsten Bestandteile einer jeden Hausapotheke war. Daneben werden Harze zur Herstellug von topisch anzuwendenden Alkoholauszügen, Emulsionen, Pflastern, Ölen und Umschlägen genutzt. Bei flüssigen Harzen wie dem Drachenblut von *Croton lechleri* (Sangre de Drago) braucht es hingegen keine Weiterverarbeitung. Um optimal wirken zu können, muss es lediglich auf die Haut getropft und verrieben werden.

Obschon die meisten Harze in der traditionellen Pflanzenheilkunde für eine äußerliche Anwendung empfohlen werden, eignen sich manche von ihnen aber auch für eine innerliche Applikation. In Indien beispielsweise wird Schwarzer Dammar bei Asthma, Kopfschmerzen und Syphilis geschluckt, Weihrauch unter anderem bei entzündlichen Erkrankungen der Organe, Magen-Darmbeschwerden und Harnwegsbeschwerden. Guggul wiederum bei Appetitlosigkeit, hohen Cholesterinwerten, Herz-Kreislauf-Erkrankungen u.a. Vielfach werden die pulverisierten Harze für einen innerlichen Gebrauch zu Tabletten gepresst (Presslinge), in Kapseln gefüllt oder als Tinktur eingenommen. Ist hingegen eine Anwendung als Tee oder als anderer wässriger Auszug vorgesehen, gilt es zu bedenken, dass sich bei dieser Zubereitungsform in erster Linie der Gummianteil löst, das Harz sowie das Öl hingegen nur in Spuren.

In der modernen Pharmazie werden Harze und Gummis bevorzugt aus technischen Gründen verwendet, beispielsweise als provisorischer Füllstoff zur Erstversorgung von Zahnlöchern, zur Herstellung von Zahnprothesen und medizinischen Klebstoffen, als Stabilisator für Emulsionen und Suspensionen sowie als filmbildender Überzug von Tabletten, Pastillen, Dragees und Kapseln.

Kosmetikprodukte auf Pflanzenharz-Basis

Hautpflegende Kosmetikprodukte mit Harzanteilen sind bereits in der Antike beschrieben worden, wobei ihre Verwendung für Schönheits- oder sogenannte Verjüngungszwecke (Anti aging) aller Wahrscheinlichkeit sogar noch sehr viel älter ist. Besonders erwähnenswert ist in diesem Zusammenhang das Myrrhenharz, welches aufgrund der desinfizierenden, durchblutungsfördernden, pilztötenden, hautstraffenden und vitalisierenden Wirkung zu den ältesten menschlichen Hautpflegemitteln gehört. Weihrauch kam hingegen in erster Linie eine Bedeutung in der weiblichen Körperpflege zu, denn er macht die Haut weich und sorgt überdies für einen angenehmen und mitunter sehr betörenden Körperduft. Im Oman wurde das frische und noch klebrige Weihrauchharz außerdem zur Epilation von unerwünschten Körperhaaren verwendet. Aufgrund ihrer besonderen Duft- und Wirkeigenschaften wurden aber noch viele weitere Harze in traditionellen Cremes, Ölen, Seifen und anderen Pflegeprodukten verarbeitet, so zum Beispiel Copaiba, Dammar, Kiefernharz, Labdanum, Perubalsam und Tolubalsam. Zu beachten ist, dass einige Harze bei dafür anfälligen Personen Allergien auslösen können.

In der modernen Kosmetikerzeugung werden vor allem zwei Pflanzexsudate verwendet, und zwar Gummi arabicum und Traganth. Dabei geht es allerdings weder um den Duft, der bei beiden Stoffen sehr neutral ausfällt, noch um eine spezielle Heilwirkung. Vielmehr werden die Gummis bestimmten Produkten deshalb hinzugefügt, weil sie die anderen Zutaten binden, Emulsionen unterstützen, die Konsistenz und Wischfestigkeit beeinflussen, den Eigengeruch verringern und auf Haut, Haaren und Nägeln einen Film bilden können. Sie gehören deshalb zu den festen Ingredienzien zahlreicher Cremes, Gesichtsmasken, Lotionen, Schminken und Wimperntuschen.

Gummis, Kleber, Lacke und Farben – Pflanzenharze in Handwerk, Kunst und Technik

Die größte Menge der geernteten Pflanzensäfte wird nicht für rituelle oder medizinische Angelegenheiten verwendet, sondern in erster Linie zur Erzeugung von Gummis, Klebstoffen, Lacken und Farben.

In der frühen Menschheitsgeschichte – bei einigen indigenen Gemeinschaften sogar heute noch – wurden Pflanzenharze zur Herstellung oder Reparatur von Werkzeugen und Jagdwaffen genutzt, etwa als Klebemittel zur Befestigung von Speerspitzen. Gleichzeitig fungierten sie aufgrund ihrer guten Brennbarkeit über viele Jahrtausende hinweg als wichtige Lichtquellen, was zum Beispiel für den heimischen, mit Harz durchzogenen Kienspan der Kiefer oder das aus Südostasien stammende Dammar-Harz gilt. Zudem wurden Harze, vermutlich ebenfalls schon vor vielen tausend Jahren, als Dichtungsmasse für Gefäße oder auch für Boote verwendet; heute kommen insbesondere im Bootsbau vornehmlich synthetisch erzeugte Kunstharze zum Einsatz.

Einer der kulturhistorisch bedeutsamsten Pflanzensäfte ist im Zusammenhang mit der Gummiherstellung zweifelsohne der Latex des Kautschukbaumes. Naturkautschuk wurde bereits vor 3000 Jahren von den Regenwaldbewohnern des Amazonasbeckens zur Herstellung einer gummiartigen Masse eingesetzt, aus der Spielbälle sowie schuhähnliche Fußüberzieher hergestellt wurden. Durch die Erfindung des sogenannten Vulkanisationsverfahrens im 19. Jahrhundert, durch das eine relativ einfache Überführung des eigentlich flüssigen Latex in eine elastische Konsistenz gelang, wurde die Erzeugung einer Vielzahl an weiteren Produkten ermöglicht (z. B. Reifen, Handschuhe, Regenmäntel, Gummistiefel), allerdings mit der dramatischen Folge, dass sowohl die pflanzlichen Lieferanten als auch die Sammler dieses Naturstoffes massiv ausgebeutet wurden.

Bestimmte Harze, wie zum Beispiel das heimische Koniferen-Terpentin, haben eine lange Anwendungstradition als bindender Zusatzstoff für Holzlacke, die zur Beschichtung von Möbeln, Booten und anderen Holzgegenständen eingesetzt werden. Aufgrund ihrer Eigenschaft, dass sie sich bei Hitze verflüssigen und schon kurz darauf wieder erstarren, wurden aus Terpentin, Benzoe, Tolubalsam oder dem „Läuseharz“ Schellack außerdem Siegellacke zum Verschließen von Paketen und Briefen hergestellt.

Seit dem 15. Jahrhundert finden einige Harze (z. B. Terpentin, Dammar, Mastix) auch als Bindemitel für Farbpigmente in der Ölmalerei Verwendung.

Der große Vorteil einer Harz-Öl-Farbe gegenüber den zuvor geläufigen Malfarben (z. B. Wachsfarbe) besteht darin, dass durch die Harzzugabe eine bessere Mischbarkeit und dadurch bedingt eine deutlich größere Vielfalt an Farbnuancen ermöglicht wird. Mit Blick auf Ägypten und China lässt sich die Verwendung pflanzlicher Exsudate als bindende Farbzusätze allerdings noch sehr viel weiter, bis hinein in antike Zeiten zurückverfolgen. Denn in beiden Kulturkreisen wurde eine Kombination aus Gummiwasser (in Wasser gelöstes Gummi arabicum) und Ruß schon vor Jahrtausenden als schwarze Schreibtinte verwendet. Hingegen wurde in Europa zur Herstellung einer solchen „Rußtinte" vereinzelt auch Kirschgummi eingearbeitet. Anders verhält es sich beim tiefroten und als Drachenblut bezeichneten Pflanzensaft der Spezies *Dracaena draco*, der für sich genommen schon eine Farbe darstellt und auf den Kanarischen Inseln früher – neben seinem medizinischen und rituellen Gebrauch – zum Färben und Imprägnieren von Holztüren, Fensterrahmen und Balkonen Verwendung fand. Zur Erhöhung einer maximalen Ausbeute wurde der Stamm des Drachenbaums allerdings nicht nur angeritzt, sondern in vielen Fällen vollständig abgeholzt, was zu einem signifikanten Rückgang der Bestände führte. Heute steht der Drachenbaum mit seinem faszinierenden Habitus unter strengem Naturschutz.

Essen und Trinken

Die Verwendung der pflanzlichen Exsudate als Zusatz von Speisen und Getränken ist ebenfalls ein sehr altes Phänomen. Eine besondere Rolle spielen in diesem Kontext diverse Gummisorten, die als Gelier- und Verdickungsmittel sowie als Stabilisator auch heute noch mannigfach in der Lebensmittelerzeugung eingesetzt werden, so zum Beispiel Guargummi (E412), Gummi Traganth (E413), Gummi arabicum (E414), Karaya Gummi (E416), Taragummi (E417) und Cassia Gummi (E427). Typische Produkte, die eines dieser Gummis oftmals als elementaren Bestandteil der Rezeptur enthalten, sind zum Beispiel Backwaren, Biere, Bonbons, Eis, alkoholfreie Getränke, Gummibärchen, Ketchup, Puddings, Salatdressings, Sirups, Sorbets, Schokoladenmilch, Schmelzkäse, Soßen, Weine und viele weitere mehr.

Für einige indigine Volksstämme sind bestimmte Gummis aber auch ein beliebter Snack, der vom Baum gepfückt und einfach gegessen wird. Als Beispiel dazu ist das Exsudat einiger australischer Akazienarten zu erwähnen, etwa das der Gold-Akazie (*Acacia pycnantha*) oder der Manna-Akazie (*Acacia microbotrya*). Die Ausflüsse beider Arten schmecken sehr süß und werden bei den Aborigines gleichermaßen von Kindern und Erwachsenen geliebt. Daneben werden einige Harze traditionell als Kaugummi verwendet, was wiederum besonders für den Weihrauch von *Boswellia sacra* und *Boswellia frereana* gilt. Beide Sorten lassen sich nicht nur angenehm kauen; sie schmecken auch gut und unterstützen obendrein die Mundgesundheit. Ganz ähnlich verhält es sich beim griechischen Mastix der Pistazienart *Pistacia lentiscus,* das in seiner Heimat ebenfalls schon lange ein geschätztes und über gesundheitsfördernde Eigenschaften verfügendes Kaumittel ist. Auch das heimische Fichtenharz ist aus früheren Zeiten als atemerfrischender Kaugummi bekannt, allerdings schmilzt es im Mund relativ schnell und haftet anschließend noch für einige Zeit an Gaumen und Zähnen fest.

In Griechenland werden auf Harzbasis alkoholische Getränke hergestellt: Der „Masticha“ (Mastiha, Mastika) genannte Likör von der Insel Chios enthält als wichtigste Zutat Mastix, während „Retsina“-Wein entweder mit dem Harz der Aleppo-Kiefer, der Kalabrischen Kiefer und seltener mit importiertem marokkanischem Sandarak versetzt wird.

Die Gummiharze einiger Doldenblütler, besonders Galbanum, Asafoetida und Sagapenum, werden in der persischen, und seltener auch in der pakistanischen und indischen, Volksküche als Zutat lokaler Gewürzmischungen genutzt. Für sich genommen schmecken die drei genannten Exsudate üblicherweise sehr streng: bitter sowie stark an Knoblauch und Zwiebeln erinnernd. In sparsamer Dosierung können sie einer Gewürzmischung allerdings eine sehr interessante und eigene Note verleihen.

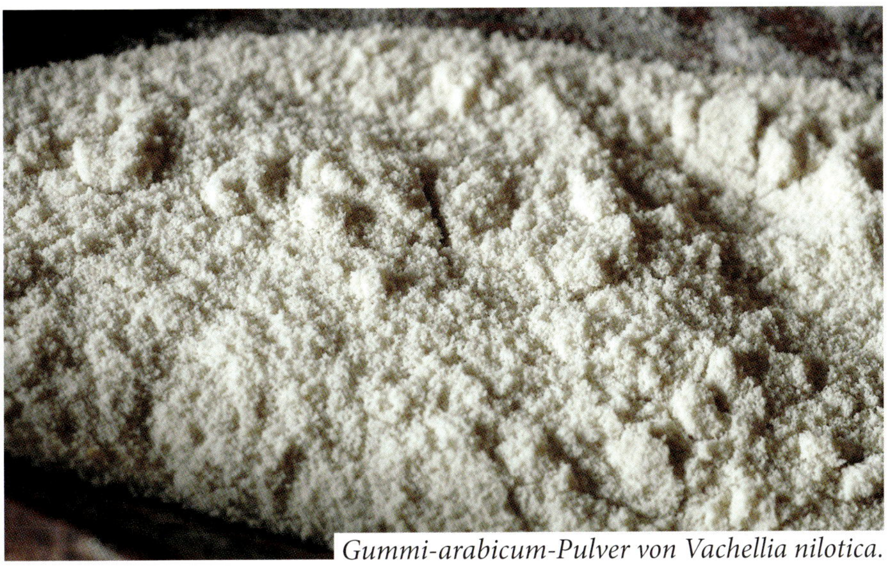

Gummi-arabicum-Pulver von Vachellia nilotica.

Die Tränen der Göttinnen – Pflanzenharze in der Mythologie

In den antiken Mythologien der Griechen und Römer werden Baumharze vielfach als die „Tränen der Götter bzw. Göttinnen“ interpretiert, was auf der uralten Naturbeobachtung gründet, dass bestimmte Pflanzen infolge einer Verletzung zu „weinen“ beginnen. So heißt es in zahlreichen mythologischen Legenden, dass es einstmals Göttinnen oder Nymphen waren, die aufgrund diverser schicksalhafter Ereignisse, meist geht es um unglückliche und unter keinem guten Stern stehende Liebesgeschichten, in Pflanzen verwandelt wurden. Da eine solche Metamorphose meistens mit einem traurigen Beigeschmack gekoppelt war, wurde der Harzfluss der Bäume dadurch erklärt, weil die Göttinen auch noch in der Gestalt als Pflanze ihr Schicksal beweinen. Folglich handelte es sich bei den am Stamm erstarrenden Harzstücken um ihre Tränen.

Gemäß den alten Mythologien soll es sich beim Myrrhenharz um die Tränen der Nymphe Myrrha (Smyrna, Mur), beim Kiefernharz um die Tränen der Nymphe Pitys und beim Bernstein um die Tränen der Heliaden (Sonnentöchter) gehandelt haben. Hingegen ist der milchsaftführende Schlafmohn aus den Tränen der Liebesgöttin Aphrodite hervorgegangen, als diese um ihren verstorbenen Geliebten Adonis trauerte. Ganz ähnlich verhält es sich in bekannten Pflanzenmythen aus anderen Kulturkreisen. Beispielsweise wird in einer indischen Legende zur Entstehung des heiligen Rudraksha-Baums (*Elaeocarpus ganitrus*) davon berichtet, dass der erste Samen dieser Pflanze aus einer Träne der Gottheit Shiva entstanden ist, als dieser das vom menschlichen Ego erschaffene Leid durchblickte und zu weinen begann.

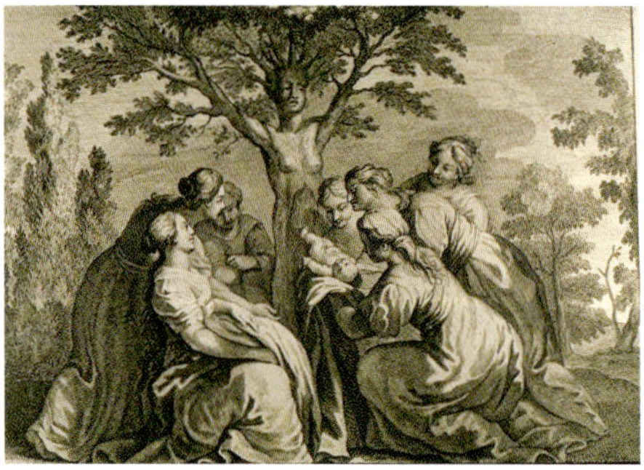

„Birth of Adonis“ - Myrrha gebiert Adonis, nachdem sie in einen Myrrhenbaum verwandelt wurde. Gravur von Bernard Picart, 1732, Wikimedia commons.

Biblische Pflanzenharze

Die heilige Räuchermischung im salomonischen Tempel

„Es soll euch ein Hochheiliges sein. Aber solches Räucherwerk sollt ihr nicht für euch machen, sondern es soll dir als dem Herrn geheiligt gelten." (Exodus 30, 34)

Im zweiten Buch Mose werden die Zutaten eines heiligen und Jehova vorbehaltenen Räucherwerks („Ketoret") erwähnt, dessen Gebrauch außerhalb kultischer Zwecke, beispielsweise um sich schlicht des tollen Duftes wegen zu erfreuen, mit dem Tode oder dem Ausschluss aus der Gesellschaft bestraft wurde. Abhängig von der jeweiligen Bibelübersetzung werden als Inhaltsstoffe dieser sakralen Duftmischung **Balsam, Stakte, Galbanum** und **Weihrauch** genannt, in einigen Versionen wird außerdem von einer Substanz namens **Onycha** gesprochen.

Die botanische Identifizierung einiger dieser Räucherstoffe ist bis zum heutigen Tag ungeklärt. Sicher ist, dass mit Galbanum das Harz des Doldenblütlers *Ferula gummosa* gemeint ist, Weihrauch von einer *Boswellia*-Art stammt und Balsam aller Wahrscheinlichkeit nach die alte Bezeichnung für das Harz der Myrrhenart *Commiphora opobalsamum* war. Bei den heute nicht mehr geläufigen Bezeichnungen Stakte und Onycha gibt es hingegen verschiedene Spekulationen bezüglich ihrer jeweiligen Stammpflanzen. Einige Forscher vermuten, dass es sich bei dem Stakte genannten Räucherstoff um eine besonders hochwertige Qualität Myrrhe (*Commiphora spp.*) gehandelt hat, es könnte sich aber auch um Storax vom Amberbaum (*Liquidambar orientalis*), um Labdanum von der Zistrose (*Cistus spp.*) oder um Mastix vom Mastixstrauch (*Pistacia lentiscus*) gehandelt haben. Ebenso unsicher ist die originäre Quelle von Onycha. Am verbreitetsten ist hier die Annahme, dass es die hornartigen Deckelchen (*Operculum*) bestimmter Meeresschnecken waren, sogenannte Räucherklauen. Einige Forscher ziehen allerdings auch Benzoe (*Styrax benzoin*), Labdanum (*Cistus spp.*), Guggul (*Commiphora mukul*) oder Gewürznelken (*Syzygium aromaticum*) als Ursprung in Betracht. Vielleicht stand die Bezeichnung Onycha aber auch für eine aus Benzoe und Labdanum zusammengesetzte Duftmischung.

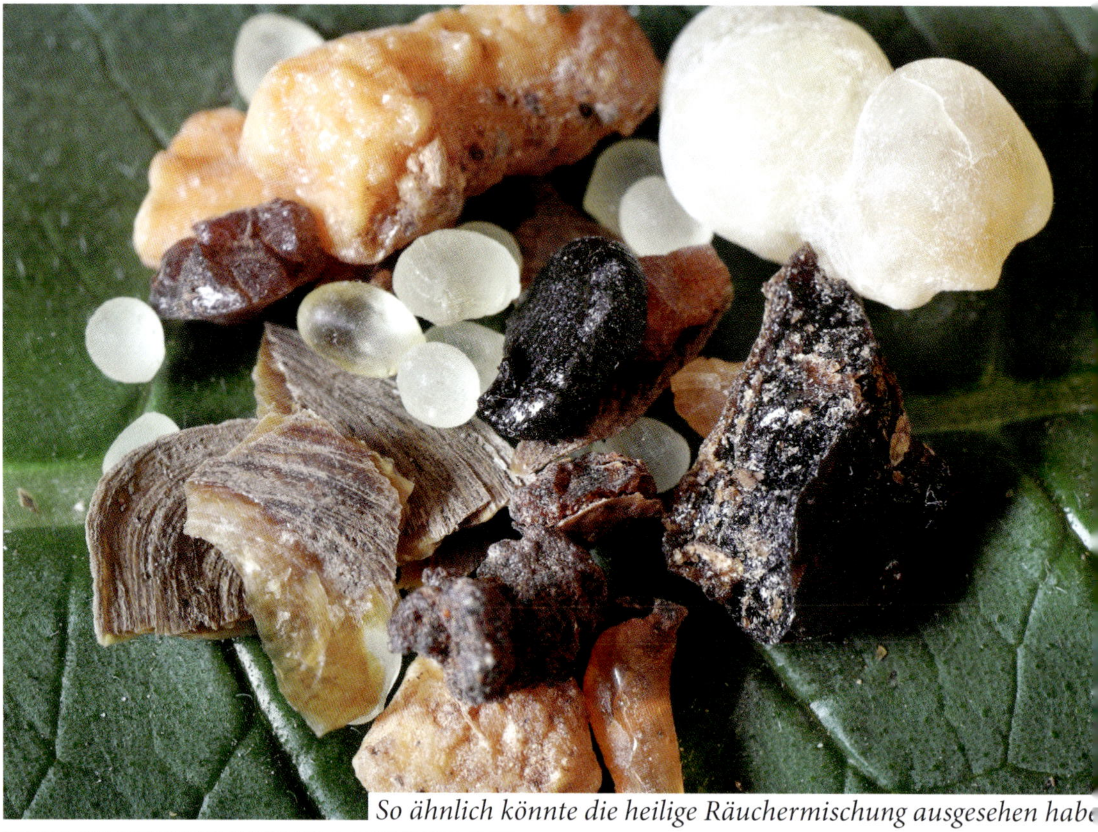

So ähnlich könnte die heilige Räuchermischung ausgesehen habe

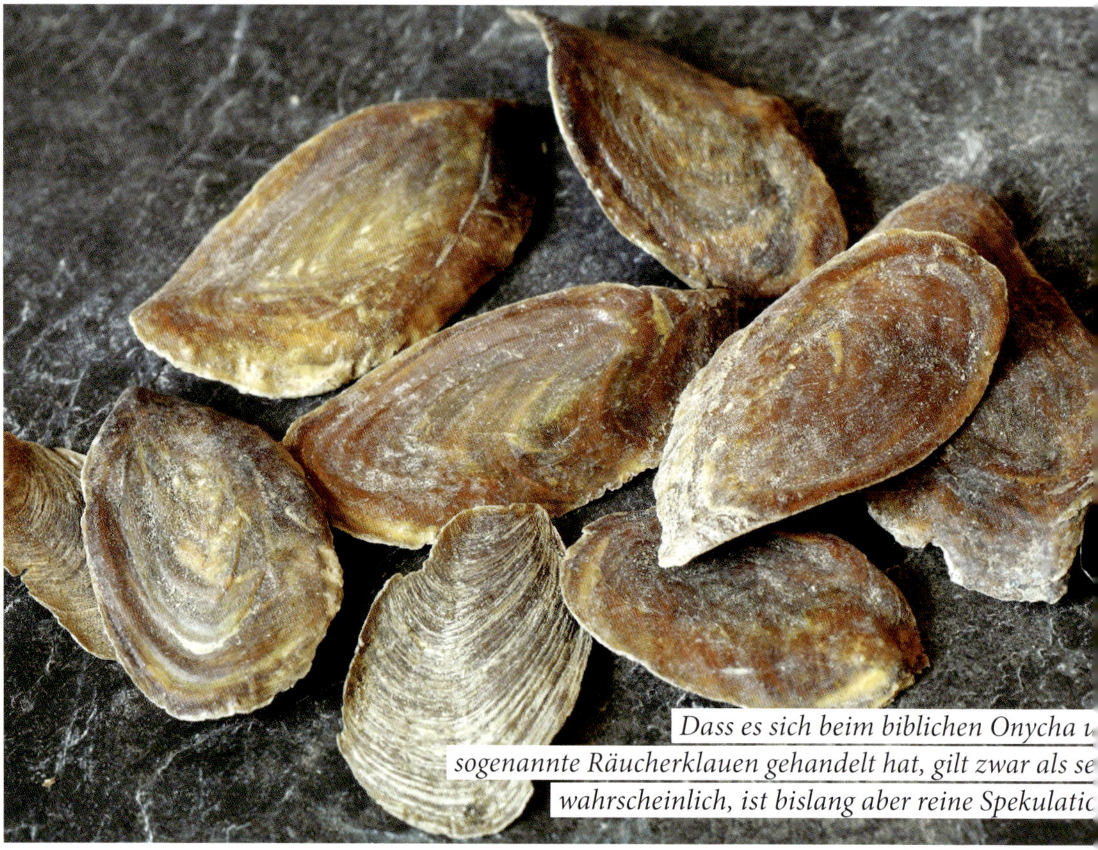

Dass es sich beim biblichen Onycha u
sogenannte Räucherklauen gehandelt hat, gilt zwar als se
wahrscheinlich, ist bislang aber reine Spekulatio

Die heiligen drei Könige

„Als sie den Stern sahen, wurden sie hocherfreut und gingen in das Haus und fanden das Kindlein mit Maria, seiner Mutter, und fielen nieder und beteten es an und taten ihre Schätze auf und schenkten ihm Gold, Weihrauch und Myrrhe.“ (Matthäus 2,10)

Die heiligen drei Könige aus dem Morgenland, tatsächlich handelte es sich entsprechend der urspünglichen Bezeichnung *magoi* um weise Magier oder um Sterndeuter bzw. astrologische Wissenschaftler, schenkten Jesus zu seiner Geburt Gold, **Weihrauch** und **Myrrhe**. Alle drei Güter waren zu damaliger Zeit nicht nur auf der materiellen Ebene höchst kostbar, sondern auch in medizinischer, symbolischer und spiritueller Hinsicht.

Gold ist ein reines Metall, dass zu Zeiten von Jesu Geburt (und auch schon vorher) als Mittel zur geistigen und körperlichen Reinigung sowie als Herztonikum eingesetzt wurde. Astrologisch wird Gold der Sonne zugeordnet, wobei es symbolisch einerseits auf das göttliche Licht, andererseits auf Reichtum verweist. Gleichzeitig ist es ein Zeichen der Huldigung. Das junge Jesuskind wird mit einem der kostbarsten Güter beschenkt, wie es normalerweise nur Königen gebührt. Als Heilmittel wird Gold heute in Form des sogenannten kolloidalen Goldes wieder neu entdeckt.

Weihrauch war zur damaligen Zeit mindestens ebenso kostbar wie Gold und steht symbolisch für das Göttliche in Jesus. Er galt als „Duft des Himmels“, der die Götterwelt olfaktorisch erfahrbar machen kann. Das Harz wurde früher aber auch zur Salbung eines Neugeborenen verwendet, damit es sich schneller von den aufregenden Strapazen der Entbindung beruhigen konnte.

Myrrenharz ist hingegen ein Symbol für das Menschliche in Jesus und verweist auf seine Sterblichkeit, gleichzeitig steht es für den Aspekt der Transzendenz. Das Exsudat des Myrrhenbaumes war zur biblischen Zeit eines der wichtigsten Mittel zur Einbalsamierung der Toten. Daneben war es auch damals schon als entzündungshemmendes Heilmittel bekannt.

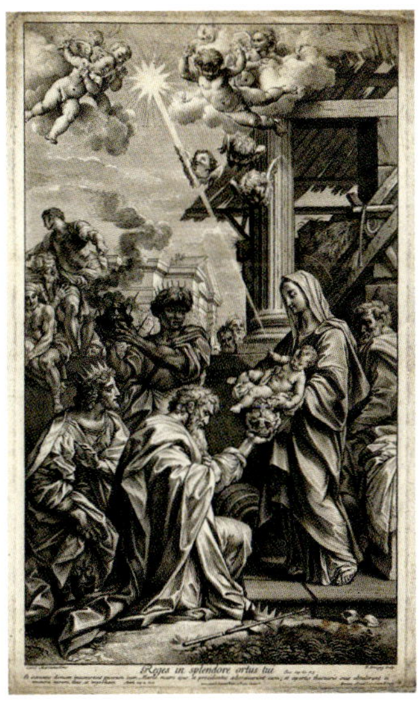

Die heiligen drei Könige schenken dem Jesuskind Gold, Weihrauch und Myrrhe. Gravur von Carlo Maratta, vermutlich aus dem 17. Jahrhundert, Wellcome Collection Library.

Betäubung, Schönheit, Wohlgeruch, Segnung und Salbung mit der Myrrhe

Nach Markus (15,23) wurde Jesus bei seiner Kreuzigung ein betäubend wirkender Myrrhenwein gereicht, den er allerdings nicht angenommen hat. Nachdem er gestorben war, so steht es im Evangelium nach Johannes (19,39), wurde er in mit Aloe und Myrrhe getränkte Leinentücher gehüllt, wie es bei den Juden damals üblich war.

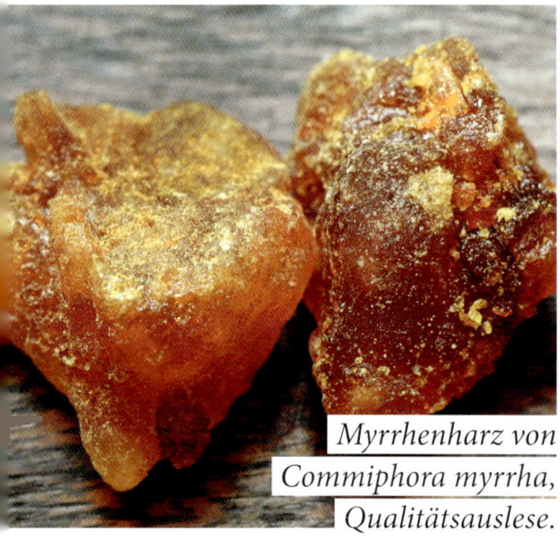
Myrrhenharz von Commiphora myrrha, Qualitätsauslese.

Das Harz ist außerdem ein wichtiger Bestandteil des heiligen Salböls gewesen, mit dem die Priester und ihre Kultgegenstände gesalbt wurden. Weitere Ingredienzien waren Zimt, Kalmus, Kassia und Olivenöl. (Exodus 30,22-24)

Das Myrrhenexsudat wurde in der Bibel auch mehrfach als duftendes Kosmetik- und Schönheitsmittel beschrieben. Frauen trugen das pulverisierte Harz zwischen ihren Brüsten oder man verwendete es in Öl oder Wasser gelöst als Parfum, das auf Körper (Hohelied 5,5.13), Kleider (Psalm 45,9) und Betten (Sprüche 7,17) geträufelt wurde.

Ein biblisches Geschenk: Das wohlduftende Labdanum (Ladanum)

Labdanum ist das charakteristisch duftende Harz der Zistrose *(Cistus spp.)* und wird im ersten Buch Mose – zusammen mit Mastixharz *(Pistacia lentiscus)*, Traganth *(Astragalus gummifer)* und anderen Naturschätzen – als wertvolle Geschenkgabe erwähnt:

> *„Da sagte ihr Vater Israel zu ihnen: Wenn es schon sein muss, dann macht es so: Nehmt von den besten Erzeugnissen des Landes in eurem Gepäck mit und überbringt es dem Mann als Geschenk: etwas Mastix, etwas Honig, Tragant und Ladanum, Pistazien und Mandeln." (Gen 43,11)*

In einer anderen Bibelstelle heißt es:

„Und siehe, ein Zug Ismaeliten kam von Gilead her; und ihre Kamele trugen Tragant und Balsamharz und Ladanum; sie zogen hin, um es nach Ägypten hinabzubringen." (Gen 37,25)

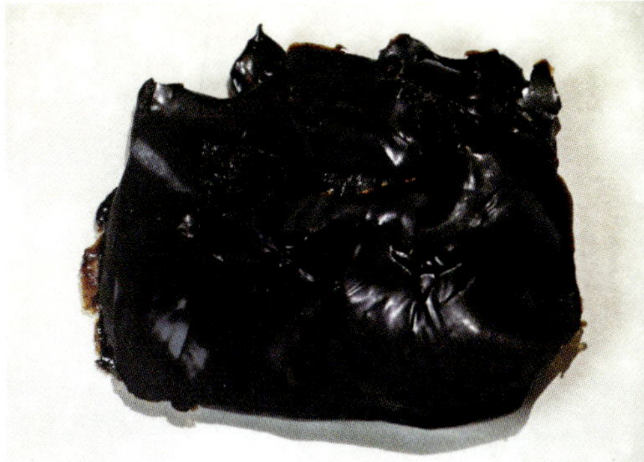

Wohlduftendes Labdanum aus der Zistrosenart Cistus ladanifer.

Die Königin von Saba und ihre großzügigen Gastgeschenke für König Salomo

„Niemals mehr kam so viel Balsam ins Land, wie die Königin von Saba dem König Salomo schenkte." (Das erste Buch der Könige 10,10)

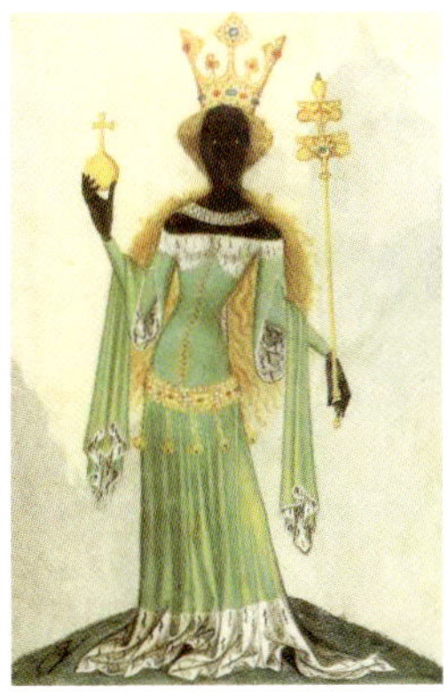

Die Königin von Saba. Aus dem Manuskript Bellifortis von Konrad Kyeser, ca. 1402–1405.

Die Königin von Saba, auch Königin des Südens genannt, ist eine legendäre Gestalt aus der alten Welt, die nicht nur im Alten (1. Könige 10, 1-13) und Neuen (Mt 12, 42) Testament auftaucht, sondern auch im Koran sowie in jüdischen Schriften. In der christlichen Tradition heißt es, dass die Königin im 10. Jh. v. Chr. mit großem Gefolge nach Jerusalem ritt, um sich ein persönliches Bild von König Salomos Macht, Weisheit und Wohlstand zu machen, denn sie hatte schon viel von ihm gehört. Als sie seinen herrschaftlichen Palast erreichte, und nachdem sie ihm einige Rätselfragen gestellt hatte, merkte sie schnell, dass alles, was sie über den Sohn Davids zuvor erzählt bekommen hatte, der Wahrheit entsprach. Sie war zutiefst beeindruckt und schenkte dem König eine große Menge Gold, Edelsteine und Spezereien. Letzteres wird zwar sehr häufig als **Balsam** (vermutlich Myrrhe) übersetzt, dem eigentlichen Wortsinn nach bedeutet es aber „Gewürze“; sicherlich befand sich unter den Geschenken aber auch jede Menge wohlriechendes Pflanzenharz.

In der äthiopischen Version der Geschichte, aufgeschrieben in der Schrift Kebra Nagast (dt. „Ruhm der Könige“), wird die nach Jersualem reisende Königin Makeda genannt. Nachdem sie sich vom Wahrheitsgehalt der Legenden über König Salomo überzeugt hatte, kam es zum Beischlaf zwischen den beiden – einigen Überlieferungen entsprechend durch eine Hinterlist des Königs, andere Erzählungen berichten von Liebe. Makeda wurde schwanger und gebar neun Monate später in Äthiopien den gemeinsamen Sohn Menelik (auch Ibn Hakim genannt, dt. „Sohn des weisen Mannes“), der als Vater der äthiopischen Herrscherdynastie gilt und im Jahre 980 v. Chr. das Kaiserreich Abessinien gründete (bestand bis 1974). Haile Selassie (1892–1975), der letzte äthiopische Kaiser, soll der 225. Nachkomme von König Salomo und der Königin von Saba gewesen sein.

Wo genau die legendäre Königin ihr Reich hatte, ist zwar schon Gegenstand vieler archäologischer Forschungsfragen gewesen, konnte aber bis heute niemals eindeutig geklärt werden. Gemeinhin wird jedoch angenommen, dass es entweder im Jemen oder in Äthiopien gelegen haben muss.

Die Verwirrungen der Bezeichnung Amber

Die Bezeichnung Amber gehört zu jenen Begrifflichkeiten, die in der Duft- und Räucherwelt immer wieder für große Verwirrungen sorgen. Schließlich wird dieser Terminus einerseits als Name für ein bestimmtes Produkt aus dem Pottwal verwendet, andererseits fungiert er als Umschreibung einer speziellen Duftnote. Zudem taucht der Begriff Amber in Zusammenhang mit diversen Pflanzenharzen auf. Eine Konfusion ist quasi vorprogrammiert.

Amber der Pottwale (Ambra, Grauer Amber, engl. Ambergris)

Hierbei handelt es sich um den originären Amber. Aufgrund seines außerordentlich hohen Wertes wird er auch als das „Gold des Meeres" oder als „schwimmendes Gold" bezeichnet. Amber ist ein olfaktorisches Juwel und wurde in der Parfumherstellung lange Zeit als Fixateur geschätzt, welcher den Verdunstungsprozess leicht flüchtiger ätherischer Öle verlangsamt. Da erscheint es zunächst nur schwer vorstellbar, dass der besondere Duftstoff ein Ausscheidungsprodukt des Pottwals ist und als Erbrochenes oder als Kotstein ins Meer gelangt. Dort treibt der Amber mehrere Jahre umher und bildet durch die Einwirkung von Salzwasser, Sonnenlicht und Sauerstoff seinen einzigartigen Wohlgeruch aus. Frischer Amber riecht hingegen ziemlich ekelerregend. Über die Entstehung von Amber existieren unterschiedliche Theorien. Die meisten Forscher vertreten jedoch die Annahme, dass die Wale den Stoff zum Schutz vor den unverdaulichen und scharfen Schnäbeln von Kraken und Riesenkalmaren ausbilden. Diese beiden Meeresbewohner gehören zu den bevorzugten Lieb-

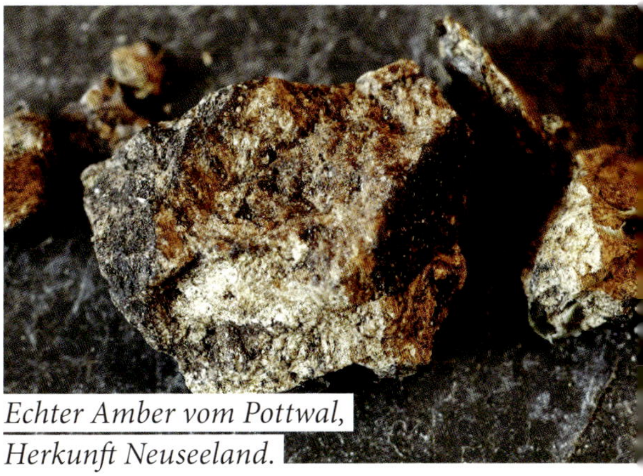

Echter Amber vom Pottwal, Herkunft Neuseeland.

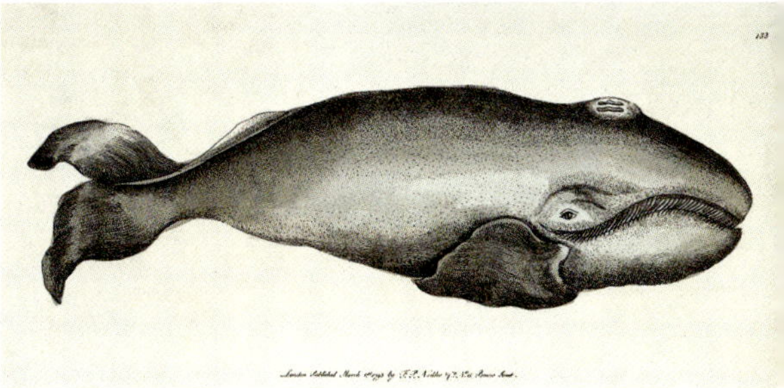

Pottwal. Gemalt von F.P. Nodder, 1793, Wellcome Collection Library.

lingsspeisen der Wale. Damit ihre Schnäbel den Magen oder den Darm des Wals nicht verletzen können, werden sie in seinem Inneren zunächst pulverisiert und anschließend von einer wachsartigen Masse eingehüllt. Diese Masse verklumpt noch im Magen zu festen, bis zu mehreren Kilogramm schweren Stücken und wird anschließend vom Wal ausgeschieden.

Das Duftspektrum des „gereiften" Ambers umfasst tabakähnliche, modrige, erdige, maritime und animalische Nuancen, die braunen Sorten haben überdies in vielen Fällen eine leichte Fäkalnote. In hoher Verdünnung, etwa in einem Parfum verarbeitet, duftet Amber jedoch sehr angenehm und deutlich subtiler. Nicht selten wird dem einzigartigen Aroma eine erotisierende Wirkung zugesprochen, weshalb das „Gold des Meeres" zu früherer Zeit auch als Ingredienz von aphrodisierenden Räuchermixturen eingesetzt wurde. Auch als Potenzmittel sowie als Tonikum für Herz, Leber, Nieren und Gehirn soll man es früher verwendet haben.

Es wird zwischen folgenden Qualitätsstufen unterschieden: weiß, grau, braun und schwarz. Als Hauptinhaltsstoff enthält Amber einen Triterpen-Alkohol namens Ambrein, der sich durch Oxidation in die eigentlichen Duftmoleküle Ambrox und Ambrinol umwandelt. Heute wird aufgrund der Seltenheit und des hohen Preises nur noch in sehr hochwertigen und damit auch teuren orientalischen Parfums echter Amber verarbeitet, weitaus häufiger kommen kostengünstige und ähnlich duftende Verbindungen synthetischen Ursprungs zum Einsatz.

Amber (Bernstein)

Anfänglich wurde der Begriff Amber ausschließlich für das kostbare Pottwal-Sekret verwendet. Im 14. Jahrhundert ging man in der mittelenglischen Sprache jedoch dazu über, auch das rotgelb schimmernde Fossilharz Bernstein als Amber zu bezeichnen. Die Gründe hierfür sind naheliegend, denn beide Naturschätze, deren Ursprung zur damaligen Zeit vielerorts noch unbekannt war, kamen aus dem Meer und wurden gewissermaßen auf wundersame Weise an die Strände gespült. Zudem verfügen beide Stoffe über interessante, jedoch

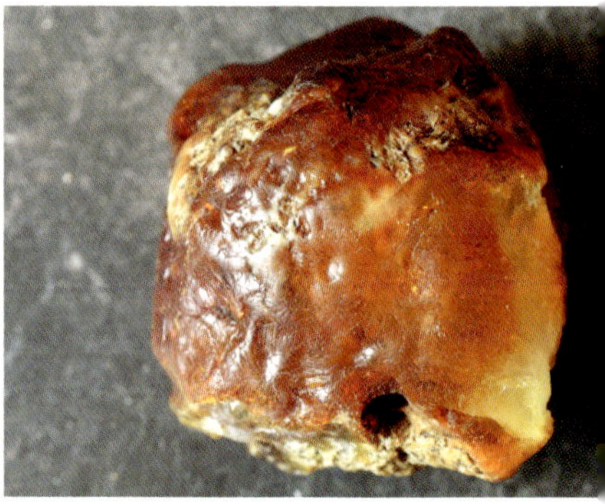

Baltischer Bernstein aus der Ostsee.

nicht miteinander zu vergleichende Dufteigenschaften. Abgegrenzt wurden sie im damaligen Sprachgebrauch zunächst noch über ihre Farbe. Das Pottwal-Amber wurde „Grauer Amber“ genannt, Bernstein wiederum „Gelber Amber“. Heute findet im Englischen eine solche Differenzierung nicht mehr statt. Zwar wird das Pottwal-Amber auch gegenwärtig noch als *ambergris* (dt. grauer Amber) bezeichnet. Der Begriff „gelber Amber“ ist im Laufe der Zeit allerdings einem einfachen „Amber“ gewichen. In Frankreich heißt Bernstein *Ambre*, in Spanien *Ambar* und in Italien wird das über Jahrmillionen gealterte Baumharz *Ambra* genannt.

Amber Dhoop

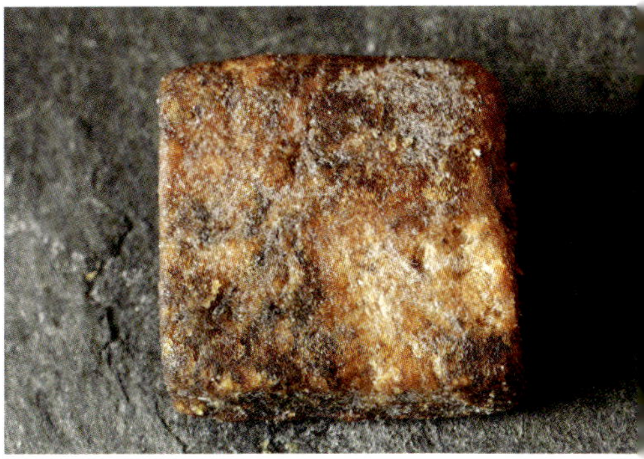

Amber Dhoop, Herkunft Indien.

In der Amber Dhoop genannten und aus Indien stammenden Duftmischung ist weder Pottwal-Amber noch Bernstein enthalten. Amber Dhoop ist ein (üblicherweise) kompaktes Produkt, das sich aus Benzoe, Labdanum und Styrax zusammensetzt. Zudem wird, je nach Sorte variierend, eine Auswahl aus verschiedenen ätherischen Ölen beigemischt. Sicherlich kann davon ausgegangen werden – zumindest legen das einige Duftproben nahe –, dass ab und an möglicherweise auch synthetische Duftstoffe (z. B. Vanillin) verarbeitet wurden, was auch den sehr lang anhaltenden und mitunter auch etwas künstlichen Geruch einiger Sorten erklären würde. Je nach persönlicher Präferenz lässt sich Amber Dhoop räuchern oder als Parfum verwenden. Zur Beduftung des Körpers wird es in sparsamer Dosierung kurz über eine bevorzugte Hautstelle oder ein Kleidungsstück gerieben. Soll der Geruch etwas dezenter ausfallen, legt man sich ein Stückchen in den Kleiderschrank; aus diesem Grund wird es oftmals auch in kleinen, gelöcherten Holzboxen verkauft. Wer die Mischung zum Räuchern verwenden möchte, bringt sie sinnvollerweise auf einem Stövchen mit Räuchersieb zur Anwendung. So verbreitet sich das sinnliche, süßliche und meistens auch sehr intensive Aroma besonders langsam.

Amber-Weihrauch

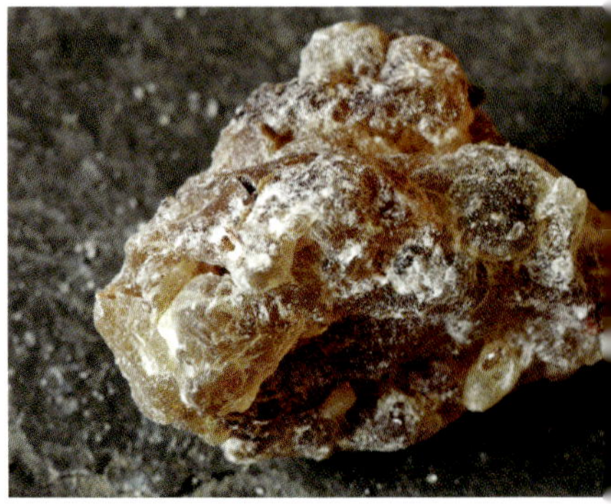

Weihrauch (Amber-Hojari) der Spezies Boswellia sacra, Herkunft Oman.

Die aus dem Oman stammende Weihrauch-Sorte „Al Hojari“ wird in drei Grade unterteilt. Grüner, silberner und amberfarbiger Hojari. Unter der Bezeichnung „amberfarbig“ wird ein bestimmter bernsteinähnlicher Farbton verstanden, der sowohl gelblich-orange sowie rötlich-braune Nuancen umfassen kann. Amber-Weihrauch bildet zwar die unterste Qualitätsstufe der äußerst hochwertigen Hojari-Sorte, dennoch duftet er sehr angenehm und lässt sich hervorragend als Räucherstoff verwenden. Es existieren signifikant minderwertigere Weihrauch-Qualitäten. Im Oman ist der amberfarbige Weihrauch, der im Vergleich zum grünen und silbernen Weihrauch deutlich günstiger ist und etwas kräftiger duftet, der klassische „Standard“-Weihrauch, von dem täglich große Mengen auf glühende Kohlen gelegt werden. Der aufsteigende Rauch wird traditionell zur Beduftung von Gassen, Wohnräumen, Kleidungsstücken und Haaren verwendet. Zudem wird Amber-Weihrauch im Oman seit langen Zeiten für medizinische Anwendungen genutzt.

Hinweis Es gibt noch ein weiteres Räucherprodukt mit der Bezeichnung Amber-Weihrauch (griechischer Klosterweihrauch). Hierbei handelt es sich jedoch nicht um ein Rohharz, sondern um eine Mischung, bestehend aus Weihrauch (angeblich von der somalischen Sorte Aden) und ätherischen Ölen. Hergestellt wird dieses Räucherwerk von orthodoxen Mönchen vom griechischen Berg Athos. Diese pulverisieren den Weihrauch zunächst, mischen im Anschluss ätherische Öle hinzu und kneten einen duftenden „Teig“ daraus. Die Masse wird gerollt und schließlich in kleine „Walzen“ geschnitten.

Flüssiger Amber vom Amberbaum (Liquidambar)

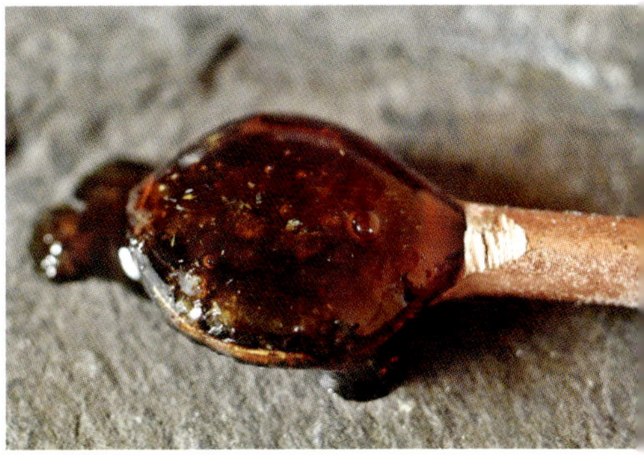

Flüssiger Amber.

Das dickflüssige Harz der Amberbäume wird heutzutage zumeist Storax (Styrax) genannt, hin und wieder wird es aber auch unter der Bezeichnung Amber gehandelt. Der Grund hierfür ist einerseits im botanischen Gattungsnamen *Liquidambar* („flüssiger Amber“) zu finden, andererseits hat das sehr süßlich und angenehm duftende Amberbaum-Exsudat, genau wie so mancher Bernstein, einen rötlich-braun schimmernden Farbton.

Amberkraut (Teucrium marum)

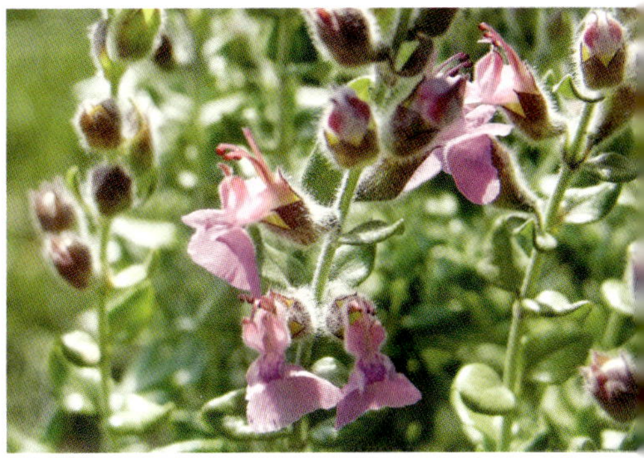

Amberkraut.

Die Bezeichnung Amberkraut ist ein volkstümliches Synonym für den Katzengamander. Optisch erinnert dieser mediterrane und auf Katzen verlockend wirkende Lippenblütler ein wenig an Thymian. Der Geruch des Amberkrauts ist jedoch einzigartig: würzig, balsamisch, süßlich und leicht animalisch. Das während der Blütezeit gesammelte oberirdische Kraut eignet sich in getrocknetem Zustand sehr gut als Räucherstoff. In der Volksmedizin wurden Zubereitungen aus der aromatischen Pflanze bei Blasen-, Gallen- und Nierenleiden, Bronchialerkrankungen sowie bei Erkältungssymptomen eingesetzt.

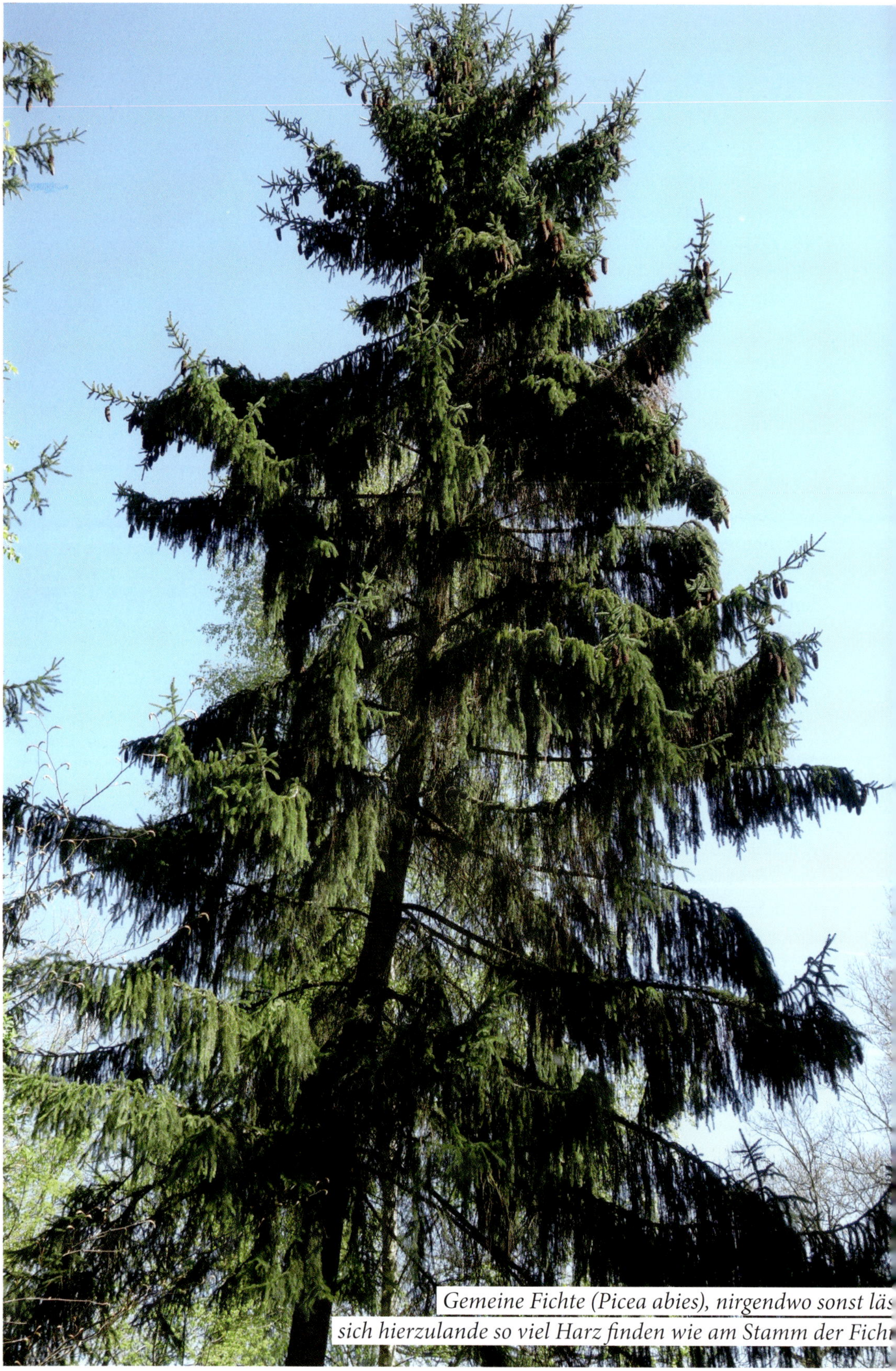

Gemeine Fichte (Picea abies), nirgendwo sonst läs
sich hierzulande so viel Harz finden wie am Stamm der Ficht

Die Wiederentdeckung der heimischen Harze

Vieles von dem, was wir in der Ferne suchen, finden wir genauso auch in heimatlichen Gefilden, was gleichermaßen für schamanische Traditionen, ernährungsphysiologisch wertvolle „Superfoods" und natürlich auch für aromatische Baumharze und andere Pflanzenexsudate gilt.

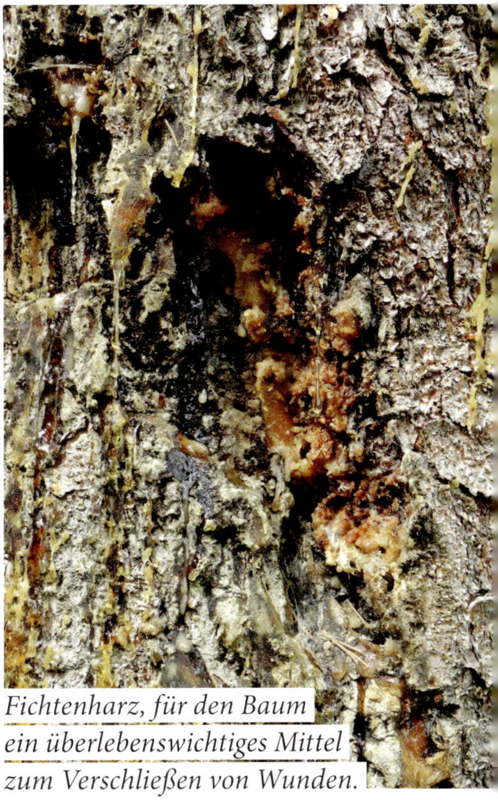

Fichtenharz, für den Baum ein überlebenswichtiges Mittel zum Verschließen von Wunden.

Der Vorteil an der Verwendung heimischer Harze ist die individuelle und kollektive Verbindung, die wir zu ihren jeweiligen Lieferanten haben. Zudem hat ein Harz, das im Rahmen eines authentischen Rituals selbst gesammelt wurde, sicherlich eine andere subjektiv wahrnehmbare Qualität als solche Harze, die von Übersee kommen, einen langen Transportweg hatten und im schlimmsten Fall durch massives Verletzen, Ausbeuten und folglich ohne jedwede Rücksichtsnahme auf das Wohlergehen des Baumes geerntet wurden. Bei ihrem Erwerb sollte deshalb unbedingt darauf geachtet werden, dass die importierten Harze folgende Voraussetzungen erfüllen: 1. nachhaltige Ernte, 2. fairer Handel und 3. möglichst wenige Zwischenhändler. Nur wenn diese Grundvoraussetzungen erfüllt sind, können wir eine Win-Win-Situation für alle Beteiligten erwarten. Erfreulicherweise gibt es inzwischen bereits mehrere Geschäftsbeziehungen, welche alle drei Aspekte berücksichtigen und gewährleisten können.

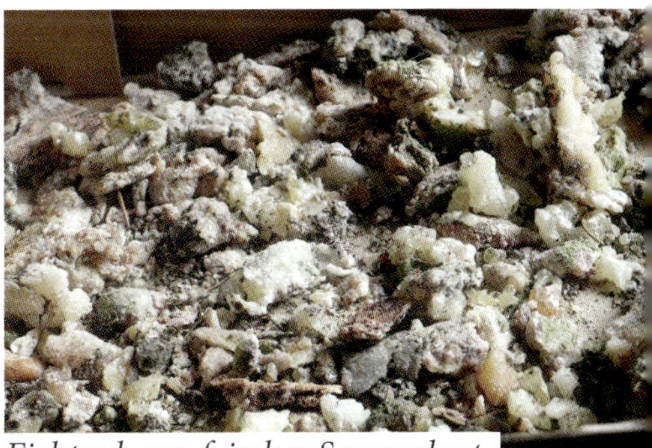

Fichtenharz, frisches Sammelgut.

Dennoch So angenehm die exotischen Harze auch duften mögen, lohnt es definitiv, sich auch mit den heimischen Pflanzexsudaten zu befassen. Nicht nur, weil das eigene Sammeln große Freude bereiten kann, sondern auch, weil naturspirituelle Prozesse unterstützt und eine ganz andere innerliche Verbundenheit zum Erntegut entsteht. Dabei sollte allerdings zu

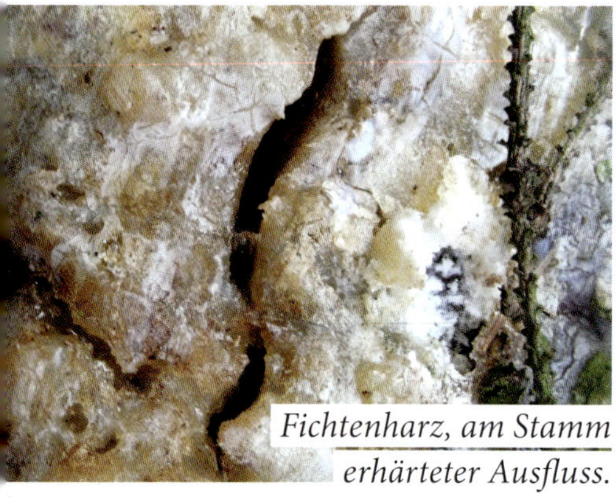

Fichtenharz, am Stamm erhärteter Ausfluss.

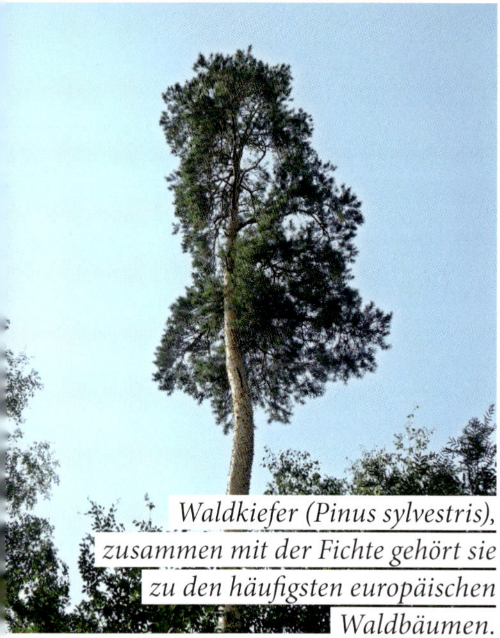

Waldkiefer (Pinus sylvestris), zusammen mit der Fichte gehört sie zu den häufigsten europäischen Waldbäumen.

keiner Zeit vergessen werden, dass wir selbst als Teil der Natur mit allen Lebewesen auf mehrdimensionalen Ebenen miteinander verbunden sind – so auch mit den Pflanzen. Alles das, was wir unseren „grünen Mitbewohnern" an Schaden anrichten, fügen wir damit letztlich auch uns selber zu.

Am häufigsten finden wir in den heimischen Wäldern das Harz der Nadelbäume, allen voran **Fichte** und **Kiefer.** Während die Fichte ihr Harz nicht nur infolge von Verletzungen, sondern auch im Zuge gewöhnlicher Stoffwechselprozesse ausscheidet, finden wir Kiefernharz üblicherweise nur an solchen Baumstellen, die verwundet sind. Sowohl der Duft als auch die Wirkung der beiden Harze sind sehr ähnlich, wobei das Harz der Kiefer im Gesamten etwas milder und im Geruch feiner und süßlicher ist. Eine Mischung aus Fichten- und Kiefernharz ist volkstümlich auch als „Wald-Weihrauch" bekannt und wurde schon von den vorchristlichen Heiden als rituelles Räucherwerk verwendet. Diese Kombination versetzt den Anwender im Geiste augenblicklich in die heimischen Wälder: Der Atem wird leicht, frei und tief; man fühlt sich geerdet, geborgen und gleichzeitig im Geiste zentriert.

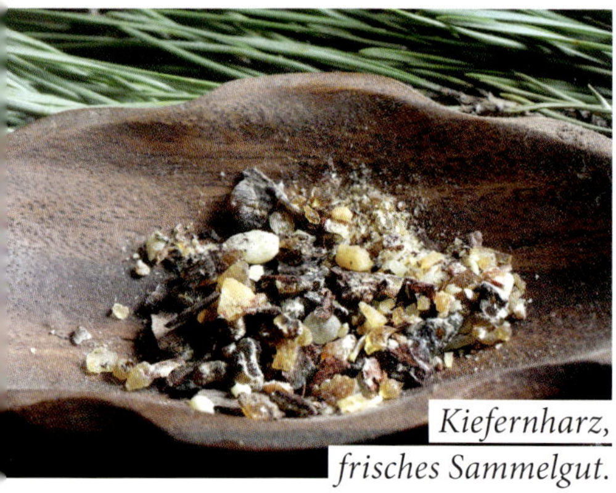

Kiefernharz, frisches Sammelgut.

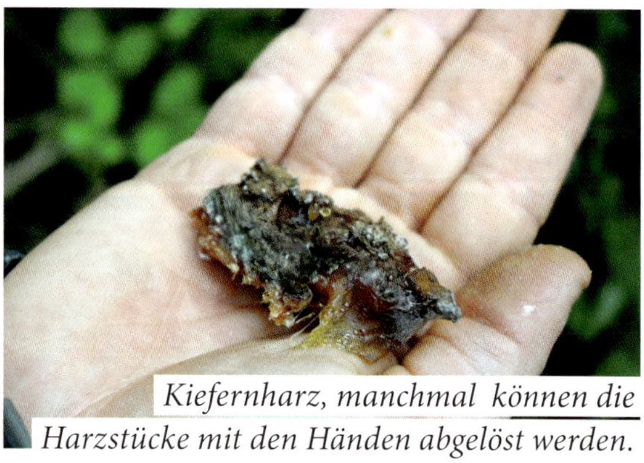

Kiefernharz, manchmal können die Harzstücke mit den Händen abgelöst werden.

Das Harz der **Lärche** wird deutlich seltener gefunden. Wer aber mit aufmerksamem Blick durch die Wälder streift, wird irgendwann sicher auch diesen „Heil- und Räucherschatz“ entdecken. Vermutlich aber niemals in solchen Mengen, wie es beim Fichten- oder Kiefernharz der Fall ist. Von selbst schwitzt die Lärche kein Harz bzw. Balsam aus, man findet es bisweilen aber an Verletzungen. Gewonnen wurde der waldig und fein duftende Harzbalsam einstmals, indem mit einem speziellen Lärchenbohrer Löcher in den Stamm gebohrt wurden. Darin hat es sich angesammelt und konnte nach einiger Zeit herausgezogen werden. Von einer Nachahmung ist aber unbedingt abzuraten. Besser auf das Harz verzichten, als Löcher in den Stamm zu bohren!

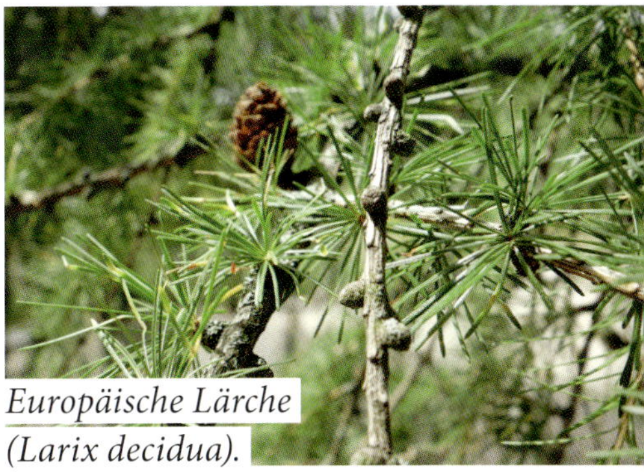

Europäische Lärche (Larix decidua).

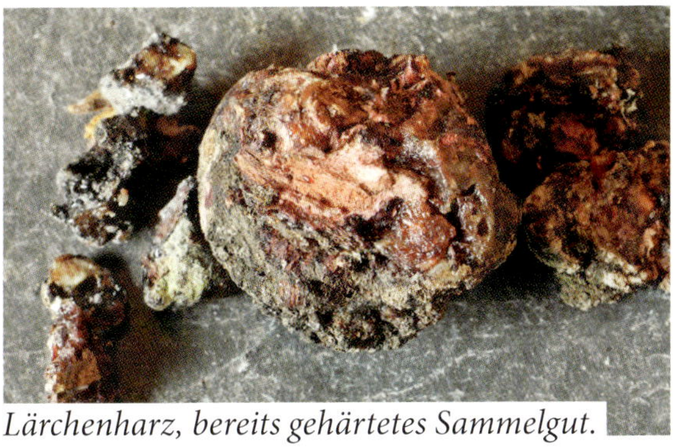

Lärchenharz, bereits gehärtetes Sammelgut.

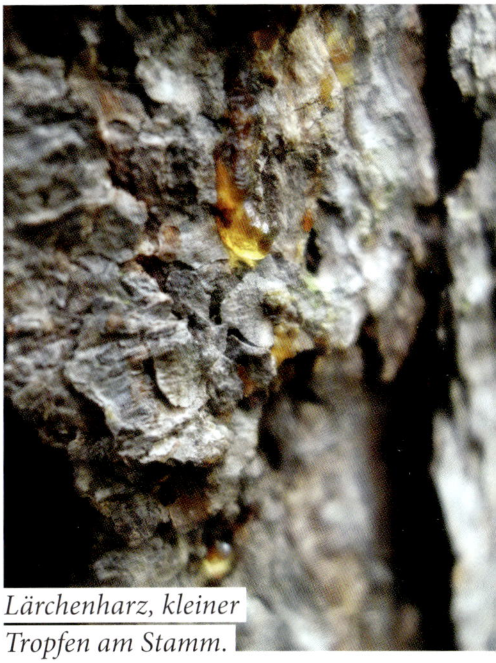

Lärchenharz, kleiner Tropfen am Stamm.

Noch seltener als Lärchenharz finden wir das Harz der **Weißtanne.** Es kann lediglich aus den Harzbeulen junger Bäume gewonnen werden, wozu man diese anstechen muss und anschließend den ausfließenden Balsam auffängt. Auch von dieser Methode wird an dieser Stelle abgeraten. Besser ist es, das Harz von älteren Bäumen zu sammeln, das aufgrund fehlender Harzkanäle jedoch nicht am Stamm, sondern

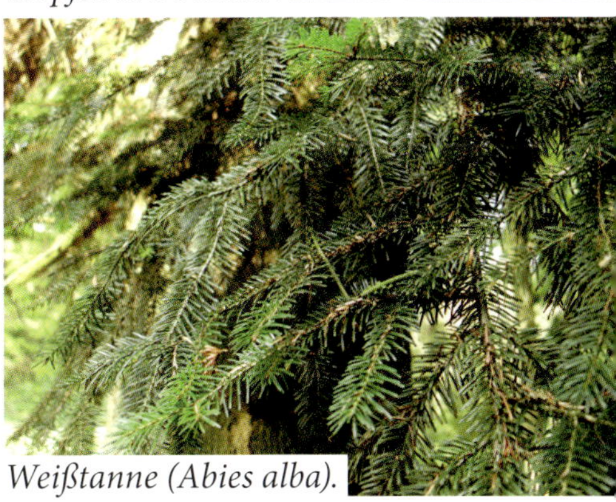

Weißtanne (Abies alba).

ausschließlich über die Zapfen ausgeschieden wird. Ohne Hilfsmittel befinden sich diese allerdings meist in unerreichbarer Höhe. Der einzige gute Weg, an Tannenharz zu gelangen, besteht letztich darin, unter einem Baum nach herabgefallenen Zapfenschuppen zu suchen. An ihnen haftet nämlich oftmals noch etwas Harz. Im Unterschied zur Kiefer oder Fichte verliert die Tanne ihre Zapfen nicht als Ganzes, sondern schuppenweise.

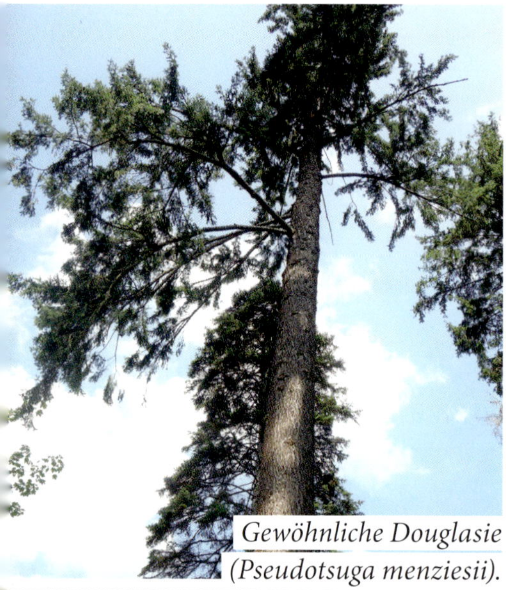

Gewöhnliche Douglasie (Pseudotsuga menziesii).

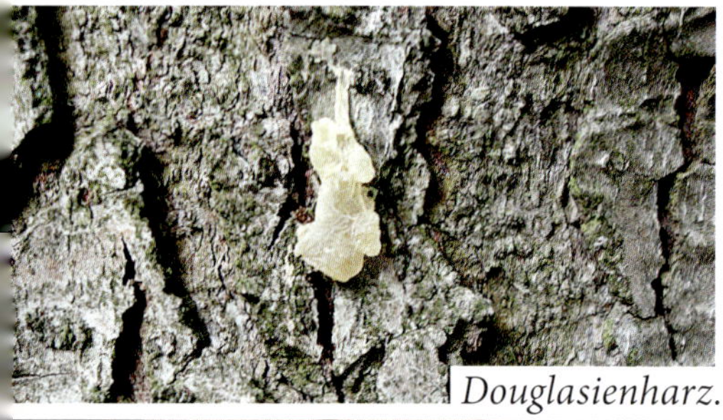

Douglasienharz.

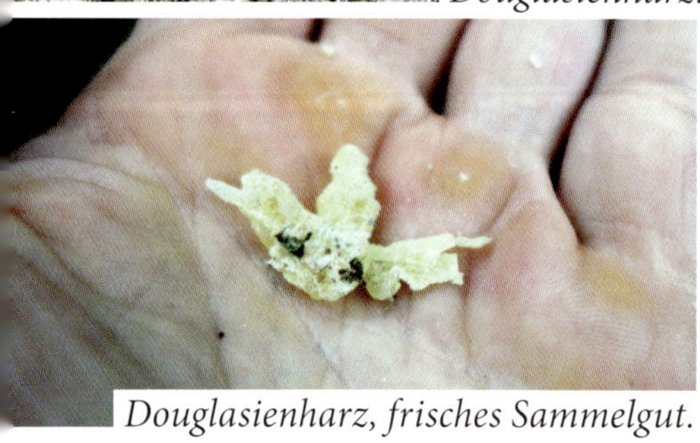

Douglasienharz, frisches Sammelgut.

Das Exsudat der heimischen Kieferngewächse enthält hauptsächlich Harzsubstanzen sowie ätherisches Öl (kein Gummi) und lässt sich daher hervorragend zu Salben weiterverarbeiten. Früher gab es sogar einen auf das Sammeln von Koniferenharzen spezialisierten Berufszweig. Jedoch wurde das meiste Harz nicht zu Salben, sondern zu Lacken weiterverarbeitet.

Die ebenfalls in heimischen Wäldern gedeihende ***Gewöhnliche Douglasie*** übernimmt eine Sonderstellung, weil sie eigentlich gar nicht heimisch ist. Sie hat ihren Ursprung in Nordamerika und wurde in Europa erst im 19. Jahrhundert als Forstbaum eingeführt; seitdem gilt sie als eingebürgert. Interessant ist, dass der Baum vor 30 Millionen Jahren natürlicherweise auch in Europa vorkam, vermutlich aufgrund von Klimaveränderungen aber ausstarb. Beim Sammeln des in weichen Schlieren am Stamm erscheinenden Harzes muss man etwas aufpassen, da es sich aufgrund des hohen Ölanteils sehr schnell verflüssigt. Wer es sich ohne eine schützende Hülle in die Hosentasche steckt, der kann davon ausgehen, dass es binnen kürzester Zeit vollständig schmilzt. Das kann natürlich auch passieren, wenn das Harz eingepackt wurde, allerdings ist es dann anschließend noch nutzbar. Nach dem Auspacken beginnt in leicht zusammengedrückter Form ein mindestens einjähriger Trocknungsprozess.

Der **Wacholder** ist als Wildpflanze leider sehr selten geworden. Nur in bestimmten Heidelandschaften, die vielfach auch als Wacholderheide bezeichnet werden, kann man größere Vorkommen dieses Baumes finden. Einzelne Exemplare des mythologisch höchst bedeutsamen Zypressengewächses gedeihen als sogenannte „Schwellenhüter" oftmals auf Friedhöfen. Harz sollte man an solchen Orten allerdings keines sammeln. Wer das Harz des Wacholders (Deutscher Sandarak) finden möchte, muss daher sehr wahrscheinlich eine Wacholderheide aufsuchen und dort gründlich Ausschau halten. Denn die Bäume schwitzen ihr Harz nur selten und überdies spontan aus, und nicht etwa dann, wenn sie Verletzungen aufweisen. Hinzu kommt, dass die stechenden Nadeln das Sammeln enorm erschweren. Am ehesten findet sich das Harz unter der Rinde sowie im Wurzelbereich.

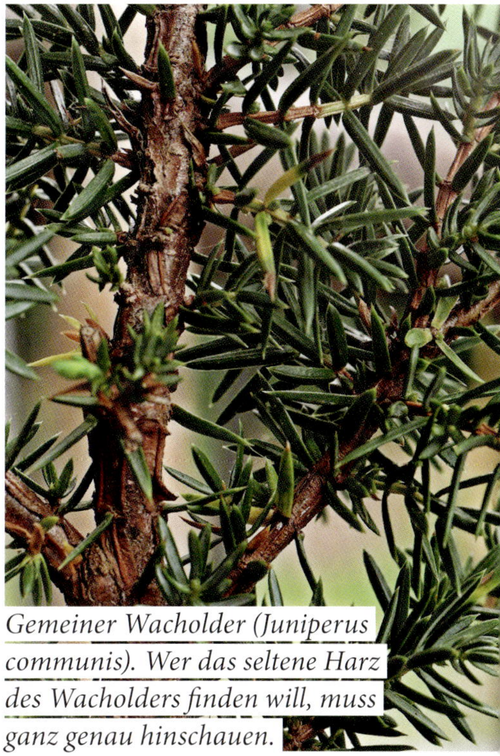

Gemeiner Wacholder (Juniperus communis). Wer das seltene Harz des Wacholders finden will, muss ganz genau hinschauen.

Wer nun denkt, dass ausschließlich die heimischen Koniferen angenehm duftende und als Heilmittel oder Räucherwerk verwendbare Exsudate produzieren, der sollte sich einmal mit der **Pappel** beschäftigen. Das Harz dieses bevorzugt in Wassernähe gedeihenden Weidegewächses ist tatsächlich etwas sehr Besonderes: Es wird nämlich nicht über den Stamm, sondern ausschließlich über die Winterknospen ausgeschieden, die etwa von Februar bis März in geschlossenem Zustand gesammelt werden können. Dabei ist jedoch unbedingt darauf zu achten, dass immer nur wenige der harzigen Knospen gesammelt werden, um den Schaden möglichst gering zu halten. Lieber von mehreren Bäumen jeweils nur kleine Mengen pflücken, als von einem Baum viel. Es ist aber auch

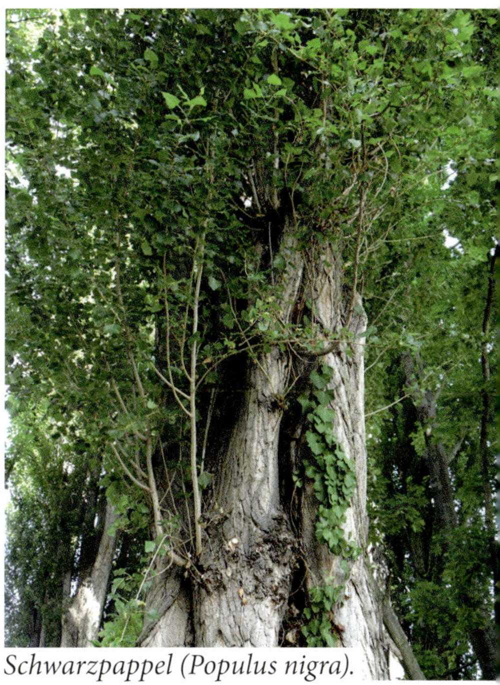

Schwarzpappel (Populus nigra).

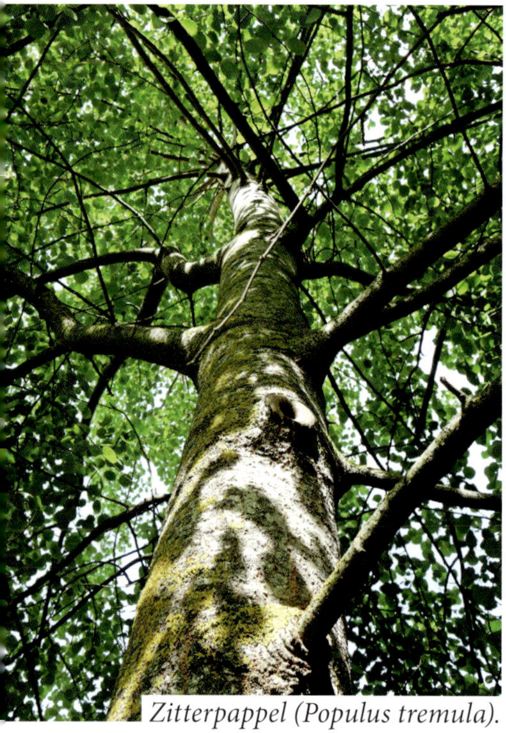

Zitterpappel (*Populus tremula*).

möglich, nach dem Blattaustrieb im April den Boden nach heruntergefallenen Knospenhüllen bzw. -schuppen abzusuchen. In diesem Fall ist das gelblich bis orangefarbene Harz nicht mehr klebrig, sondern bereits ausgehärtet. Allerdings gestaltet sich diese Sammelmethode als mühsame Handarbeit, die jedoch absolut lohnenswert ist.

Beim Exsudat der ***Kirsche*** und anderer in Europa gedeihenden Obstbäume (z. B. Mirabelle, Pflaume) handelt es sich um ein Gummi, das aufgrund des Fehlens an ätherischen Ölen zwar nur schwach oder überhaupt nicht duftet, früher aber ebenfalls als Zutat von Räuchermischungen sowie gelegentlich für Heilzwecke diente. Obstbaumgummis werden meist nur von alten Bäumen oder in Krankheitsfällen ausgeschieden. Aufgrund ihrer gummitypischen Wasserlöslichkeit empfiehlt sich das Sammeln während den hochsommerlichen Trockenperioden. Denn bei Regenwetter quillt das Gummi auf und wird schmierig, worauf es sich verflüssigt und vom Stamm geschwemmt wird. Das Harz der Nadelbäume kann hingegen ganzjährig geerntet werden. Die besten Sammelzeiten sind jedoch das Frühjahr und der Herbst, dann ist es vergleichsweise am festesten.

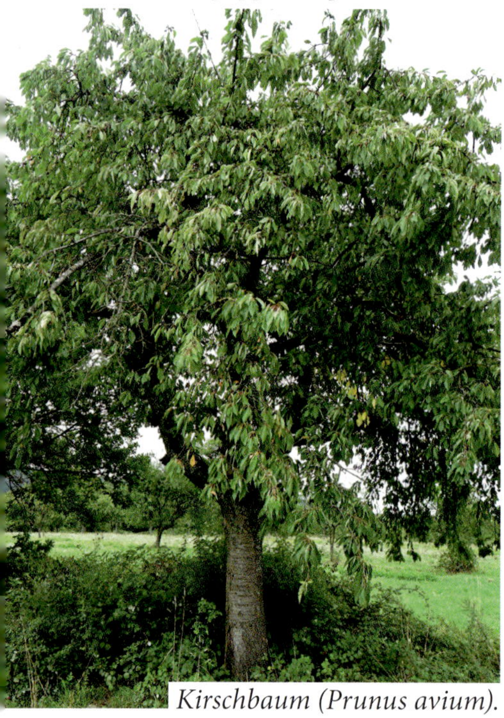

Kirschbaum (*Prunus avium*).

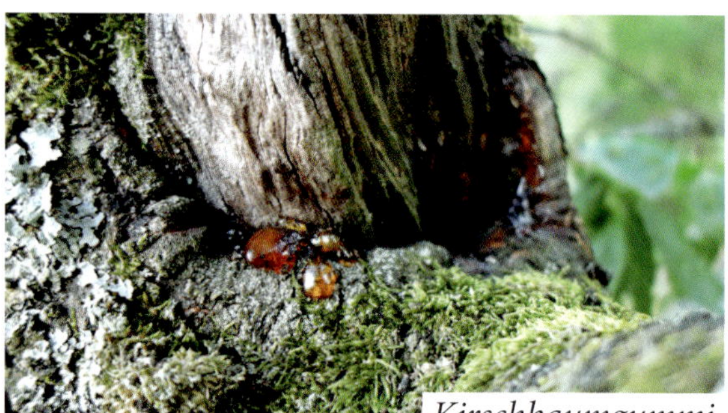

Kirschbaumgummi.

ART	VERWENDUNG ALS HEILMITTEL (VOLKSMEDIZIN)	VERWENDUNG ALS RÄUCHERWERK
Douglasie (S. 44)	Brust- und Herzschmerzen, Geschwüre, Schnittwunden, Verbrennungen u. a.	Destruktive Gedanken, Meditation, Reinigung, diverse Rituale u. a.
Fichte (S. 42)	Entzündungen, Gelenkschmerzen, Geschwüre, Hautkrankheiten, Muskelverspannungen, Wunden u. a.	Desinfizierung, Reinigung, diverse Rituale u. a.
Kiefer (S. 42) Waldkiefer, Schwarzkiefer	Geschwüre, Husten, Lungenerkrankungen, Rheuma u. a.	Erschöpfungszustände, Unruhe, Meditation, diverse Rituale u. a.
Kirschbaum (S. 46)	Husten, Tinnitus u. a.	Unruhe, schmerzliche Emotionen u. a.
Pappel (S. 45)	Bronchitis, Frostbeulen, Gelenkschmerzen, Harnwegsbeschwerden, Hautkrankheiten, Rheuma, Verbrennungen u. a.	Unruhe, diverse Rituale u. a.
Wacholder (S. 45)	Infektionskrankheiten, Rheuma u. a.	Desinfizierung, Reinigung, diverse Rituale u. a.
Weißtanne (S.43)	Entzündungen, Wunden	Erschöpfungszustände, Reinigung, Meditation, diverse Rituale u. a.

Sammelregeln

Bevor wir das Harz eines Baumes sammeln, müssen wir uns vergegenwärtigen, dass es sich bei den begehrten Pflanzensäften nicht nur im übertragenen oder sprichwörtlichen Sinne um das „Blut der Bäume“ handelt. Genauso wie das Blut für uns Menschen absolut existenziell ist, könnten viele Bäume ohne ihr Harz nicht leben. Die Indianer würden sagen, dass es sich bei den pflanzlichen Ausscheidungen um etwas Heiliges handelt, um das Blut von unseren

Schwestern und Brüdern. In Anbetracht dessen sollte es eine Selbstverständlichkeit sein, dass wir das Harz mit einem Höchstmaß an Bewusstheit, Respekt, Vorsicht, Sensibilität und Dankbarkeit sammeln.

Der Erntevorgang ist im Grunde genommen sehr einfach, vorausgesetzt, dass eine geeignete Stelle gefunden wurde. Für den Baum ist es sicherlich am verträglichsten, wenn nur solche Harzbrocken gesammelt werden, die von Hand abgebrochen oder abgeklopft werden können. Wenn das nicht möglich ist, benötigt man ein Messer oder ein anderes Werkzeug, mit dem das Harz vorsichtig vom Stamm abgelöst wird. Es ist jedoch tunlichst darauf zu achten, dass man sich einerseits nicht selbst verletzt und zum anderen natürlich auch dem Baum keinen (vermeidbaren) Schaden zufügt.

Interessant ist, dass sich die meisten Personen beim Sammeln immer dann in den Finger, die Hand oder den Arm schneiden, wenn sie nicht mit der nötigen Achtsamkeit und Dankbarkeit vorgehen. Dann nimmt sich der Baum sozusagen sein Blutopfer selbst. Gleichzeitig bestätigt dieses Phänomen, dass unser Umgang mit den Bäumen immer auf uns zurückfällt, im Positiven wie im Negativen, und manchmal sogar unmittelbar. Das Gute ist in einer solchen Situation, dass die passende Medizin zur Erstversorgung von kleinen Schnittwunden sogleich zur Verfügung steht. Schließlich wirken fast alle Harze desinfizierend und meistens auch blutstillend.

› Niemals den Baum für die Harzgewinnung zusätzlich verletzen bzw. beschädigen!
› Nur solche Harze ernten, die bereits ausgeflossen und erhärtet sind und vom Baum nicht mehr für die eigene Wundheilung benötigt werden! Im Idealfall ist das Exsudat bereits zwei bis drei Jahre alt.
› Auch wenn der Baum möglicherweise mehr zur Vefügung stellt, sollte der Sammler nur so viel ernten, wie er für den Eigengebrauch auch tatsächlich benötigt!
› Lasse das Sammeln von Harzen zu einer Meditation werden, die dich sowohl mit dem Baum, dem Wald als auch mit der eigenen inneren Natur verbinden kann.

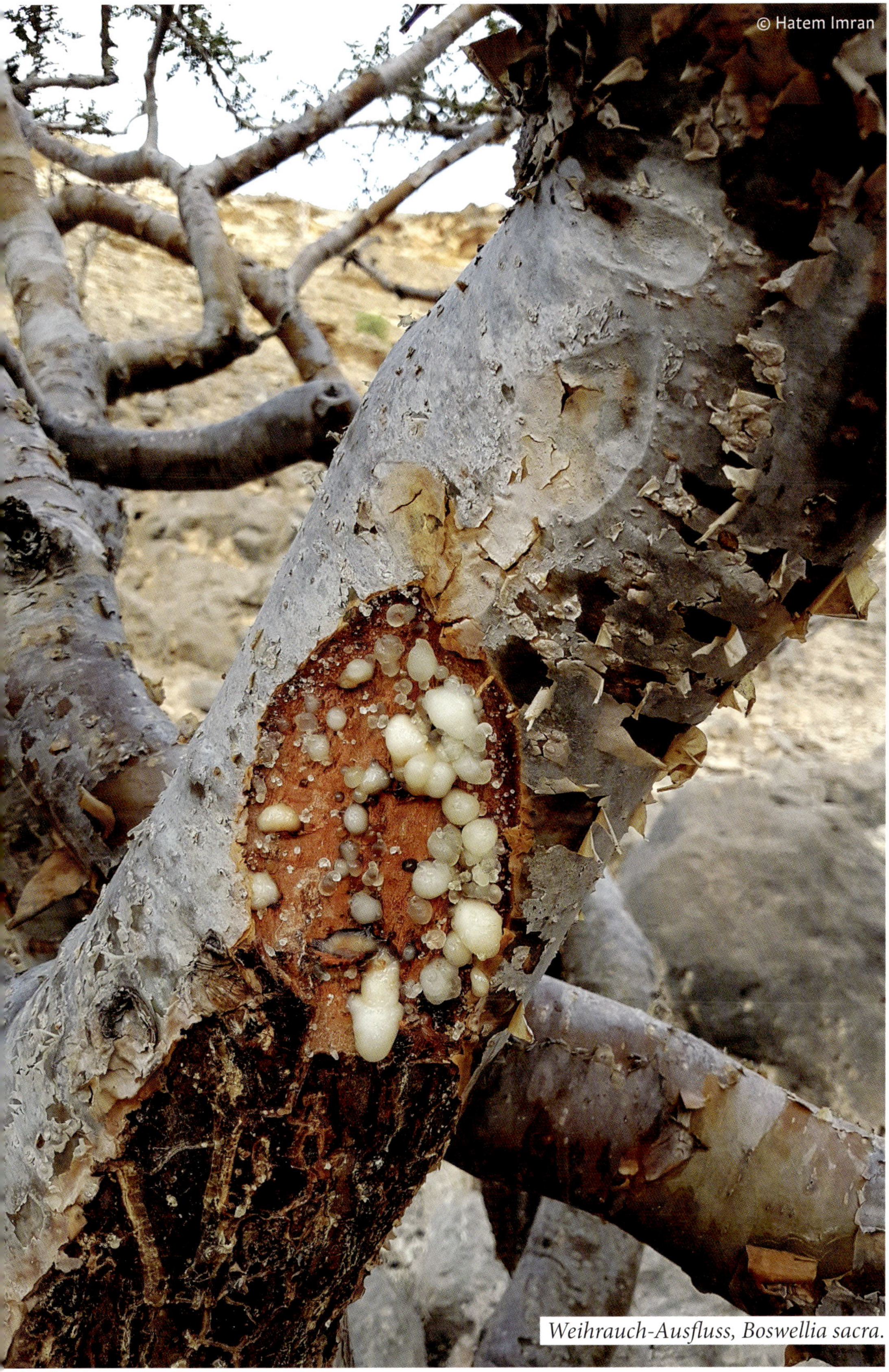

Weihrauch-Ausfluss, Boswellia sacra.

Harze, Gummis & Balsame

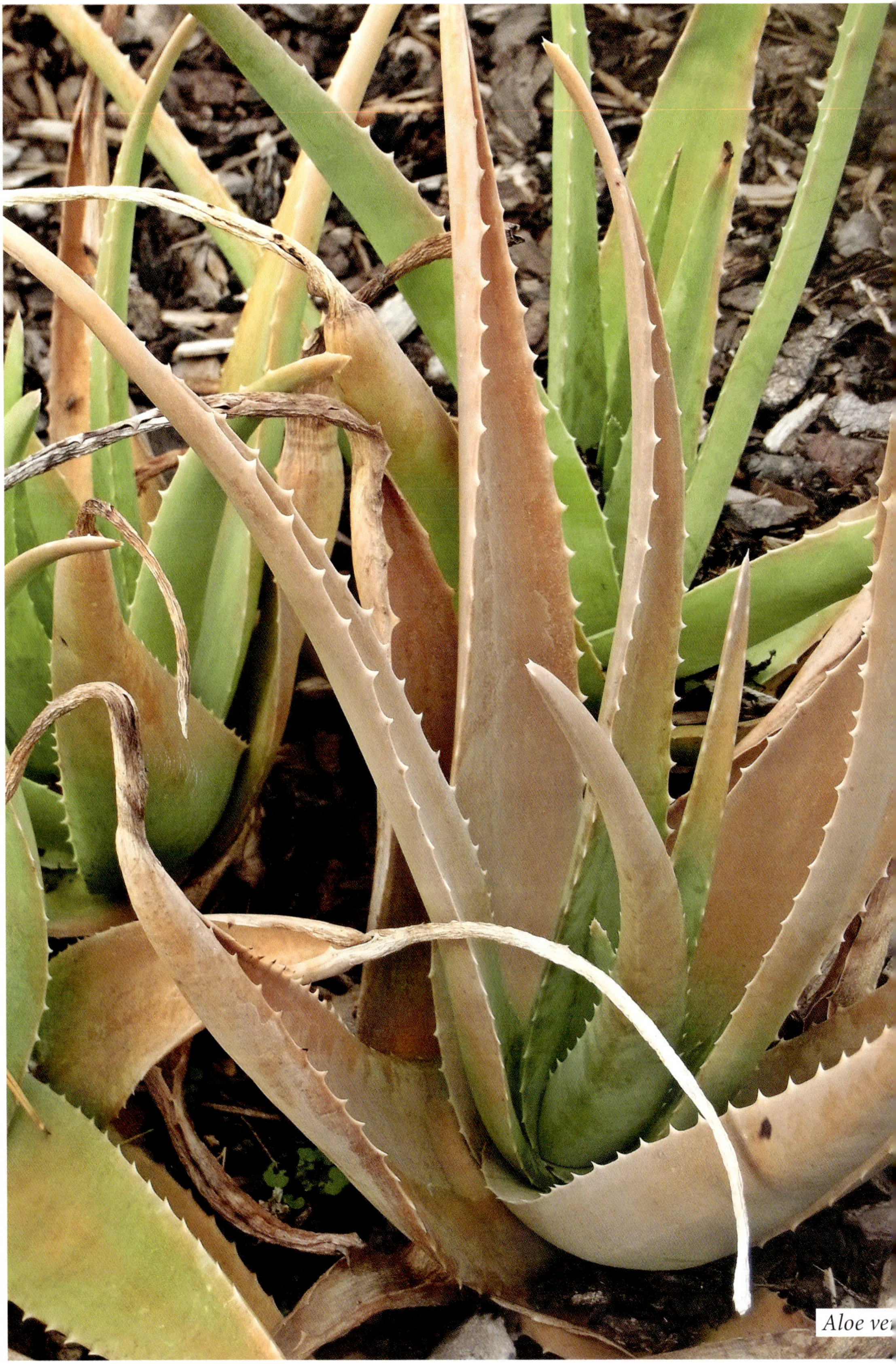

Aloe ve

Aloe

Aloe-Arten

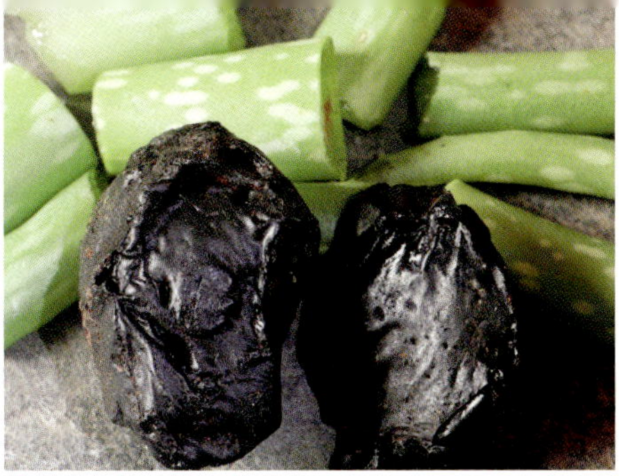

Aloe-Harz – getrockneter Pflanzensaft.

Xanthorrhoeaceae (Grasbaumgewächse)

Das „Harz“ der *Aloe*-Arten, im Besonderen *Aloe ferox* (Kap-Aloe) und *Aloe vera* (Echte Aloe), ist seit langen Zeiten als Heilmittel und Räucherstoff bekannt. Die umläufige Bezeichnung „Aloeharz“ ist etwas irreführend, da es sich bei dem harten und dunkelbraun bis schwarzfarbigen Naturprodukt streng genommen um den eingedampften und getrockneten, jedoch über harzige Anteile verfügenden Blattsaft handelt. Daneben sind ätherisches Öl sowie die beiden bitteren Anthrachinone Aloin und Aloe-Emodin enthalten.

Hergestellt wird Aloeharz, indem zunächst die dickfleischigen Blätter dicht am Stängel abgeschnitten werden. Der ausfließende transparente Pflanzensaft wird samt der äußeren, gelbfarbigen Gelschicht (in dieser sind das Harz sowie die Anthrachinone enthalten) aufgefangen und anschließend an der Sonne schonend eingedampft und getrocknet. In diesem Fall hat das Aloeharz eine matte Oberfläche und eine braune Farbe. Wird der Blattsaft hingegen nicht in der Sonne, sondern durch die Zuhilfenahme von künstlichen Hitzequellen eingedampft, ist die Oberfläche des Endproduktes glasig-glänzend und die Farbe tiefbraun bis schwarz. Im heutigen Handel ist üblicherweise die zweite genannte Variante erhältlich. Der Geruch ist bitter-süß und etwas fruchtig. Der Geschmack ist sehr unangenehm.

Aloeharz sollte nicht mit Erzeugnissen aus dem im englischen als „Aloewood“ (dt. Aloeholz) bezeichneten Adlerholzbaum verwechselt werden. Die beiden Naturstoffe sind sowohl im Duft als auch in der Wirkung gänzlich verschieden.

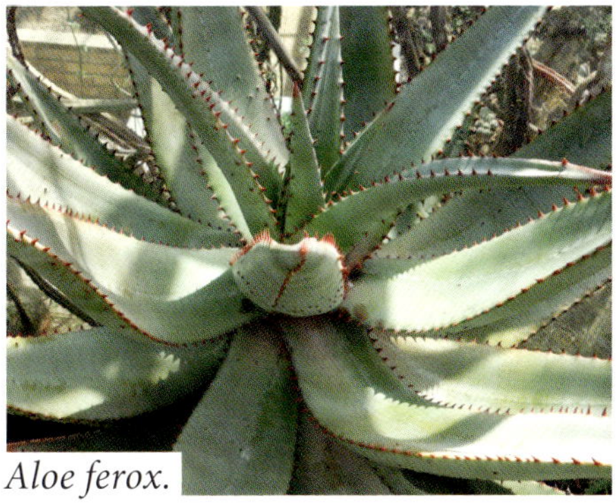

Aloe ferox.

Aloeharz-Lieferanten

ART	VORKOMMEN
Aloe africana MILL.	Südafrika
Aloe ferox MILL.	Südafrika
Aloe perryi BAKER	Sokotra
Aloe succotrina ALL.	Sokotra, Südafrika
Aloe vera (L.) BURM. F. (Syn. Aloe barbadensis)	Arabien, Indien, Kanarische Inseln, Nordafrika, Mexiko, Südeuropa

Mythologie

Das Wissen um die positive Wirkung des frischen, farblosen und transparenten *Aloe-vera*-Saftes (Gel) auf die Haut ist bereits viele Jahrtausende alt. Schon damals fand das wundheilende Sekret der sukkulenten Blätter zur Behandlung von Hauterkrankungen, Wunden sowie als hautschmeichelndes Schönheitsmittel eine gezielte Anwendung. So soll die ägyptische Königin Kleopatra durch das Auftragen des Pflanzensaftes ihrem Gesicht, und ganz besonders ihren Augen, einen wunderschönen Glanz verliehen haben. Ferner wurden *Aloe*-Extrakte in Ägypten einstmals zur Einbalsamierung der Verstorbenen verwendet. Doch nicht nur die „hautverjüngenden“, sondern auch weitere Eigenschaften der Pflanze, haben die Menschen früher vielfach zum Staunen veranlasst und dem Gewächs den Status von etwas Heiligem eingebracht. So gedeiht *Aloe vera* einerseits recht unproblematisch in sehr heißen und trockenen Gegenden mit eigentlich sehr widrigen Lebensbedingungen. Zudem beobachteten die Menschen auch damals schon das Phänomen, dass sich die durch Abschnitte verursachten Wunden an den Blattenden wieder vollständig verschließen können. Es erscheint daher sehr naheliegend, dass die Pflanze in der Mythologie der alten Ägypter mit den Aspekten Gesundheit, Schönheit und Unsterblichkeit assoziiert wurde.

Im Himalaya wird *Aloe vera* auch heute noch als *Kumari* bezeichnet. Dieser Name stammt aus dem Sanskrit und bedeutet so viel wie „junges Mädchen“, „Jungfrau“, „junge Göttin“ oder „lebende Kindgöttin“. In der indischen Mythologie ist Kumari demnach ein junges, heranreifendes Mädchen, das kurz vor ihrer ersten Periode steht. An dieser Stelle schließt sich der Kreis zur *Aloe vera,* die in der indischen Volksmedizin schon lange zur Einleitung einer ausbleibenden oder zur Linderung einer schmerzhaften Regelblutung eingesetzt wird. In Nepal wird die Göttin Kumari als Inkarnation der Schutzgöttin Taleju verehrt, die sich für ihre Wiedergeburten am liebsten in den sogenannten „Kindgöttinen" verkörpert; der Göttinenstatus dieser jungen nepalesischen Mädchen erlischt jedoch unmittelbar nach ihrem Eintritt in die Geschlechtsreife. Dann beginnt für sie das bis dahin völlig ungewohnte Leben als Normalsterbliche: Sie müssen ihren Palast verlassen und werden zum Schutz vor dem „unreinen" Boden nicht mehr in einer goldenen Sänfte getragen, wie sie es bis zu diesem Zeitpunkt gewöhnt waren.

Aloeharz als Naturheilmittel

Der frische Saft der Aloe-Blätter (Gel) wird weltweit und bereits seit vielen tausend Jahren zur äußerlichen Anwendung bei Hautproblemen und Wunden genutzt, gleichzeitig hilft er aufgrund seiner kühlenden Wirkung sehr gut bei Sonnenbrand und anderen leichten Hautverbrennungen. Das Harz wurde in der traditionellen Naturheilkunde aufgrund seiner reizenden und abführenden Wirkung vorrangig zur innerlichen Behandlung einer Stuhlverstopfung eingesetzt. Heute weiß man jedoch, dass eine solche Anwendung mit drastischen und letztlich auch schädlichen Begleiterscheinungen behaftet sein kann, weshalb es für diese Zwecke nur noch sehr selten Verwendung findet. Nebenwirkungen können beispielsweise Krämpfe, Nierenprobleme sowie heftiger Durchfall mit einhergehenden Störungen im Elektrolyt- und Wasserhaushalt sein. In Folge erheblicher Überdosierungen kann die Einahme des Aloeharzes sogar zu lebensbedrohlichen Komplikationen führen.

In der Ayurveda wird der getrocknete Aloesaft in niedriger Dosierung zur Behandlung von Regelschmerzen sowie bei Lebererkrankungen eingesetzt (KHARE 2007: 36). Weiterhin ist in Indien eine Verwendung in Kombination mit schmerzstillenden Opium-Präparaten geläufig (RÄTSCH 1996:32). Die abführende Wirkung des Aloeharzes gleicht in diesem Fall die verstopfenden Eigenschaften des Opiums aus.

In China wird Aloeharz (Lu Hui) mit dem Funktionskreis Dickdarm, Magen und Leber in Verbindung gebracht und bei einem Befall von Bandwürmern und anderen Endoparasiten sowie bei Verstopfung verwendet, ferner auch bei Kopfschmerzen, Reizbarkeit und Tinnitus. Das toxische Potenzial der Anthrachinone ist jedoch bekannt, weshalb ausschließlich entsprechend niedrig dosierte Präparate verabreicht werden. Kontraindikationen sind Analblutungen, entzündliche Magen-Darm-Erkrankungen sowie Schwangerschaft (HEMPEN/FISCHER 2007: 92).

Eine weitere ethnomedzinische Anwendung ist aus Indien, der Osttürkei sowie aus einigen afrikanischen Ländern bekannt, wo man das bitter schmeckende Aloeharz gelegentlich zur Muttermilch-Entwöhnung bei Säuglingen einsetzt. Dazu wird eine kleine Menge des getrockneten Pflanzensaftes, oft in Kombination mit Salz, Pfeffer oder anderen für Babys unangenehm schmeckenden Stoffen (z. B. Asche, Betelsaft, Knoblauch, Kurkuma, Tabak) auf die Brustwarzen gestrichen (BAS et al. 2018: 501).

Der eingedickte Saft der Sokotra-Aloe ist seit langen Zeiten eine wichtige Arznei in der arabisch-islamischen Heilkunst. Kräuterhändler aus dem Mittleren Atlas in Marokko empfehlen ihn beispielsweise zur Linderung von Muskelschmerzen in den Beinen, wozu er in Honig gelöst und klein portioniert gegessen werden soll (VENZLAFF 1977: 104).

Aloeharz als Räucherstoff

Das angenehmste Duftaroma des bereits in der Antike als apotropäischer Räucherstoff eingesetzten Aloeharzes lässt sich durch sanftes Erhitzen auf einem Stövchen oder einem Weihrauchbrenner erzeugen. Der sich verbreitende Duft ist in diesem Fall balsamisch sowie leicht süßlich und fruchtig. Einige Autoren umschreiben das Räucheraroma auch als pflaumenartig. Wird es hingegen auf Kohle gelegt, fällt das Aroma deutlich grober und herber aus; schon nach kurzer Zeit riecht der aufsteigende Rauch des Blasen bildenden Aloeharzes unangenehm verbrannt. Für eine sinnliche Räuchererfahrung ist es daher wichtig, diesen Räucherstoff auf schonende Weise zur Anwendung zu bringen.

Die Wirkung geräucherten Aloeharzes umfasst beruhigende, emotional wärmende, erotisierende und geistklärende Eigenschaften. Aloeharz kann niedrig dosiert zwar auch pur geräuchert werden, meist wird jedoch eine Mischung mit anderen Räucherstoffen bevorzugt. Optimal dosiert verleiht es zahlreichen Räuchermixturen eine warme und erdende Note. Geeignet sind zum Beispiel Kombinationen mit Guggul, Labdanum, Myrrhe, Patschuli, Sandelholz, Wacholder und/oder Weihrauch.

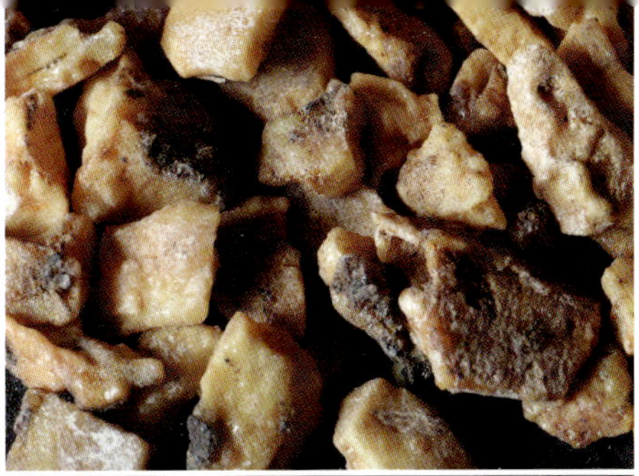

Benzoe

Styrax-Arten

Styracaceae (Storaxbaumgewächse)

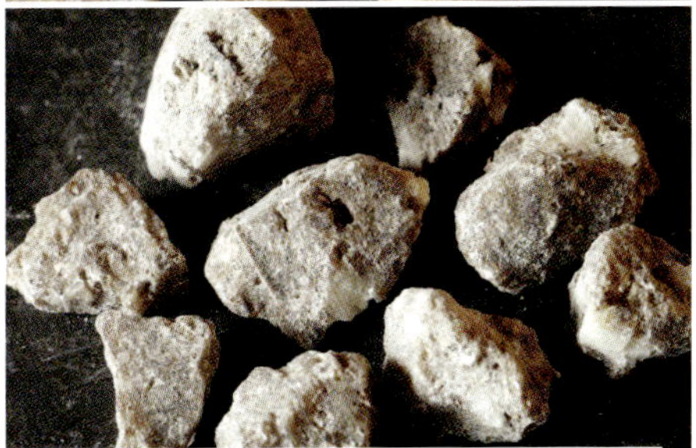

Sumatra-Benzoe von Styrax benzoin.

Das weiße, gelbe, graue oder rötlich-braune sowie äußerst wohlduftende Harz namens Benzoe gehört in Asien zu den beliebtesten Räucherharzen und ist dort ein fester Bestandteil zahlreicher Räuchermixturen. Grundsätzlich gilt, dass Siam-Benzoe besonders nach Vanille duftet, während Sumatra-Benzoe etwas süßer und je nach Qualitätsstufe auch grober riecht. Der Grund hierfür liegt in der chemischen Zusammensetzung: Siam Benzoe enthält überwiegend Benzoesäure und deren Ester, Sumatra Benzoe hingegen mehrheitlich Zimtsäurederivate. Spuren an Vanillin sind in beiden Sorten enthalten.

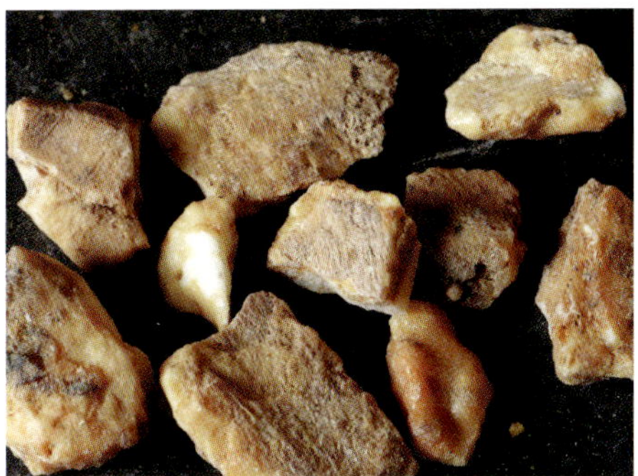

Siam-Benzoe von Styrax tonkinensis.

Ihren etymologischen Ursprung hat die Bezeichnung Benzoe im arabischen luban jawi (dt. „Weihrauch aus Java“). Gewonnen wird der Naturstoff, indem das Holz sowie das Rindengewebe zwei bis drei Mal verwundet bzw. eingeschnitten werden, da die immergrünen Laubbäume die besonderen Duftmoleküle erst infolge mehrmaligen Verletzens produzieren.

ART	BEZEICHNUNGEN DES HARZES	VORKOMMEN
Styrax benzoin DRYAND.	Sumatra-Benzoe (dt.), Benzoin, Gum Benjamin (engl.)	Java, Sumatra
Styrax paralleloneurus PERK.	Sumatra-Benzoe (dt.), Black Benzoin (engl.)	Java, Sumatra, Malaysia
Styrax tonkinensis (PIERRE) CRAIB ex HARTWICH	Siam-Benzoe (dt.), Lao Benzoin, Siam Benzoin (engl.)	Indien, Laos, Thailand

Benzoe als Naturheilmittel

In den traditionellen asiatischen Medizinsystemen werden Siam- und Sumatra-Benzoe üblicherweise auf gleiche Weise und für dieselben Zwecke verwendet. Das pharmakologische Wirkspektrum beider Harze wird als antiseptisch, diuretisch, entzündungshemmend, karminativ, schleimlösend und stimulierend beschrieben (DUKE 2002: 71). Volksmedizinische Indikationen sind unter anderem Bronchitis, Kehlkopfentzündungen sowie Erkältungskrankheiten, wozu das Harz entweder geräuchert oder peroral appliziert wird. In der Ayurveda ist Benzoe darüber hinausgehend zur äußerlichen Anwendung bei Hautproblemen sowie als Mundwäsche bei Entzündungen der Mundschleimhaut (Stomatitis) bekannt. In der Traditionellen Chinesischen Medizin wird Benzoe (an xi xiang) mit dem Funktionskreis Herz–Leber–Milz assoziiert und bei Verlust des Bewusstseins, Bauch- und Brustschmerzen, Gürtelrose, Kreislaufschwäche und Scherpilzflechte verordnet. Die aus dem Harz isolierte Benzoesäure wird medizinisch als Antimykotikum zur Behandlung von Pilzerkrankungen genutzt.

Benzoe als Duftstoff für Nahrungsmittel und Kosmetikprodukte

In der Aroma- und Duftstoffindustrie wird aufgrund des feineren Aromas bevorzugt Siam-Benzoe verwendet, beispielsweise für alkoholische und nichtalkoholische Getränke, Backwaren, Bonbons, Eiscreme, Gelatine, Kaugummis und Pudding. Zur Duftfixierung wird es in verschiedenen Kosmetik- und Toilettenartikel eingesetzt.

Benzoe als Räucherstoff

In Indien wird Benzoe in Kombination mit Sandelholz im Rahmen von Pujas als Opfergabe für die Götter und Göttinnen geräuchert, meist direkt vor deren Bildern und Statuen. Weiterhin wird der aromatische Rauch zur rituellen Verbindung mit den Ahnengeistern sowie zur Harmonisierung disharmonischer Energien genutzt. Über die Zauberer der malaiischen Regenwaldstämme heißt es, dass sie vor rituellen Tierverwandlungen und Zaubereien Benzoeharz als magisches Räuchermittel einsetzen (RÄTSCH 1996: 51). Gleichzeitig ist das Harz eine sehr beliebte Ingredienz von aphrodisierend wirkenden Räuchermischungen. Eine Kombination aus Benzoe, Rose, Stechapfel und Sandelholz gilt in diesem Kontext als besonders effektiv. Die Benzoe steht dabei für die Vermittlung von Geborgenheit und Wärme.

Bernstein
Diverse Arten

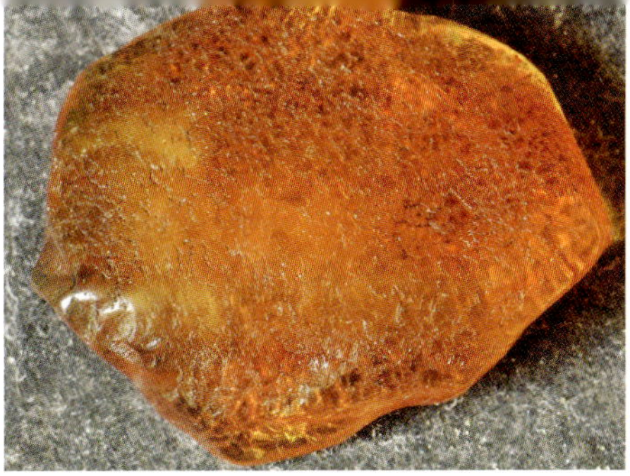

Bernstein ist die Bezeichnung für das fossile Harz verschiedener Baumarten, das sich, tief im Boden eingelagert und vor Verwitterung geschützt, über eine Zeitspanne von vielen Millionen Jahren verhärtet hat. Die ältesten Fundstücke haben ein erstaunliches Alter von über 200 Millionen Jahren. Die Wortherkunft des Begriffes Bernstein liegt im mittelniederdeutschen „bernen" bzw. „börnen" (brennen), was auf die Brennbarkeit dieses faszinierenden Naturstoffes hinweist. Früher wurde Bernstein (Brennstein) deshalb auch als kostengünstiger Kerzenersatz eingesetzt, der nicht nur über eine lange Brenndauer verfügt, sondern darüberhinausgehend ein interessantes Aroma verströmt. Weitere Eigenschaften von Bernstein, anhand derer sich auch unkompliziert seine Echtheit überprüfen lässt, sind zum einen die Elektrostatik, zum anderen ist es die Fähigkeit, in Salzwasser schwimmen zu können.

Obwohl fossile Baumharze auf der ganzen Welt gefunden werden können, ist in Europa der baltische Bernstein am relevantesten. Dies war auch schon vor über 3000 Jahren in der Bronzezeit der Fall, als Bernstein über die Handelsroute der berühmten „Bernsteinstraße" von der Ostsee bis nach Griechenland und Ägypten transportiert wurde. Eingesetzt wurde es dort vor allem zur Erzeugung von kostbarem Schmuck sowie von Kunst- und Kultobjekten. Besonders erwähnenswert ist unter anderem der Bernstein-Löwenkopf aus der Königsgruft von Qatna. Das versteinerte Harz wurde aber auch in zahlreichen weiteren bronzezeitlichen Grabstätten entdeckt, auch in Deutschland, Polen, Estland, Lettland, Litauen und Skandinavien. Schon immer war Bernstein ein wichtiges Symbol für Reichtum und Macht.

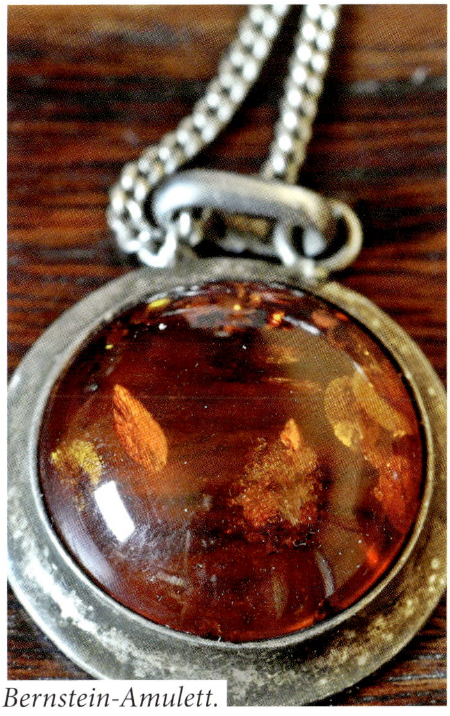

Bernstein-Amulett.

Die ursprüngliche Stammpflanze des baltischen Bernsteins ist trotz intensiver Forschungen bis zum heutigen Tag ungewiss. Vielfach wurde angenommen, dass er von einer ausgestorbenen Kiefernart (*Pinus succinifera*, Bernstein-Kiefer) stammt, was allerdings niemals bewiesen werden konnte. Wahrscheinlicher ist es, dass verschiedene Pflanzen, die im damaligen „Bernsteinwald" gelebt haben, als Lieferanten in Betracht gezogen werden können, darunter sicherlich aber auch Kiefern.

Die Farbe von Bernstein variiert üblicherweise zwischen hellgelb und goldgelb, es gibt trübe und transparente Variationen. Sehr alte Exemplare sind hingegen rötlich- oder bräunlich-gelb. Blauer Bernstein, wie er beispielsweise in der Dominikanischen Republik gefunden wird, ist sehr selten; die Entstehung der blauen Farbe ist bis heute ungeklärt. Zu beachten ist, dass einige als Bernstein bezeichneten Baumharze in Wirklichkeit sogenannte Kopale sind. Darunter werden subfossile Vorstufen verstanden, die mit einem Alter von zumeist einigen hundert Jahren deutlich jünger als echter Bernstein sind.

Die chemische Zusammensetzung gestaltet sich wie folgt: 60 bis 80 % Kohlenstoff, 8 bis 11 % Wasserstoff und 7 bis 30 % Sauerstoff, daneben ist sogenannte Bernsteinsäure (Succinylsäure) enthalten.

Bekannte Synonyme für das kostbare Fossilharz sind Amber, Agstein, Augstein, Baltisches Gold, Bernstein, Brennstein, Electrum, Elektron, Gentner, Glaesum, Glessit, Gold des Nordens, Hellgold, Inklusen-Bernstein, Karuba, Ligurius, Luchsstein, Meerstein, Muntenit, Pechopal, Saftstein, See-Bernstein, Seestein, Sonnenharz, Sonnenstein, Succinit, Träne der Götter, Waschamber und Weisklar.

Entstehung und Gewinnung des baltischen Bernsteins

Von wissenschaftlicher Seite wird davon ausgegangen, dass es vor 30 bis 50 Millionen Jahren (Eozän) im heutigen Skandinavien den sogenannten „Bernsteinwald" gab, in dem viele harzliefernde Bäume standen. Drastische und mit starken Regenfällen einhergehende Umweltveränderungen müssen dazu geführt haben, dass das herabgetropfte Harz dieser Bäume aus dem Waldboden gespült wurde und auf diese Weise in Flüsse sowie in die Ost- und Nordsee gelangte, wo es unter den marinen Sedimentgesteinen begraben und über Jahrmillionen eingelagert und konserviert wurde. Durch einen starken Wellengang lösen sich immer wieder Stücke aus dem Boden und werden an die Brandung gespült. Noch heute lässt sich Bernstein regelmäßig am Strand finden. Der größte Teil des baltischen Bernsteins wird aktuell jedoch in einem

Tagewerk im russischen Kaliningrad gewonnen. Der begehrte Bernstein befindet sich dort in der sogenannten „blauen Erde", aus der er mit Hochdruck herausgeschwemmt und aussortiert wird. An anderen Orten der Welt, etwa in Myanmar, Mexiko, Indonesien oder der Dominikanischen Republik, wird Bernstein, genau wie Edelgestein, in Minen abgebaut.

Bernstein-Arten (Auswahl)

Weltweit sind über 100 verschiedene Bernstein-Arten bekannt

BERNSTEIN-ART	ANGENOMMENE LIEFERANTEN	ALTER
Alaska-Bernstein, Arktischer Bernstein	Sequoia, Sequoiadendron	70 Millionen
Baltischer Bernstein, Succinit	Pinus succinifera, Pinus spp., Thuja spp., Libocedrus spp., Cupressaceae	40 bis 50 Millionen
Bitterfelder Bernstein, Succinit, Gedanit, Goitschit	Cupressospermum saxonicum	20 bis 50 Millionen
Borneo-Bernstein, Sarawak-Bernstein	Dipterocarpaceae	15 bis 20 Millionen
Mexikanischer Bernstein, Chiapas-Bernstein	Hymenaea spp., Hymenaea mexicana, Hymenaea courbaril	13 bis 20 Millionen
Dolomiten-Bernstein	Coniferales	220 Millionen
Dominikanischer Bernstein	Hymenaea protera	15 bis 40 Millionen
Indischer Bernstein, Cambay Bernstein	Dipterocarpaceae	50 Millionen
Kanadischer Bernstein, Chemawinit	Agathis spp.	70 bis 80 Millionen
Libanon-Bernstein	Araucariaceae, Cheirolepidiaceae	130 Millionen

Das Sonnenharz – Bernstein in der Mythologie

Bernstein wird mythologisch seit jeher, sicherlich aufgrund seiner meist goldgelben Färbung und auch wegen seiner gemütsaufhellenden Wirkung, mit dem Sonnenaspekt assoziiert. So heißt es in einer alten Bernstein-Legende, dass es zu einer früheren Zeit zwei Sonnen gab. Eine davon stürzte ins Meer und zersprang in der Folge in abertausend kleine Stücke, die auch heute noch in der Gestalt des Bernsteins an die Meeresufer gespült werden.

Am bekanntesten ist die Bernstein-Sage aus dem Werk „Metamorphosen" vom römischen Dichter Ovid (43 v. Chr.–17 n. Chr.): Phaëton (auch Phaethon), Sohn des Sonnengottes Helios, überredete seinen Vater dazu, einen Tag lang dessen Sonnenwagen steuern zu dürfen, der jeden Tag aufs Neue von Osten nach Westen über die Erde gelenkt wurde. Helios gewährte seinem Sohn diesen Wunsch, worauf die Sonnentöchter (Heliaden) den Zugpferden das Geschirr anlegten. Dem jungen Phaëton fehlte es jedoch an Erfahrung und übermütig wie er war, fuhr er den Wagen deutlich zu schnell und schon bald verlor er die Kontrolle. In rasender Geschwindigkeit kam er von der fest vorgeschriebenen Bahn ab. Die überforderten Zugpferde ritten zunächst steil nach oben, von der Erde weg, worauf der Winter einkehrte und alles auf der Erde innerhalb kürzester Zeit gefror. Phaëton versuchte seinen Kurs zu korrigieren, er lenkte dagegen und sogleich ging es in die andere Richtung; dieses Mal kam der Sonnenwagen der Erde allerdings beträchtlich zu nahe. Flüsse, Seen und Meere fingen an zu kochen, Wiesen verbrannten, fruchtbare Landstriche wurden zu kargen Wüsten, die Erde bekam Risse und alles drohte zu weißer Asche zu verbrennen. Um das Schlimmste zu verhindern, wandte sich Mutter Erde in großer Not an den Göttervater Zeus, der sogleich reagierte und den waghalsigen Lenker mit einem Blitz vom Sonnenwagen schleuderte. Gleichzeitig ließ er es heftig regnen, wodurch der Weltenbrand in letzter Minute gelöscht werden konnte. Phaëton, der das Einschreiten von Zeus nicht überlebte, fiel brennend in den Fluss Eridanus. Die Heliaden bargen daraufhin ihren toten Bruder aus dem Gewässer und verströmten in ihrer Trauer unzählige Tränen. Noch lange blieben die Sonnentöchter am Flussufer stehen und als die Götter bemerkten, dass sie ihre Trauer nicht überwinden und damit aufhören konnten, das Schicksal ihres verstorbenen Bruders zu beweinen, verwandelten sie die Heliaden in Pappeln (anderen Erzählungen entsprechend auch in Amberbäume oder Erlen). Ihre Tränen, die im Moment der Verwandlung noch aus der Rinde tropften, wurden zu Bernstein. (Anmerkung: Zwar liefert die Pappel ebenfalls ein gelb-orangenes, bernsteinfarbiges Harz, sie ist jedoch kein Bernstein-Lieferant).

In Litauen erzählen die Menschen folgende Geschichte: Vor langer Zeit lebte Jurate, die Göttin der Meerjungfrauen, in einem wunderschönen Bernstein-Schloss in den Tiefen der Ostsee. Die Göttin war eine friedliche Herrscherin und lebte mit ihrer gesamten Umwelt in Harmonie. Eines Tages aber wurde die paradiesische Idylle durch die Fangnetze des jungen Fischers Kastytis gestört. Die Meerjungfrauen fürchteten sich und versuchten mit all ihren Mitteln, Kastytis zu verjagen. Dieser ließ sich allerdings nicht beeindrucken und warf auch weiterhin seine Netze ins Wasser. Daraufhin beschloss Jurate, die Angelegenheit selbst zu klären und tauchte an die Oberfläche, um ein unmissverständliches Machtwort auszusprechen. Dazu kam es allerdings nicht, denn als Jurate den gutaussehenden und starken Fischer das erste Mal erblickte, hatte sie sich augenblicklich in ihn verliebt. Sie nahm ihn mit in ihr Schloss auf den Meeresgrund, was Perkunas, dem Donnergott und litauischen Göttervater, allerdings gehörig missfiel. Er tobte vor Wut und veranlasste ein gigantisches Gewitter, welches das Schloss der Meerjungfrau in viele kleine Stücke riss. Diese Bernsteinstücke aus dem einstigen Meeresschloss sind der Ursprung des baltischen Bernsteins. In einer anderen Version der Geschichte wird Kastytis mit einem Blitz von Perkunas getötet. Bis heute beweint die Meerjungfrau den Tod ihres sterblichen Geliebten. Demgemäß handelt es sich bei den ans Ostseeufer gespülten Bernsteinstücken um die verhärteten Tränen der Wassergöttin Jurate.

In der chinesischen Mythologie zum Bernstein heißt es, dass es sich hierbei um die Seele eines verstorbenen Tigers handelt. Es entsteht, wenn die vom Körper losgelöste Seele der Raubkatze in die Erde eintaucht. Auf dieser Entstehungsgeschichte gründet auch die in China geläufige Verwendung als Aphrodisiakum. Im Bernstein soll die Sexualkraft des Tigers enthalten sein.

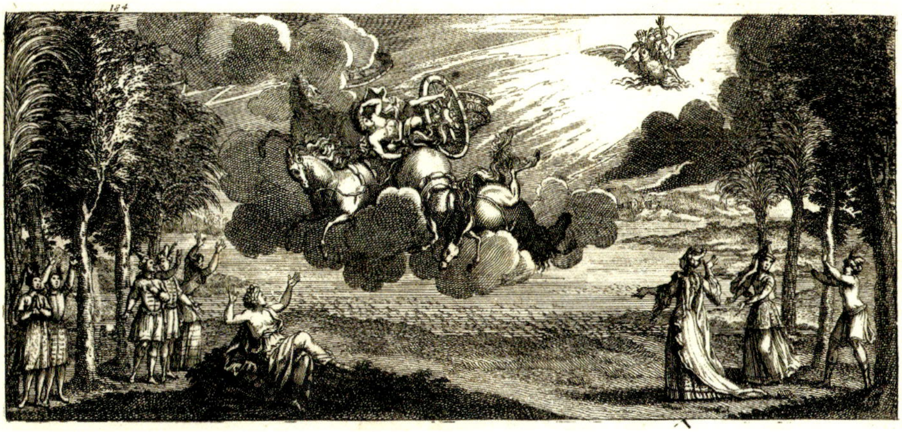

Phaeton und die Heliaden. Künstler Jean-Baptiste Lully, aus dem Buch Phaëton tragedie, 1709, Houghton Library.

Das Bernsteinzimmer

Das legendäre Bernsteinzimmer, von Zeitzeugen auch als das „achte Weltwunder" bezeichnet, war ein prunkvolles, mit zahlreichen goldfarbigen Bernstein-Schnitzereien und -Verzierungen ausgestattetes Zimmer. Es wurde im Jahre 1716 vom preußischen König Friedrich Wilhelm I. als Diplomatie-Erweisung dem russischen Zaren Peter dem Großen geschenkt. Anschließend befand es sich für einen Zeitraum von fast 200 Jahren im St. Petersburger Katharinenpalast, wo es von den nationalsozialistischen Wehrmachtssoldaten im Jahre 1941 geplündert und nach Königsberg gebracht wurde. Angeblich soll es, nachdem einzelne Teile ausgestellt wurden, in Kisten verpackt im Keller des Königsberger Schlosses untergebracht worden sein. Seit 1945 gilt es als verschollen und der Verbleib ist bis zum heutigen Tag ein wissenschaftliches Rätsel.

Bernstein-Inklusen

Bernstein-Inklusen sind Einschlüsse von organischen Materialien, häufig von längst ausgestorbenen Pflanzen- und Insektenarten, die am ursprünglichen Harz kleben geblieben, von einem nachfließenden Harztropfen überdeckt und auf diese Weise über Jahrmillionen konserviert wurden. Besonders interessant sind solche Bernstein-Einschlüsse vor allem für die Wissenschaft, da sich anhand der Fossilien Rückschlüsse über die Urgeschichte unseres Planeten gewinnen lassen. Das Besondere ist, dass die Bernstein-Fossilien nicht als Abdruck vorliegen, wie es von Gesteinsfossilien bekannt ist, sondern sie befinden sich häufig noch in ihrer vollständigen dreidimensionalen Form. Dass sich anhand dieser Inklusen – wie es im berühmten Abenteuerfilm Jurassic Park gezeigt wird – die DNA der eingeschlossenen Lebewesen isolieren lässt, ist jedoch ein Mythos. Das Innere des Lebewesens hat sich im Laufe der Zeit vollständig zersetzt und übrig geblieben ist ausschließlich die äußerste Schicht der physischen Hülle. Tierische Inklusen sind vor allem Insekten wie zum Beispiel Fliegen, Termiten, Ameisen, Libellen, Heuschrecken, Asseln, Flöhe, Blattläuse, Spinnen, Würmer und Schnecken; es wurden aber auch schon Frösche, Vogelfedern, Haare von Säugetieren und sogar der Kopf eines Urgeckos in Bernstein-Stücken gefunden. Pflanzliche Einschlüsse stammen von Moosen, Flechten, Pilzen und diversen Bäumen, etwa von Fichten, Lärchen, Eichen und Animebäumen.

Bernstein als Naturheilmittel

Das volksmedizinische Anwendungsspektrum gestaltet sich äußerst vielschichtig. Meist wird Bernstein in der Darreichung einer Tinktur, als Öl- oder als Wasserauszug appliziert. In der Antike galten Bernstein-Zubereitungen als wirkungsvolles Mittel bei Gicht, Fieber und Ruhr. Als Amulett um den Hals getragen, soll Bernstein sämtliche Krankheitsgeister vertreiben, wohingegen eine Kette oder ein Armband aus vielen kleinen und rohen Bernsteinstücken Kindern umgehängt wurde, damit sie das zumeist schmerzhafte Zahnen leichter ertragen. Die berühmte Äbtissin Hildegard von Bingen (1098–1179) schrieb über den Bernstein, den sie Ligurius nannte, dass er in Kuh- oder Schafsmilch eingelegt zur Heilung von Blasen- und Harnwegserkrankungen eingesetzt werden kann. Weiterhin wurde Bernstein damals aufgrund seiner unterstützenden Eigenschaften bei körperlichen Entgiftungsprozessen zur innerlichen Anwendung bei Magen-Darm-Problemen sowie bei Erkrankungen der Galle, Leber und Niere empfohlen. Äußerlich auf die Haut eingerieben, kann Bernstein-Öl rheumatische Schmerzen lindern, wobei es im Volksglauben unserer Vorfahren für selbige Zwecke auch ausreichen sollte, lediglich ein Bernsteinstück in der Hosentasche zu tragen. Ein weiteres wichtiges volksmedizinisches Einsatzgebiet ist die Behandlung von allergischen Reaktionen wie zum Beispiel Heuschnupfen und Hautausschlägen – als Vorbeugung sowie als Akutmaßnahme. In Litauen ist es bis zum heutigen Tag außerdem üblich, zur Stärkung der männlichen Sexualkraft ein Schlückchen Bernstein-Wodka zu trinken.

Ebenfalls sehr beliebt ist die medizinische Verwendung von Bernstein (Hu-po) in China, wo man es dem Funktionskreis Herz zuordnet und als beruhigendes Mittel bei Angstzuständen, Herzrasen, Krämpfen, Schlafstörungen, Unruhe und Tremor empfiehlt. Weitere TCM-Indikationen sind Harnverhalt, Schwellungen sowie Verbrennungen.

In der Edelstein-Therapie ist das Sonnenharz ein bewährtes Mittel zur Stärkung der Lebensfreude, welches das Gemüt beruhigt, Depressionen und Ängste lindert und optimistisches Denken fördert. Dazu wird der „Stein“ meistens entweder dicht am Körper oder direkt auf der Haut getragen. Es ist aber auch möglich, etwas Bernsteinwasser zu trinken oder sich dieses auf den Brust- bzw. Herzbereich zu tupfen.

Die litauische Bernstein-Expertin Audrone Ilgeviciene schreibt über das besondere Fossilharz Folgendes: „Energetisch ist Bernstein sehr fein. Seine Feinheit ist natürlich und lebendig, sanft umhüllend, als würde er den

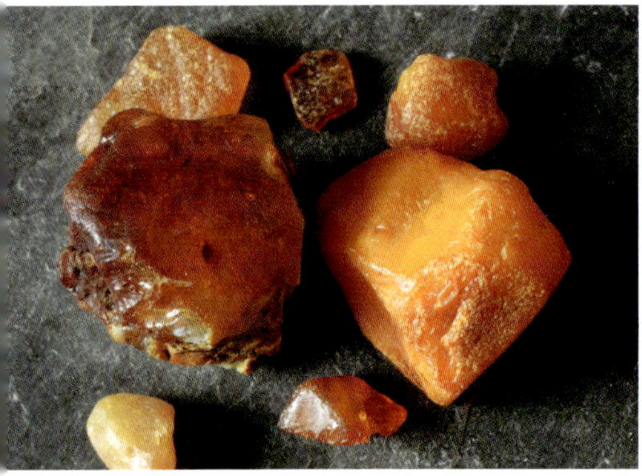

Menschen in den Schlaf wiegen, wie ein ruhiges Meer es tut. Bernstein trägt die Tiefe des Meeres in sich, die sich mit seiner fließenden Feinheit verbindet und zur Ausrichtung auf die Ganzheit führt, in die man eintaucht. Einem energetisch und mental gereinigten Menschen hilft Bernstein, zum Tropfen im Meer, zum Sandkorn am Strand, – zum Alles und Nichts zu werden" (ILGEVICIENE 2009:41).

Bernstein als Räucherstoff

Der Duft geräucherten Bernsteins gestaltet sich abhängig von Sorte, Herkunft, Farbe und anderen Faktoren höchst variabel. Manchmal duftet er angenehm nach Kiefern – holzig, würzig, warm und harzig –, ein anderes Mal ist das Räucheraroma eher gummiartig und streng, und gelegentlich auch undefinierbar. Die Wirkung ist vor allem durch den Sonnenaspekt bestimmt: Geräucherter Bernstein wirkt angstlindernd, allgemein stärkend und stimmungsaufhellend. Auf der energetischen Ebene spricht er vor allem das Herz- sowie das Stirnchakra an und ist daher ein wirkvolles Räucherwerk für die Meditation. Gleichzeitig werden dem Fossilharz reinigende und schützende Eigenschaften zugesprochen, entsprechend wird es gegen unstimmige Energien, „böse Blicke" und andere unheilvolle Einflüsse geräuchert. Bernstein eignet sich zwar durchaus auch als Einzelräucherung, am besten in Form kleiner Stücke oder eines Pulvers, sollte dann aber aufgrund des intensiven Aromas nur sparsam dosiert werden. Die meisten Personen ziehen jedoch eine Kombination mit anderen Räucherstoffen vor. Sowohl wirk- als auch aromaspezifisch passt Bernstein sehr gut zu Benzoe, Eisenkraut, Fichte, Johanniskraut, Kiefer, Lavendel, Rosmarin, Wacholder, Zeder u. a.

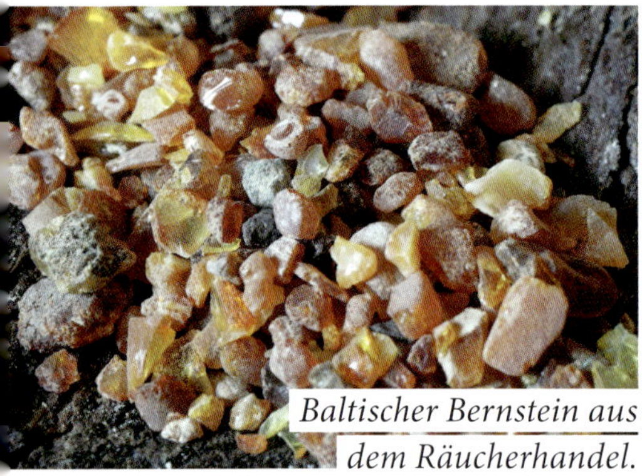

Baltischer Bernstein aus dem Räucherhandel.

Copal

Diverse Arten

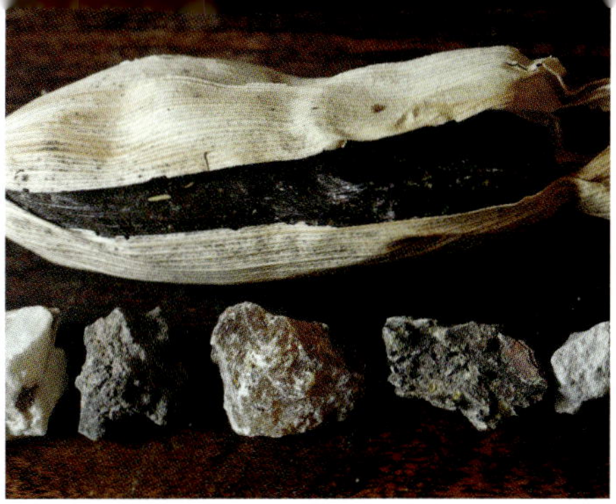

Copal (auch Kopal) ist kein bestimmtes Harz eines feststehenden Lieferanten, sondern es werden diverse Baumharze unterschiedlichster Gattungen und Familien unter dieser Bezeichnung zusammengefasst. So war es auch schon bei den Azteken und Maya, welche die Namen „copalli" und „copalquahitl" ebenfalls als Sammelbezeichnung für verschiedene (Räucher-) Harze verwendeten. Gewonnen wurde das ursprüngliche und aus Mesoamerika stammende Copal überwiegend aus *Protium copal, Pinus pseudostrobus* oder aus einer der vielen *Bursera*-Arten. Inzwischen werden aber auch viele Harze von afrikanischen, asiatischen und neuseeländischen Bäumen als Copal bezeichnet, weshalb der Name oftmals für Missverständnisse und Verwirrungen sorgt. Zumal die Bezeichnung Copal in der modernen wissenschaftlichen Terminologie sämtliche Harze umfasst, die häufig subfossiler Natur sind und sich durch eine harte Beschaffenheit sowie einen hohen Schmelzpunkt auszeichnen; dabei ist das Copal von *Protium copal* und anderen Lieferanten eher ein weiches Harz, und subfossil sind sie auch nicht alle. Einige Autoren differenzieren deshalb zwischen hartem Copal (z. B. *Agathis, Dacryodes, Daniellia, Guibourtia, Hymenaea*) und weichem Copal (z. B. *Bursera, Protium).*

Gewinnung

Zur Gewinnung des begehrten Harzes ritzen mexikanische „Copaleros" (trad. Copal-Sammler) mit einem speziellen Messer (*Quixala*) die Rinde ein. Das aus der Wunde fließende Exsudat wird mit einem Blatt der Mexikanischen Eiche (*Quercus glaucoides*) vor Verunreinigungen auf der Rinde geschützt und anschließend mit einem Agavenblatt (*Agave angustifolia*) aufgefangen. Um sicherzustellen, dass die Bäume nicht geschwächt und ernsthaft geschädigt werden und ihnen nach jeder Harzernte ausreichend Zeit zum Regenerieren bleibt, darf immer nur alle zwei bis drei Jahre von demselben Baum gesammelt werden (LINARES/BYE 2008: 8f.).

Copal-Lieferanten und -Sorten

Die Handelsbezeichnungen der Copal genannten Harze geben keine Auskunft darüber, welche Spezies der jeweilige Lieferant ist; die entstehenden Verwirrungen sind eigentlich unvermeidlich. Häufig findet man nur die Angaben *Bursera* spp. oder *Protium* spp. Sprich: Es werden in erster Linie Arten aus den Gattungen *Protium* und *Bursera* verwendet. So stammt „Copal blanco" oder „Copal Pom" zumeist von *Protium copal*. Es ist aber auch möglich, dass eine *Bursera*-Art oder die Kiefer *Pinus pseudostrobus* die botanische Quelle ist. Bei der Sorte „Copal negro" ist hingegen in den meisten Fällen das Exsudat von *Bursera microphylla* oder einer anderen *Bursera*-Spezies gemeint; es könnte sich aber auch um das dunkelfarbige Harz von *Dacryodes peruviana* handeln. Ähnlich beim „Gold-Copal", der meist aus *Bursera fagaroides* oder einem anderen *Bursera*-Gewächs gewonnen wird; zudem werden aber auch die Exsudate von *Protium grandifolium* und *Protium icicariba* unter dieser Bezeichnung gehandelt. Daneben existieren noch etliche weitere Sorten, deren genauer botanischer Ursprung vielfach sehr unsicher und manchmal sogar überhaupt nicht bekannt ist.

ART/LIEFERANT	COPAL-SORTEN UND HANDELSBEZEICHNUNGEN	VORKOMMEN/ HERKUFT
Burseraceae (Balsambaumgewächse)		
Bursera bipinnata (MOC. & SESSÉ ex DC.) ENGL.	Copal cimarrón, Copal de santo	Mexiko
Bursera cuneata (SCHLTDL.) ENGL.	Mexican copal, Copalillo	Mexiko
Bursera copallifera (SESSÉ et MOC. ex DC.) BULLOCK	Copal ancho, Copal saint, Copal de santo, Copal de penca	Mexiko
Bursera excelsa (KUNTH) ENGL.	Copal de santo	Mexiko
Bursera fagaroides (KUNTH.) ENGL.	Gold-Copal, Copal oro, Fragrant copal, Torchwood copal, Mexican Copal	Mexiko

ART/LIEFERANT	COPAL-SORTEN UND HANDELSBEZEICHNUNGEN	VORKOMMEN/ HERKUFT
Bursera linanoe (LA LLAVE) RZED., CAL-DERÓN & MEDINA	Copal florido, Copal linalóe, Mexic an copal	Mexiko
Bursera microphylla GRAY	Copal negro, Schwarzer Copal, Torote Copal	Mexiko, USA
Dacryodes peruviana (LOES.) H.J.LAM.	Saumerio Copal, Copal negro, Schwarzer Copal, Peru-Copal	Bolivien, Brasilien, Ecuador, Kolumbien, Peru, Venezuela
Protium copal (SCHLTDL. et CHAM.) ENGL.	Copal blanco, Echter Copal, Weißer Copal, Copal Pom, Pom	Belize, Guatemala, Honduras, Mexiko
Protium crassipetalum CUATREC.	Copal blanco, Copal amargo	Mexiko, Kolumbien
Protium grandifolium ENGL.	Copal oro, Gold-Copal, Berg-Copal, Copal Peru	Brasilien, Kolumbien, Peru, Venezuela
Protium heptaphyllum (AUBL.) MARCHAND	Breuzinho, Brasilianischer Copal, Anime, Hyawa gum, Ronima resin, Breu branco, Carana, Tacamahaca	Bolivien, Brasilien, Venezuela
Protium icicariba (D.C.) MERCHAND	Copal oro, Gold-Copal	Brasilien, Kolumbien, Paraguay, Venezuela
Protium klugii J.F.MACBR.	Copal negro, Schwarzer Copal	Brasilien, Kolumbien, Peru
Fabaceae (Hülsenfrüchtler)		
Daniellia oliveri (ROLFE) HUTCH. et DALZIEL	Westafrikanischer Copal, Afrikanisches Copaiba, African copaiba balsam	Kongo, Senegal, Sudan, Uganda
Guibourtia demeusei (HARMS) J.LEONARD (Syn. Copaifera demeusei)	Afrikanischer Copal, Angola-Copal, Gold-Copal, Kongo-Copal	Angola, Gabun, Gambia, Kongo, Senegal

ART/LIEFERANT	COPAL-SORTEN UND HANDELSBEZEICHNUNGEN	VORKOMMEN/ HERKUFT
Hymenaea courbaril L.	Brasilianischer Copal, Heuschreckenbaumharz, Jatoba, Justaicica	Angola, Gabun, Gambia, Kongo, Senegal
Hymenaea verrucosa GAERTN.	Ostafrikanischer Copal, Sansibar-Copal	Kenia, Madagaskar, Mosambik, Tansania
Pinaceae (Kieferngewächse)		
Pinus pseudostrobus LINDL.	Copal, Pitch pine resin, Copal Pom, Pom	Guatemala, Mexiko

Agathis australis (Kauri-Kopal) – siehe Kauri, Seite 135
Agathis dammara (Manila-Kopal) – siehe Dammar, Seite 79

Mythologie

In der Mythologie der Maya-Völker ist Copal eng mit der Kraft der Sonne bzw. dem Sonnengott verbunden. In einer alten Legende wird erzählt, dass der erste Copal einstmals von der Erdgottheit aus den Bäumen gepresst wurde. Kurze Zeit später offerierte ein Jaguar, der symbolisch den Sonnenaspekt verkörperte, den Menschen drei verschiedene Copalsorten: weißen, goldenen und schwarzen Copal. Seither erfreuen sich gleichermaßen die Götter und Menschen an diesem besonderen Harz.

„Echter" Copal von Protium copal

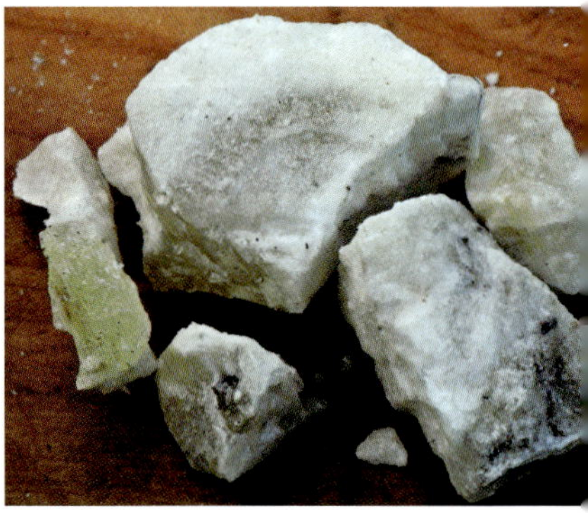

Für die Maya und Azteken war dieser weiße oder gelbliche Copal eine wahrhaftige „Nahrung der Götter" und als solche einer der wichtigsten rituellen Räucherstoffe für Opferzeremonien; eine Darbietung von Copal als Räucherwerk hatte symbolisch den gleichen Wert wie eine Blutopferung. Allerdings ist Copal nicht ausschließlich für Opferzwecke geräuchert worden, etwa zur Verehrung der Götter oder als Geste der Dankerweisung an ebensolche, sondern auch, um sich im Rahmen von spirituellen Ritualen mit diesen zu verbinden. Copal hat die besondere Eigenschaft, dass er Trancezustände vertiefen, die Hellsicht fördern und transformierende Bewusstseinsprozesse unterstützen kann. Weiterhin wird diese leicht zitronig, pinienartig und alles in allem sehr angenehm duftende Sorte zur energetischen Reinigung vor schamanischen Ritualen (Heilrituale, Divinationen, Segnungen, Initiationen etc.) geräuchert. Wie wichtig das Harz den Maya früher gewesen sein muss – das tatsächliche Ausmaß der kulturellen und spirituellen Bedeutung im alten Mesoamerika – lässt der einstige Name *Pom* erahnen: Übersetzt bedeutet diese mayanische Bezeichnung „Gehirn des Himmels". Ethnomedizinisch ist das Harz ein geschätzter Räucherstoff zur Behandlung sämtlicher Beschwerdebilder, die durch schadhafte Zauberei hervorgerufen wurden, ferner werden mit dem heilkräftigen Rauch vergrößerte Hämorrhoiden behandelt. Als besonders heilkräftig gilt Copal von Bäumen, die von einem Blitz getroffen wurden.

Breuzinho von Protium heptaphyllum

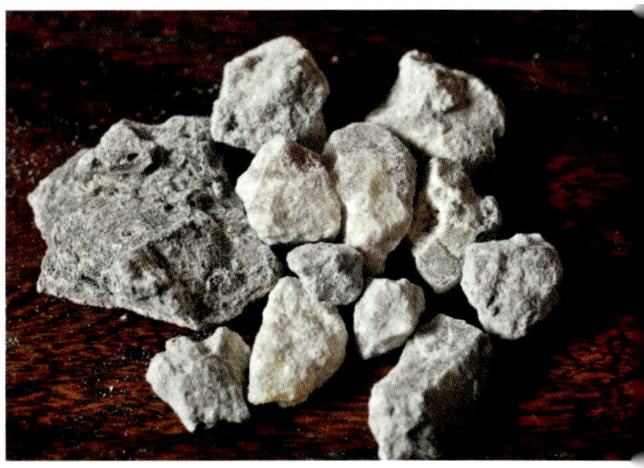

Breuzinho ist die Bezeichnung eines graufarbigen Harzes von der Stammpflanze *Protium heptaphyllum;* ein im brasilianischen Regenwald vorkommender, bis zu 20 Meter hoher Laubbaum. Als Räucherwerk fungiert Breuzinho in Brasilien einerseits zur Aromatisierung von Coca-Blättern und Tabak-Zigarren, es wird aber auch zur Linderung von Atemwegserkrankungen sowie für Schutz- und Reinigungszwecke geräuchert. Für die in Brasilien ansässige Ayahuasca-Kirche União do Vegetal ist eine Breuzinho-Räucherung ein wichtiges Mittel zur rituellen Reinigung der Zeremonieteilnehmer. Dies nicht nur im energetischen Sinne, sondern auch, weil mit dem Harz der emetische Reinigungsprozess unterstützt wird (CAIUBY LABATE et al. 2011: 63).

Medizinisch wird Breuzinho von den Regenwaldbewohnern dazu eingesetzt, um die Nase frei zu bekommen, wozu man es sich für einige Zeit in die Nasenlöcher steckt. Wichtige Inhaltsstoffe sind diverse Substanzen aus der Gruppe der Triterpene (z. B. α- und β-Amyrin) sowie ätherisches Öl, dessen Hauptbestandteil das Monoterpen para-Cymol ist.

Copal von Bursera spp.

Im alten Mexiko wurde das Harz der in tropischen Trockengebieten vorkommenden *Bursera*-Arten für selbige Zwecke geräuchert wie *Protium copal:* als Opfer für die Götter, als Schutz vor unheilvollen Zaubereien und bösen Blicken sowie als Mittel zur Intensivierung veränderter Bewusstseinszustände. Von einigen indigenen Stämmen wurde dafür jedoch nicht nur das Harz, sondern auch die harzreichen Holzsplitter verwendet. In Mexiko ist das Harz der *Bursera*-Arten außerdem eines der wichtigsten Räucherstoffe am „Tag der Toten" (Dia de Muertos).

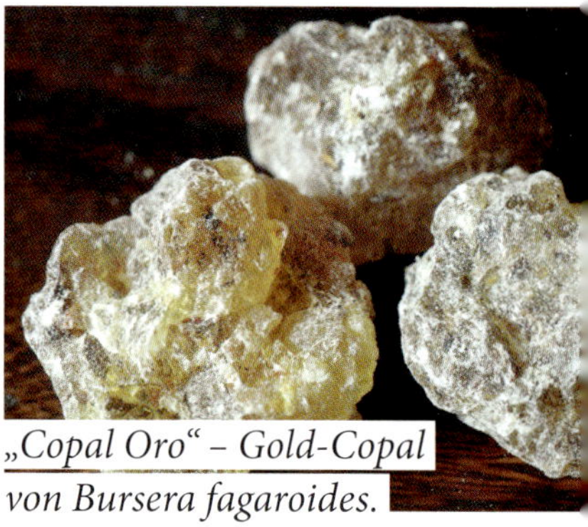

„Copal Oro" – Gold-Copal von Bursera fagaroides.

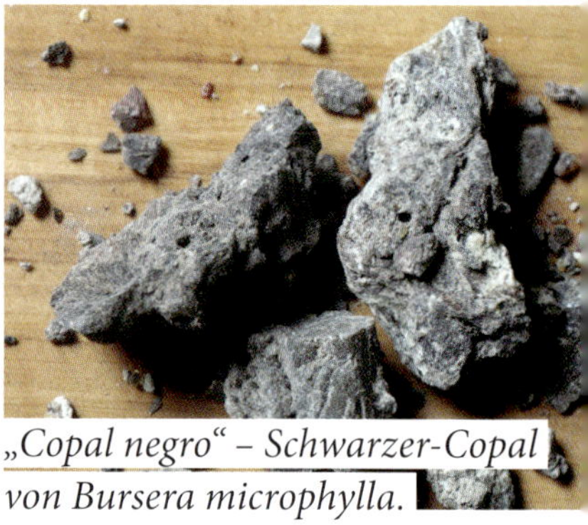

„Copal negro" – Schwarzer-Copal von Bursera microphylla.

Je nach Art und Qualität kann der sich beim Räuchern entwickelnde, warm und würzig duftende Rauch eine deutliche psychoaktive Wirkung herbeiführen, die als beruhigend und euphorisierend beschrieben wird.

Ethnomedizinisch wird *Bursera*-Copal zur Behandlung einer Vielzahl unterschiedlicher Leiden verwendet. Mit dem Rauch wurden Kopfschmerzen gelindert oder es wurde nach dem Kontakt mit einer erkrankten Person der Körper damit gereinigt. Innerlich wurde das aromatische Harz in der Darreichung eines Teeaufgusses bei Durchfall sowie bei Bauch- und Unterleibsschmerzen appliziert – allerdings nur in niedriger Dosierung. Weitere traditionelle Indikationen sind Fieber, Gebärmuttererkrankungen, Halsschmerzen, Husten, Warzen und Wunden. Als Inhaltsstoffe sind Substanzen aus den Stoffgruppen der Triterpene (z. B. Amyrine und Lupeol) sowie Lignane (z. B. Ariensin und Burseranin) identifiziert worden, daneben ätherisches Öl sowie eine Vielzahl weiterer Verbindungen (MARCOTULLIO et al. 2018; GIGLIARELLI et al. 2015).

Saumerio Copal von Dacryodes peruviana

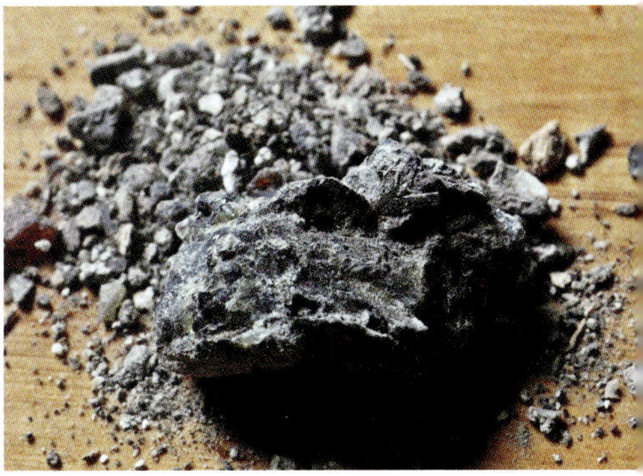

In Peru wird dieser dunkelfarbige Copal traditionell zur Abwehr von unheilvollen Geistern, negativen Gedanken und depressiven Verstimmungen geräuchert. Dies besonders im Rahmen von Totenritualen, denn einerseits wärmt der balsamisch duftende Rauch die Herzen der Hinterbliebenen, auf der anderen Seite schützt er die Seele des Verstorbenen auf ihrer Reise in die jenseitige Anderswelt. Weiterhin ist Saumerio in seiner amazonischen Heimat ein weit verbreitetes Mittel zum Abdichten von Booten.

Huichol-Copal – Copal in Blattverpackungen

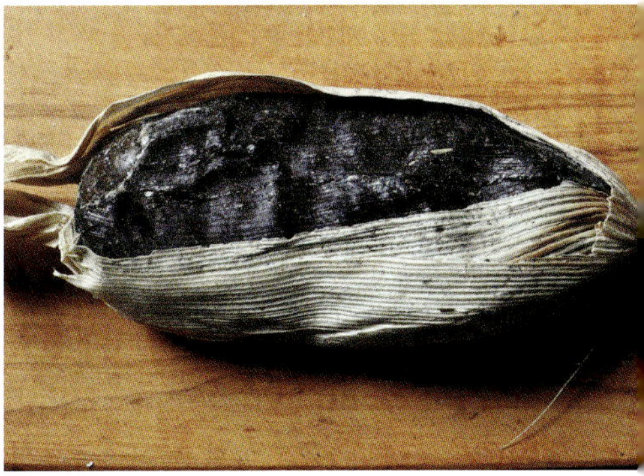

Immer häufiger werden im Räucherhandel Copal-Sorten angeboten, die sich in natürlichen Blattverpackungen befinden – meist unter der Bezeichnung „Huichol-Copal“, wobei die Verpackung in der Regel ein Mais- oder Bananenblatt ist. Leider ist es bei diesen Sorten nicht möglich, eine konkrete Auskunft über den botanischen Ursprung des Harzes zu geben. Es handelt sich üblicherweise um ein Gemisch aus zusammengeschmolzenen und gereinigten Exsudaten (z. B. von *Protium*- oder *Bursera*-Arten, möglicherweise aber auch von amerikanischen Koniferen), die im flüssigen Zustand in das Blatt gegossen wurden und anschließend ausgehärtet sind. Das Aroma solcher „verhüllten“ Copal-Sorten gestaltet sich abhängig der jeweiligen Harz-Lieferanten und Mischungsverhältnisse sehr vielfältig.

Westafrikanischer Copal von Daniellia oliveri

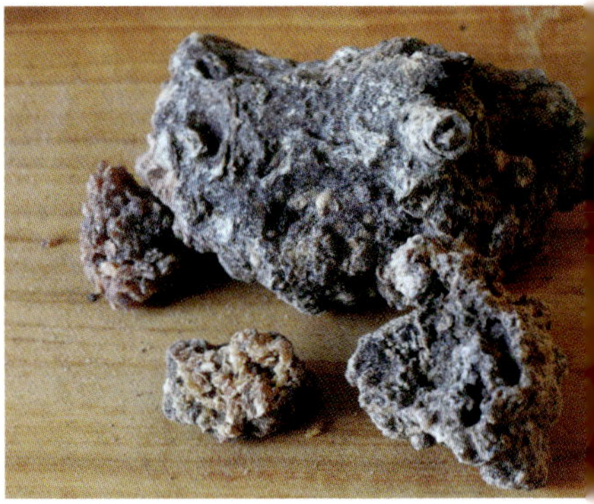

Dieser Laubbaum aus der Familie der Hülsenfrüchtler hat seine Heimat in West- und Zentralafrika und produziert ein Harz, das für die Einheimischen von großem Nutzen ist und seit langen Zeiten für die Herstellung von Lacken, als Insektenschutzmittel sowie als vielseitig anwendbares Heilmittel eingesetzt wird. Letzteres zur Behandlung von Angina, Durchfall, Eingeweidebrüchen, Fieberschmerzen, Geschlechtskrankheiten, Geschwüren, Husten, Nierenproblemen, Rheuma, Rückenschmerzen, Schlangenbissen und Zahnschmerzen.

Das Rohharz erscheint zunächst nur wenig aromatisch, legt man es jedoch auf glühende Kohle, offenbart sich ein sehr angenehmer Räucherduft, der sich als balsamisch, süß und etwas nussig umschreiben lässt, mit einem subtilen Hauch von Nelke und Karamell.

Angola Copal von Guibourtia demeusei

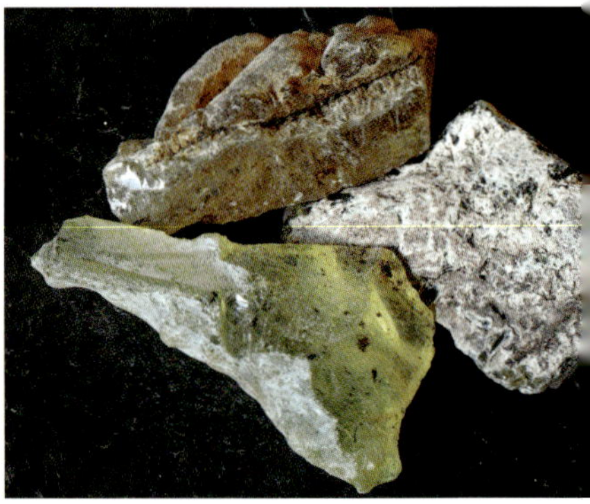

Das harte Harz dieser Spezies ist im traditionellen Gebrauch in erster Linie zur Herstellung von Lacken bedeutsam. Seltener wird es als Heilmittel oder Räucherwerk eingesetzt. Das Räucheraroma ist harzig, herb und würzig. Gesammelt wird Angola-Copal entweder aus dem Boden (subfossil) oder infolge gezielter Stammeinschnitte (frisch). Das Holz des mächtigen, bis zu 40 Meter hohen Baumes wird in Afrika zur Herstellung von Möbeln, Bodenbelägen und Eisenbahnschwelen verwendet.

Copal als Räucherstoff

Fast alle Copal-Sorten verströmen beim Räuchern ein würziges, sehr angenehmes Aroma und verdampfen auf Räucherkohle, ohne dabei Rückstände zu hinterlassen. Copal eignet sich sehr gut für die Einzelräucherung. Ebenfalls ist eine Kombination mit weiteren Räucherstoffen möglich, beispielsweise mit Boldo (Blätter), Damiana (Kraut), Palo-Santo (Holz), Traumkraut (Kraut) oder Yauhtli (Kraut). Copal eignet sich hervorragend als Unterstützung für die Meditation und andere Bewusstseinstechniken, daneben ist er ein ausgezeichneter Räucherstoff für sämtliche Reinigungsabsichten. Von den Maya wurde Copal während des Sonnenaufgangs zur Verehrung des Sonnengottes geräuchert. In Mexiko sind auch heute noch viele Personen davon überzeugt, dass der Rauch des Copal-Harzes über die Kraft verfügt, die Erde mit dem Himmel, die Menschen mit den Göttern und die Schamanen mit der anderen Wirklichkeit verbinden zu können (RÄTSCH 2004:27). Die Wirkung geräucherten Copals umfasst ein breites Spektrum an unterschiedlichen Effekten: euphorisierend, geistklärend und -öffnend, intuitionsfördernd, fantasieanregend, reinigend sowie sinneserweiternd.

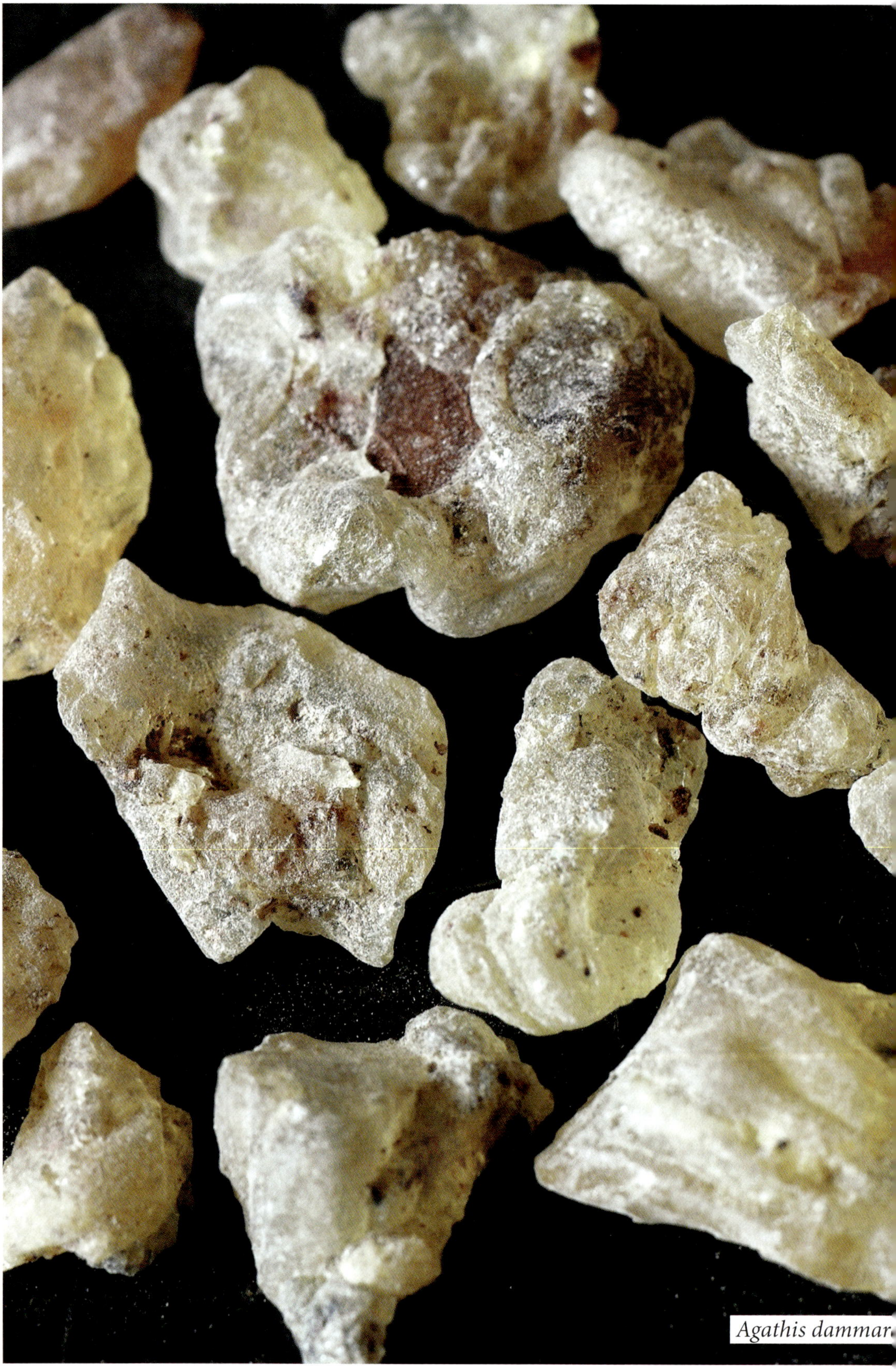

Agathis dammar

Dammar
Diverse Arten

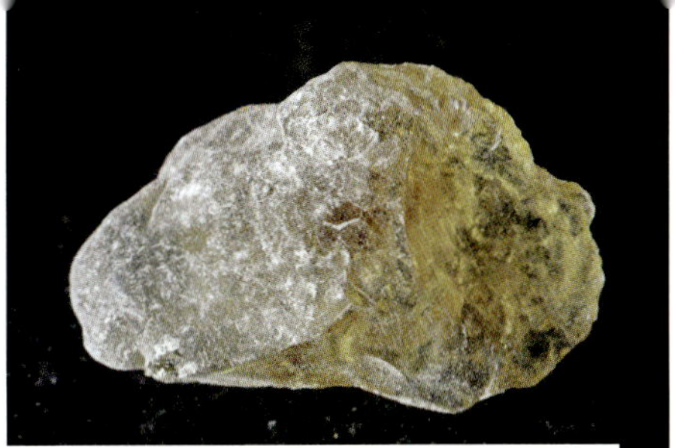

Ein schönes Stück Dammar von der Spezies Vateria indica.

Die Bezeichnung Dammar (Damar) stammt aus der malaiischen Sprache und bedeutet ihrem Ursprung nach „Fackel“ oder „Harzfackel“; das brennbare Harz diente einstmals als Lichtquelle. Heute wird der Begriff Dammar als Sammelbezeichnung für vielerlei Räucherharze verwendet – vergleichbar mit den Bezeichnungen Copal oder Weihrauch –, weshalb eine genaue botanische Zuordnung häufig nicht einfach ist und es immer wieder zu Verwirrungen kommt. So bilden einzelne Vertreter aus der Familie der Flügelfruchtgewächse – besonders die *Hopea-* und *Shorea-*Arten – zwar die Hauptquelle für Dammar-Harze, es werden inzwischen aber auch viele Exsudate anderer Lieferanten Dammar genannt, etwa das Harz des Balsambaumgewächses *Canarium strictum.*

Die Ausscheidungen der Koniferen *Agathis australis* und *Agathis dammara* werden im internationalen Handel gleichermaßen als Dammar sowie als Copal bezeichnet. In diesem Buch wird das Harz der Spezies *Agathis dammara* unter „Dammar“ und jenes von *Agathis australis* in einer gesonderten Monographie unter „Kauri“ aufgeführt. Daneben kommt es immer wieder zu Unklarheiten bezüglich der Spezies *Shorea wiesneri,* die im Räucherhandel nicht selten als die Quelle von hellem Dammar angegeben wird, allerdings scheint diese Art in der Botanikliteratur überhaupt nicht zu existieren.

Das Farbspektrum der verschiedenen Dammarsorten variiert zwischen weiß, gelb, orange und schwarzgrau. Als wichtigste Inhaltsstoffe des aus den Flügelfruchtgewächsen gewonnenen Dammars wurden Dammarolsäure und α-Dammarresen identifiziert, daneben sind geringe Quantitäten ätherisches Öl, Bitterstoffe, Wasser, Asche und pflanzliche Verunreinigungen enthalten (DIETERICH 1900: 124). In neueren Untersuchungen wurden außerdem die Verbindungen Dammadienon, Dammadienol, Hydroxydammarenon und Hydroxyhopanon nachgewiesen (LIST/HÖRHAMMER 1973: 442).

Dammar-Lieferanten

ART	BEZEICHNUNGEN FÜR DAS HARZ	VORKOMMEN
Araucariaceae (Araukariengewächse)		
Agathis dammara (LAMB.) POIR.	Damar, Dammar, Manila-Copal, Golden Dammar, Weißes Dammar, White Dammar, Borneo Kauri	Indonesien, Malaysia, Philippinen
Moraceae (Maulbeergewächse)		
Artocarpus integrifolia L. f.	Dammar Selo	Singapur
Burseraceae (Balsambaumgewächse)		
Canarium strictum ROXB.	Black Dammar, Black Dhup, Dammar item	China, Indien, Myanmar, Thailand
Dipterocarpaceae (Flügelfruchtgewächse)		
Hopea micrantha HOOK.f.	Dammar Rata	Malaysia, Singapur
Neobalanocarpus heimii (KING) P.S. ASHTON	Dammar Penak	Malaysia, Singapur, Thailand
Shorea hyprochra HANCE	Dammar Temak	Indonesien
Shorea javanica KOORD. et VALETON	Kebun Dammar	Indonesien
Shorea wiesneri STAPF et SCHIFFNER	Dammar, Weißer Dammar, White Dammar	Indonesien, Philippinen
Vateria indica L.	Weißer Dammar, Indischer Copal, Piney Dammar, White Dammar, Dhupa, Dammar batu	Indien, Sri Lanka
Vateria rassak (KORTH.) BLUME	Rose Dammar	Indonesien, Philippinen, Papua-Neuguinea

Dammar von Agathis dammara

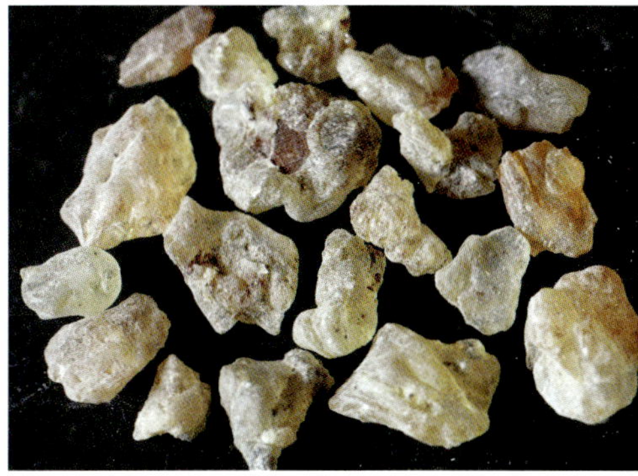

Das Harz der Konifere *Agathis dammara*, mit bis zu 60 Meter Wuchshöhe eine der größten Baumarten im malaiischen Regenwald, wird gleichermaßen als Dammar sowie als Copal bezeichnet. Es ist von weißer, gelber oder oranger Farbe und schmilzt beim Verräuchern fast vollständig. Der sich verbreitende Geruch ist angenehm harzig mit einer leichten Zitrus-Note. Von ethnopharmakologischer Bedeutung ist dieses Harz bei den Einheimischen der philippinischen Cordillera-Region, welche den aufsteigenden Rauch zur Linderung von Asthma inhalieren (CO 1998). Ferner wird es für die Lack- und Farbenherstellung verwendet.

Dammar von Canarium strictum („Black Dammar")

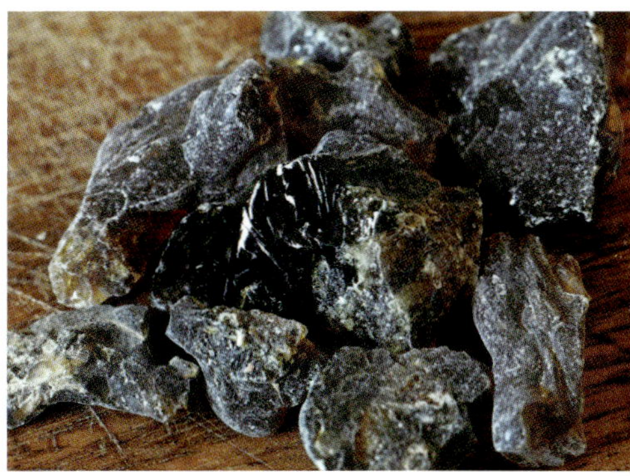

In der Volksmedizin Südindiens, besonders bei den Bewohnern der Western Ghats, erfährt das entzündungshemmend und schmerzstillend wirkende „Black Dammar" eine ganze Bandbreite unterschiedlicher Anwendungen: Innerlich wird es zur Behandlung von Asthma, Epilepsie, Fieber, Husten, Kopfschmerzen, Rheuma und Syphilis verabreicht. Ein äußerlicher Gebrauch ist bei Schuppenflechte und anderen Hauterkrankungen bekannt (MUTHUSWAMY 2013: 14; PULLAIAH et al. 2017: 139). Als Räucherwerk eingesetzt vertreibt das Harz Insekten; ethnografisch dokumentiert ist die Verwendung als Mittel zur Insektenabwehr unter anderem bei der indigenen Bevölkerung des indischen Bundesstaates Mizoram (LALRAMNGHINGLOVA 2003).

Beim Räuchern duftet diese dunkelfarbige Sorte etwas intensiver als weißes oder gelbes Dammar. Manchmal hat das getrocknete Exsudat von *Canarium strictum* jedoch ebenfalls eine gelbliche Farbe, allerdings wird es dann nicht als „Black Dammar", sondern als „Dammar" bezeichnet.

Dammar von Shorea wiesneri

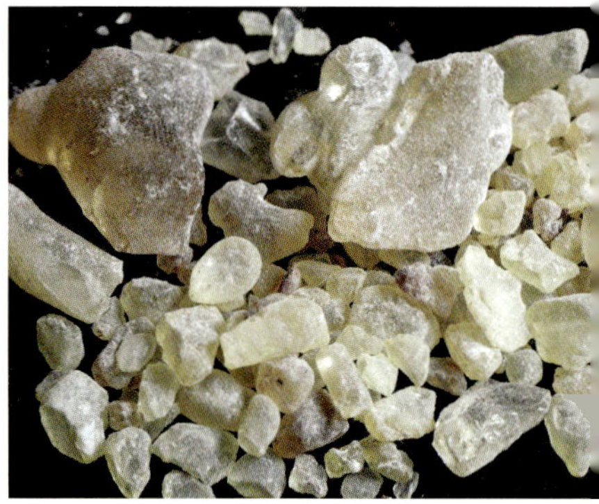

In der Literatur sowie im Räucherhandel findet man häufig ein Dammar genanntes Harz, das ein feines harziges Aroma verströmt und angeblich von der Spezies *Shorea wiesneri* gewonnen wird. Da diese Art in der botanischen Literatur allerdings nahezu unbekannt ist, können wir davon ausgehen, dass die Bezeichnung lediglich ein Handelsname oder ein inoffizielles Synonym von einer anderen *Shorea*-Art ist. Letzteres möglicherweise von der nahen Verwandten *Shorea javanica.* Das Harz dieser Spezies wird von den Einheimischen genau wie die anderen aus Südostasien stammenden Dammar-Harze verwendet: zur Herstellung brennbarer Fackeln, als Räucherstoff, als Naturheilmittel, als Kosmetikzutat, zur Abdichtung von Booten sowie zur Erzeugung von Lacken und Farben.

Dammar von Vateria indica

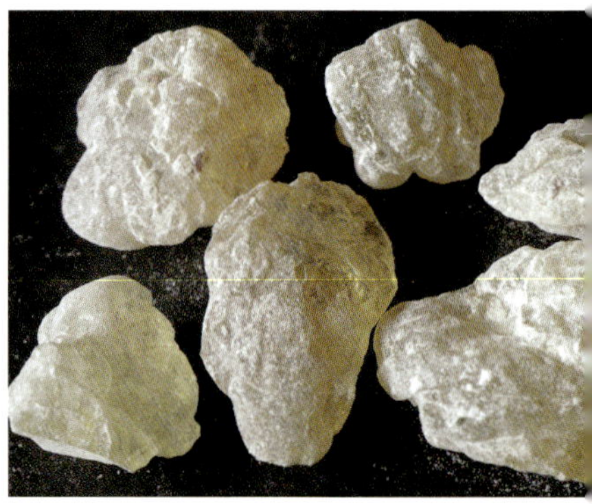

Dieses weiße Harz wird in Indien *Sarja rasa* (Ayurveda) oder *Vellai Kungiliyam* (Siddha-Medizin) genannt und als Heilmittel bei Durchfall, infizierten Wunden, Ohrenschmerzen und Wurmerkrankungen empfohlen. Ayurvedische Produkte, zu deren Hauptbestandteilen auch das Dammar von *Vateria indica* gehört, sind *Lavangadi Churna* (bei Bauchschmerzen, Blähungen, Durchfall), *Chinchadi Thailam* (bei neurologischen Beschwerden, Arthritis, Verstauchungen) sowie *Sarvamayanthaka Ghritam* (bei Gicht, Parkinson). Daneben findet es in Indien als Räucherwerk sowie zur Herstellung von Lacken und Kerzen Anwendung. Allerdings ist es auch ein durchaus geläufiges Fälschungsmittel für Bernsteinperlen.

Dammar als Räucherstoff

Im Vergleich zu anderen Räucherharzen duftet Dammar sehr mild, fein und nur wenig aufdringlich. Das Aroma ist balsamisch, frisch und etwas waldig, wobei „Black Dammar“ beim Räuchern intensiver und grober duftet als die hellen Sorten von *Agathis dammara, Vateria indica* oder den *Shorea*-Arten. Die Qualität geräucherten Dammar-Harzes ist sehr lichtvoll: Der Rauch erhebt das Gemüt, wirkt also stimmungsaufhellend. Es kann einem möglicherweise so vorkommen, als werden selbst die dunkelsten Ecken der Seele wieder hell. Besonders bei depressiven Verstimmungen, Schwermut und Traurigkeit kann eine Dammar-Räucherung daher durchaus sehr hilfreich und wohltuend wirken. Gleichzeitig wirkt Dammar entspannend und geistklärend, wobei einige Personen zudem eine sanfte Stimulierung des Stirnchakras feststellten. Alles Wirkeigenschaften, die sich sehr gut als Unterstützung für die Meditation oder andere bewusstseinserweiternde Techniken nutzen lassen. Synergistische Kombinationen bieten sich beispielsweise mit Elemi, Kampfer, Mastix, Rosmarin, Sal und/oder Zimtrinde an. Helles Dammar eignet sich allerdings auch für Einzelräucherungen sowie als Ersatz für Weihrauch.

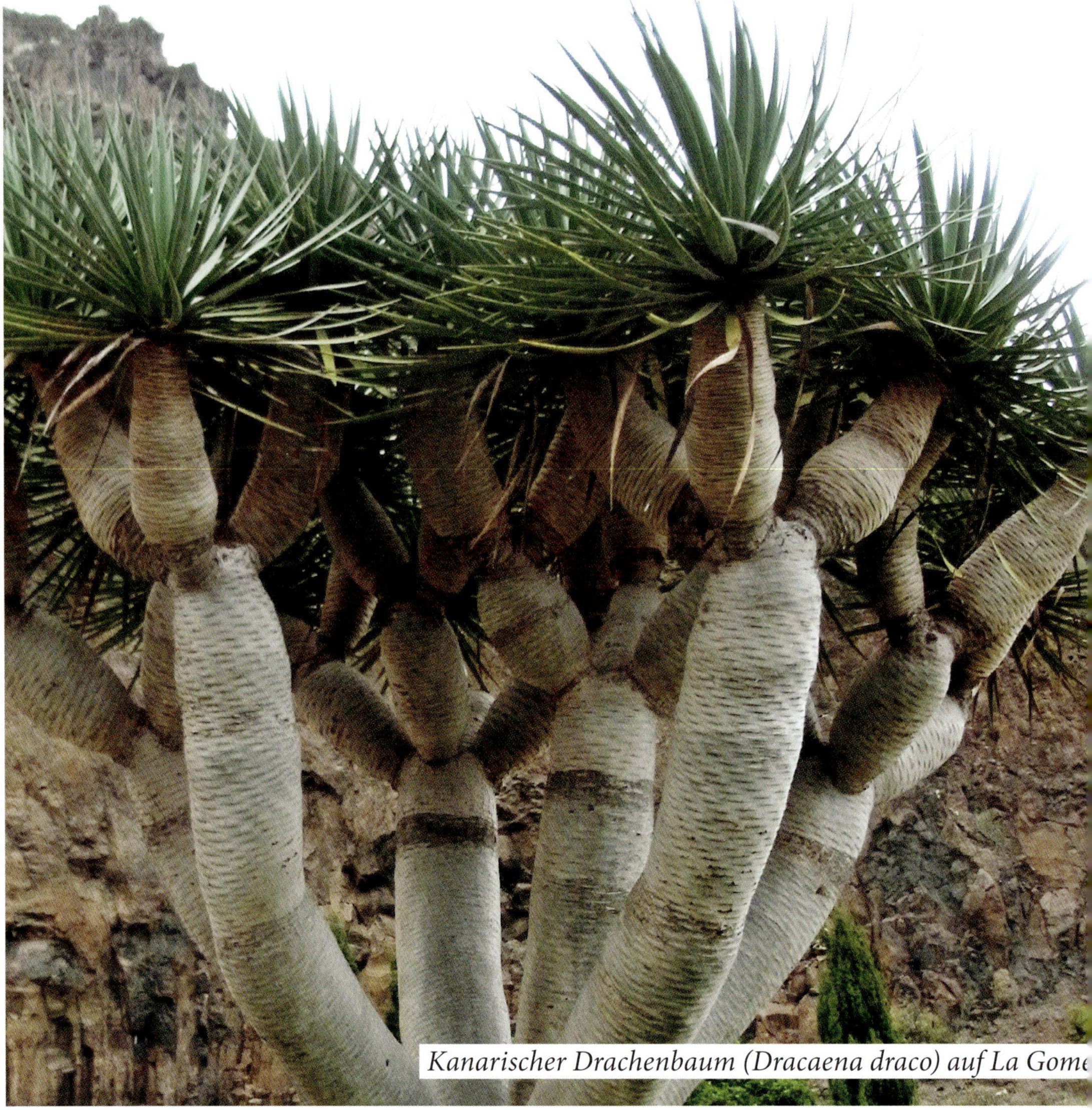

Kanarischer Drachenbaum (Dracaena draco) auf La Gome

Drachenblut
Diverse Arten

Unter der Sammelbezeichnung Drachenblut wird ein blutrotes Harz verstanden, das bereits seit Jahrtausenden für Heilzwecke sowie als Räucher- und Färbemittel eingesetzt wird. Dass es im Zusammenhang mit der Bezeichnung Drachenblut immer wieder zu Verwirrungen kommt, liegt darin begründet, dass – wie so oft – mehrere pflanzliche Quellen unterschiedlicher Herkunft existieren. Ursprünglich bezog sich der Name Drachenblut ausschließlich auf das Harz der beiden Drachenbaum-Arten *Dracaena cinnabari* und *Dracaena draco*, erst in jüngerer Zeit werden auch die roten Ausscheidungen von Pflanzen anderer Gattungen so bezeichnet. Daneben ist Drachenblut ein geläufiges Synonym für das Mineral Zinnober (Cinnabarit, Quecksilbersulfid).

Drachenblut-Lieferanten

ART	BEZEICHNUNG DES HARZES	VORKOMMEN
Euphorbiaceae (Wolfsmilchgewächse)		
Croton lechleri MÜLL. ARG.	Mexikanisches Drachenblut, Peruanisches Drachenblut (dt.), lan huiqui (ecuador.), Sangre de Drago/Grado (span.), Chu Cakché (quiché), Yawar Gradwascca (peru.)	Brasilien, Ecuador, Mexiko, Peru
Croton gossypiifolius VAHL.	Venezolanisches Drachenblut (dt.)	Französisch-Guayana, Mexiko, Venezuela
Arecaceae (Palmengewächse)		
Daemonorops draco (WILLD.) BLUME	Ostindisches Drachenblut, Palmdrachenblut, Blutharz, Indisches Zinnober, Teufelsblut, Türkenblut, Rotangharz (dt.), Djerang (indon.), Sanguis draconis (lat.), Longxuejie (chin.)	Australien, Borneo, Indien, Molukken, Sumatra

ART	BEZEICHNUNG DES HARZES	VORKOMMEN
Asparagaceae (Spargelgewächse)		
Dracaena cambodiana PIERRE ex GAGNEP.	Kambodscha-Drachenblut (dt.), Cambodian Dragon's blood (engl.)	China, Kambodscha, Laos, Vietnam
Dracaena cinnabari BALF. F.	Sokotrisches Drachenblut, Sansibar Drachenblut (dt.), Zanzibar drop (engl.), Dam Alakhwin, Emzoloh (jem.)	Sokotra (Jemen)
Dracaena cochinchinensis (LOUR.) S.C.CHEN	Chinesisches Drachenblut (dt.)	China
Dracaena draco (L.) L.	Kanarisches Drachenblut, Afrikanisches Drachenblut (dt.), Canary Dragon's blood (engl.)	Kanarische Inseln, Madeira, Marokko
Dracaena schizantha BAKER	Somalisches Drachenblut	Somalia
Fabaceae (Hülsenfrüchtler)		
Pterocarpus officinalis JACQ.	Westindisches Drachenblut (dt.), Guadaloupe Dragon's blood (engl.)	Karibik, Mexiko, Südamerika

Mythologie – Das Blut des mehrköpfigen Drachens Ladon

Einem griechischen Mythos entsprechend sind die ersten Drachenbaum-Exemplare einstmals aus dem Blut des mehrköpfigen Drachen Ladon entstanden, der als Gartenhüter der Hespariden sowie als Bewacher der goldenen Äpfel bekannt ist. Getötet wurde Ladon von dem Titanen Herakles (Herkules), als dieser im Auftrag des Königs Eurystheus die goldenen Äpfel raubte. Das Blut des Drachen verteilte sich daraufhin im ganzen Land und aus diesem wuchsen schließlich die ersten *Dracaena*-Pflanzen. In einem anderen Mythos wird erzählt, dass die Drachenbäume aus dem Kampf zwischen einem Drachen und einem Elefanten hervorgingen, nachdem sich zum Höhepunkt der Auseinandersetzung das Blut der beiden Kreaturen vermischte und über die Erde floss.

Ähnlich einem Drachen, dem gleich mehrere neue Köpfe nachwachsen, nachdem ihm einer abgeschlagen wurde, so treibt der Drachenbaum üblicherweise in mehreren Verzweigungen aus, wenn man einen seiner Zweige abbricht.

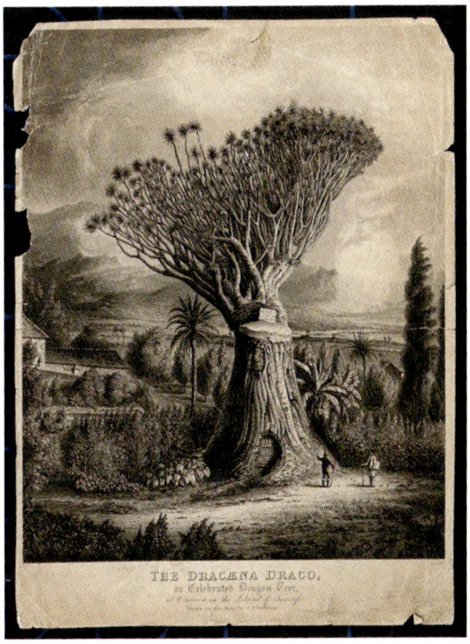

Alter Drachenbaum (Dracaena draco). Aquatinta von R.G. Reeve nach J.J. Williams, 1819, Wellcome Collection Library.

Drachenblut von Dracaena-Arten (Drachenbäume)

Arten der Gattung *Dracaena* aus der Familie der Spargelgewächse gehören rein optisch betrachtet zweifelsohne zu den skurrilsten und faszinierendsten Pflanzenarten unseres Planeten. Ein wenig sehen sie wie eine Kombination aus Riesenpilz und fliegender Untertasse aus; als kämen sie aus einer anderen Welt. Der Gattungsname *Dracaena* ist eine Ableitung des griechischen Wortes *drakainia* und bedeutet weiblicher Drachen.

Dracaena cinnabari Diese auf der Insel Sokotra (Jemen) endemische Spezies ist vermutlich die ursprünglichste Quelle des Harzes, das für die sokotrische Bevölkerung seit etlichen Generationen eines ihrer wichtigsten Naturheilmittel ist. Sie verwenden das rotbraune Drachenblut zur Behandlung von Wunden, Bindehautentzündungen, Karies, Blutungen und Magenschmerzen (AL-FATIMI 2018), weitere Indikationen sind Durchfall, Ekzeme, Fieber, Geschwüre sowie Virusinfektionen. In den ersten Schwangerschaftswochen wird sokotrisches Drachenblut vereinzelt als Abortivum angewendet (GUPTA et al. 2008: 363). Außerdem nutzen die Menschen in Sokotra das Pflanzenharz zum Färben von Wolle, als Grundsubstanz zur Klebstofferzeugung sowie zum Verzieren von Kunstgegenständen und Häusern. In der jemenitischen Volksmedizin wird das adstringierende Harz dieser Spezies für gleiche Zwecke genutzt wie in der europäischen Antike: zur Linderung von Blutungen, Durchfall und Geschwüren.

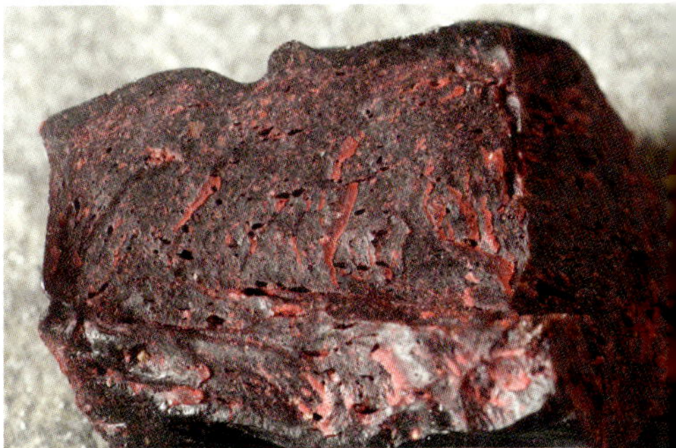

Drachenblut von Dracaena cinnabari.

Dracaena cochinchinensis Das Drachenblut dieser in China vorkommenden Spezies wurde von der lokalen Bevölkerung bei Durchfall, Knochenbrüchen, Magen- und Darmgeschwüren, Weißfluss sowie bei Wunden angewendet (CAI/XU 1979).

Dracaena draco Über die Guanchen, die kanarischen Ureinwohner, heißt es, dass sie den ausgeschiedenen Pflanzensaft als Mittel gegen Parodontose sowie zur allgemeinen Zahnfleischstärkung verwendet haben. Weitere traditionelle Drachenblut-Indikationen sind Entzündungen und Geschwüre. Ein Tee aus den Früchten wurde in der kanarischen Volksmedizin als Mittel zur Hustenreizlinderung genutzt. Daneben wurden auf den Kanaren früher Türen, Fenster und Holzbalkone mit dem roten Pflanzensaft gefärbt.

Hinweis Das Harz des durch Ausbeutung inzwischen sehr selten gewordenen Kanarischen Drachenbaums darf im Sinne des Artenschutzes schon lange nicht mehr gesammelt werden.

Drachenblut von Croton-Arten

Croton lechleri Die indigene Bevölkerung des südamerikanischen Amazonasbeckens nutzt das *Sangre de Drago* genannte Flüssigharz aus dem Wolfsmilchgewächs *Croton lechleri* bereits seit vielen Jahrhunderten zur innerlichen und äußerlichen Behandlung unterschiedlichster Erkrankungen. Oral wird es bei Cholera sowie bei Durchfall eingenommen (CARLSON/KING 2000), äußerlich wird es von den peruanischen Ureinwohnern bei Hämorrhoiden und Knochenbrüchen appliziert. Frauenheilkundlich wird Drachenblut traditionell zur inneren Heilung nach einem Schwangerschaftsabbruch, bei Weißfluss sowie als Vaginalbad vor der Geburt empfohlen (DUKE/VASQUEZ 1994; CASTNER et al. 1998). In der modernen Phytotherapie hat sich *Sangre de Drago* außerdem in der Behandlung diverser Hauterkrankungen, Geschwüre, Lippenherpes, Magen-Darm-Beschwerden (auch Magenkrebs) und Sonnenbrand bewährt. Die aktuelle Forschungslage betreffend, liegt inzwischen eine ganze Vielzahl unterschiedlicher Studienergebnisse vor, welche die antioxidativen, antitumoralen und zytotoxischen, adstringierenden, antihämorrhagischen, immunmodulierenden, geschwür- und durchfalllindernden, juckreizabschwächenden, schmerzstillenden, entzündungshemmenden und wundheilenden Eigenschaften des blutroten Pflanzensaftes ausnahmslos bestätigen können (GUPTA et al. 2008: 364 ff.).

Über die Verwendung als rituelles Räucherwerk schreibt der Ethnopharmakologe RÄTSCH (1996: 70): „Noch heute benutzen die Quiché den eingedickten, blutroten Latex als rituelles Räuchermittel. Ihre Götter, die sich so gerne am Blut von geopferten Menschen berauschen, halten den aufsteigenden Rauch für Menschenblut und geben sich damit zufrieden."

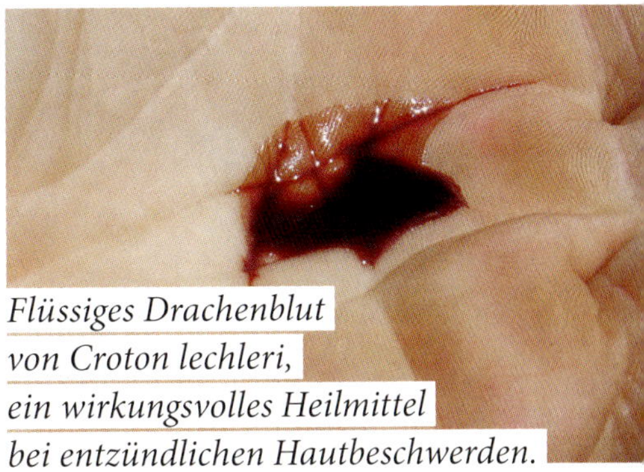

Flüssiges Drachenblut von Croton lechleri, ein wirkungsvolles Heilmittel bei entzündlichen Hautbeschwerden.

Hinweis Die Qualität von *Sangre de Drago* lässt sich anhand der weißen und seifenartigen Verwandlung erkennen, die – aufgrund der enthaltenen Saponine – beim Verreiben des roten Saftes auf der Haut zu sehen ist. Wenn dies nicht der Fall ist, wurde der Saft möglicherweise verdünnt und es liegt eine mindere Qualitätsstufe vor.

Weitere *Croton*-Arten, aus denen *Sangre de Drago* gewonnen wird, sind C. draconoides MÜLL.ARG., C. draco SCHLTDL. & CHAM., C. erythrochilus MÜLL.ARG., C. gossypiifolius VAHL., C. salutaris, C. palanostigma, C. urucurana BAILL. sowie C. xalapensis KUNTH.

Drachenblut von Daemonorops-Arten (Drachenblutpalmen)

Daemonorops draco Das aus den unreifen Früchten dieser Palmenart gewonnene Drachenblut ist in der südindischen Volksmedizin ein beliebtes Mittel zur Behandlung von äußerlichen Wunden, Geschwüren, Hauterkrankungen, Lepra und Knochenbrüchen. In Malaysia wird Palmdrachenblut bei Magenleiden und Krebs empfohlen, während es in Europa einstmals gegen die Ruhr und Durchfall sowie als Adstringens in Zahncremes eingesetzt wurde (RUSTIAMI et al. 2004). In der traditionellen chinesischen Medizin (TCM) wird *Daemonorops*-Harz zur Durchblutungsförderung und Geweberegeneration genutzt.

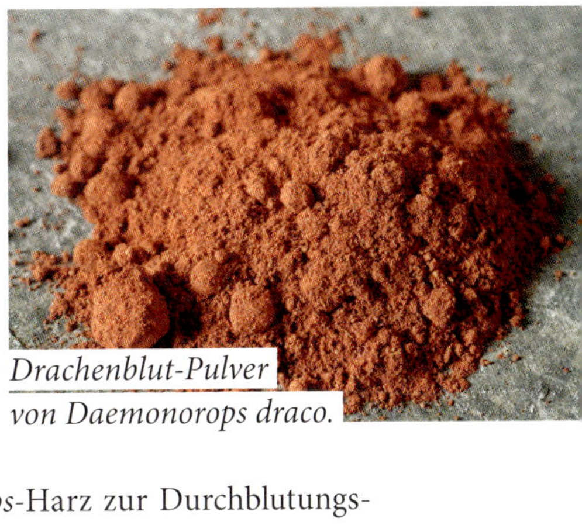

Drachenblut-Pulver von Daemonorops draco.

Weitere Quellen für Palmdrachenblut sind *D. didymophylla* BECC., *D. micracantha* (GRIFF.) BECC., *D. motleyi* BECC., *D. rubra* (REINW. ex BLUME) BLUME sowie *D. propinqua* BECC.

Drachenblut von Pterocarpus officinalis

Pterocarpus officinalis aus Mittelamerika ist eine weitere Spezies, aus der ein Drachenblut genanntes Harz gewonnen wird. Ethnomedizinisch wird dieses Drachenblut in Guayana bei Durchfall, Wunden im Mund sowie bei Pilzerkrankungen verwendet (DEFILIPPS et al. 2004: 136).

Die pharmakologisch aktiven Prinzipien und ihre Eigenschaften

(Auswahl, nach GUPTA et al. 2008)

DRACHENBLUT VON ...	INHALTSSTOFFE	WIRKUNG
Croton lechleri	Taspin	antitumoral, entzündungshemmend, wundheilend
	3',4-O-Dimethylcedrusin	wundheilend, zellvermehrungshemmend
	1,3,5-Trimethoxybenzene	antibakteriell
	β-Sitosterol	cholesterinsenkend, entzündungshemmend, schmerzlindernd
	Korberin A	antibiotisch
Daemonorops draco	Dracorhodin	apoptotisch
	Dammaradienol	antiviral, entzündungshemmend
	Dracoflavane (A, B1, B2, C1, C2, D1, D2)	entzündungshemmend
	Polysaccharide	blutgerinnungshemmend

DRACHENBLUT VON...	INHALTSSTOFFE	WIRKUNG
Dracaena cinnabari	3-(4-Hydroxybenzyl)-7,8-methylendioxychroman	antioxidativ
	2,4,4-Trihydroxydihydrochalcone	krebshemmend
	Loureirin A, B	schmerzlindernd
	4-Dihydroxyflavane	antifungal
	Dracol	krebshemmend
	β-Sitosterol	cholesterinsenkend, entzündungshemmend, schmerzlindernd

Drachenblut als Räucherstoff

Alle Drachenblut-Variationen eignen sich hervorragend als Räucherstoffe, dürfen aufgrund ihres kräftigen Rauchs und Aromas allerdings nur sparsam dosiert werden. Je nach Sorte und Qualität reicht das Aromaspektrum geräucherten Drachenblutes von angenehm süßlich, herb-würzig bis hin zu gummiartig; einige Personen beschreiben das Räucheraroma auch als „metallisch" oder „pharmazeutisch". Für viele Räucherpraktiker auf der ganzen Welt ist Drachenblut einer der am stärksten reinigend wirkenden Räucherstoffe. Eingesetzt wird es beispielsweise zur Ausräucherung von Krankenzimmern oder zur energetischen Wohnraumreinigung nach einem Streit. In den indigenen Kulturen fungiert Drachenblut bis zum heutigen Tag als rituelles Rauchopfer für die Götter und Geister. Drachenblut kann alleine geräuchert werden. Grundsätzlich empfiehlt es sich aber, das rote Harz in Kombination mit weiteren Räucherstoffen zu nutzen, etwa mit Benzoe, Copal, Fichtenharz, Salbei oder Weihrauch.

Exkurs: Drachenbäume als Zimmergewächse

Eine Anzucht der Drachenbäume ist im mitteleuropäischen Freiland aufgrund der klimatischen Verhältnisse zwar nicht möglich, einige Arten können aber als optisch sehr ansprechende Zimmergewächse gepflegt werden, z.B. *Dracaena marginata, D. deremensis, D. fragrans, D. goldieana, D. hookerana, D. lexa, D. sanderiana sowie D. surculosa.*

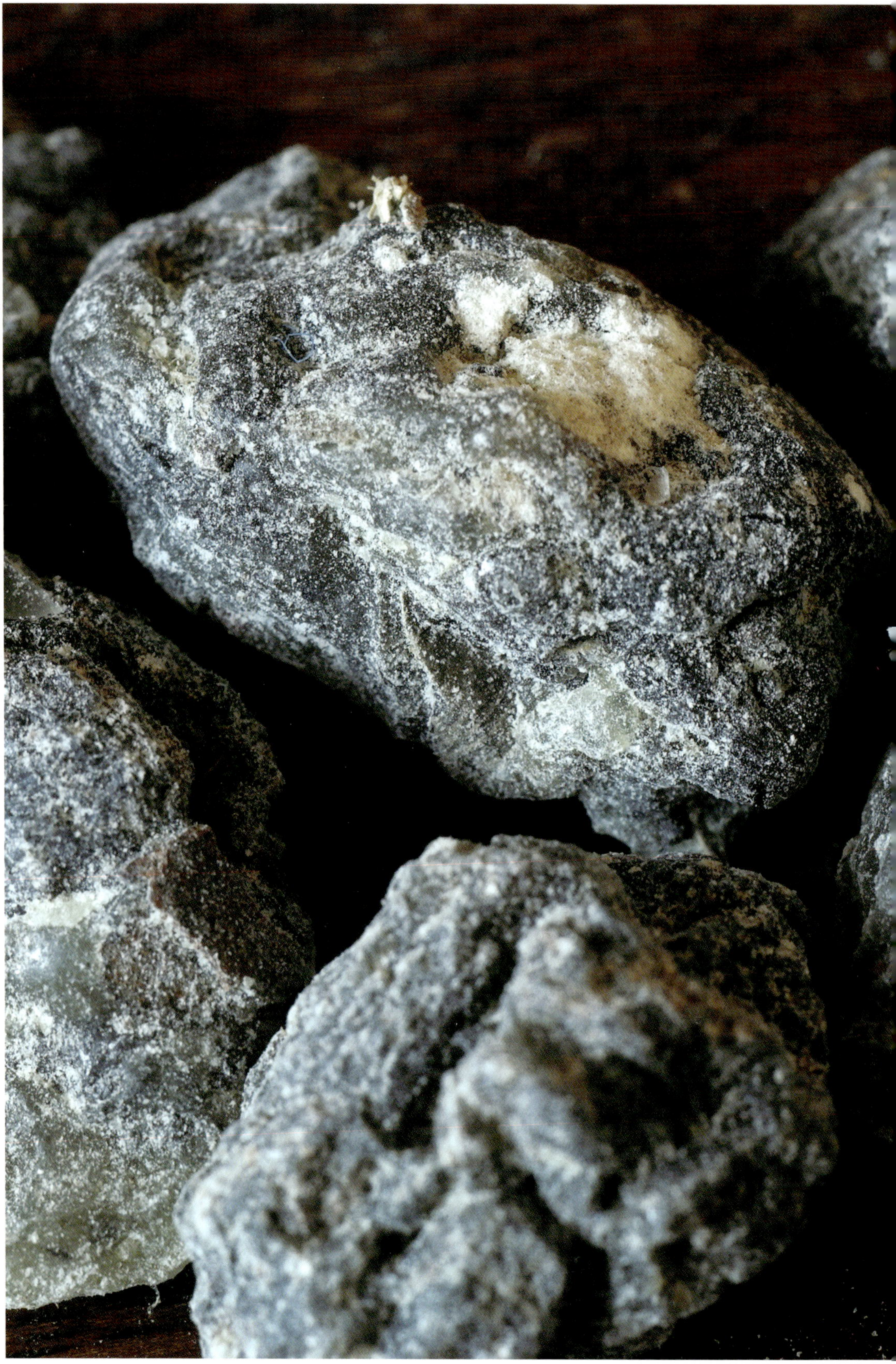

Elemi

Canarium-Arten

Burseraceae (Balsambaumgewächse)

Der Name Elemi ist eine generische Sammelbezeichnung für verschiedene Harze, die sich in ihrer botanischen und geografischen Herkunft stark voneinander unterscheiden können. Am bekanntesten und geläufigsten ist das sogenannte Manila-Elemi von der philippinischen Stammpflanze *Canarium luzonicum*. Daneben existiert eine ganze Reihe weiterer *Canarium*-Arten, deren harzige Ausscheidungen ebenfalls als Elemi bezeichnet werden.

Insgesamt umfasst die Gattung *Canarium* aus der Familie der Balsambaumgewächse (*Burseraceae*) etwa 75 gesicherte Arten, von denen neun auf den Philippinen vorkommen; wiederum drei davon sind neben *Canarium luzonicum* von wirtschaftlicher Bedeutung: *Canarium album, Canarium indicum* sowie *Canarium ovatum*. Gesammelt wird das Elemi der philippinischen Arten üblicherweise in der Regenzeit, wenn der Ölharzfluss vergleichsweise am intensivsten ist. Die anderen Elemi-Lieferanten aus der Gattung *Canarium* sind in anderen Regionen Südostasiens, in Afrika sowie in Australien heimisch. Das Harz der Spezies *Canarium strictum* wird nicht als Elemi, sondern als „Dammar" bezeichnet (siehe Dammar).

Elemi-Lieferanten aus der Gattung Canarium

ART	TRIVIALBEZEICHNUNGEN	VORKOMMEN
Canarium indicum L.	Elemi, Manila-Elemi	Indonesien, Phillipinen
Canarium luzonicum (BLUME) A.GRAY	Manila-Elemi, Copal-Elemi, Philippinisches Elemi, Brea blanca, Kedongdong, Sahig	Philippinen
Canarium madagascariensis ENGL.	Madagaskar-Elemi, Harami-Elemi, Ramy-Harz	Madagaskar
Canarium microcarpum WILLD.	Molukkisches Elemi	Indonesien
Canarium muelleri F.B.BARLEY	Queensland-Elemi	Australien

ART	TRIVIALBEZEICHNUNGEN	VORKOMMEN
Canarium ovatum ENGL.	Manila-Elemi	Philippinen
Canarium paniculatum (LAM.) BENTH.	Mauritius-Elemi	Mauritius
Canarium schweinfurthii ENGL.	Afrikanisches Elemi, Camonya-Elemi, Elemi aethiopicum, Kamerun Elemi	Angola, Äthiopien, Kamerun, Kongo, Mali
Canarium cumingii ENGL.	Tacamahac Elemi	Brunei, Indonesien, Malaysia, Philippinen
Canarium vulgare LEENH.	Java Elemi	Indonesien

Elemi von ...

Canarium indicum

Das Elemi von *Canarium indicum* wird hauptsächlich auf den Philippinen verwendet und befindet sich nur selten im internationalen Handel. Traditionell eingesetzt wird es als rituelles Räucherwerk, als medizinischer Umschlag gegen eiternde Wunden, als Dichtungsmasse für Kanus sowie als Lichtspender (Fackel). Der Ruß des brennenden Harzes war bei der indigenen philippinischen Bevölkerung früher eine beliebte schwarze Farbe für zeremonielle Gesichtsbemalungen (ELEVITCH 2006).

Canarium luzonicum

Das aus *Canarium luzonicum* gewonnene Manila-Elemi entstammt den philippinischen Regenwäldern und erfreut sich in seinen Herkunftsregionen – und inzwischen auch weit außerhalb dieser – schon lange einer großen Beliebtheit als Räucherstoff. Gleichzeit ist Manila-Elemi für die philippinische Bevölkerung ein durchblutungsförderndes und wärmendes Heilmittel, das als Zusatz von Pflastern, Umschlägen oder Salben zur äußerlichen Behandlung von Brandwunden, Furunkeln, Husten, Muskelschmerzen, Rheuma und Schwellungen eingesetzt wird. Ein weiteres wichtiges traditionelles Einsatzgebiet ist die Verwendung des Harzes als Fackel, die zwar sehr rauchig ist, dafür aber hell und lange brennt. Daneben wurde Manila-Elemi zur Herstellung von Spirituslacken verwendet. Hauptinhaltsstoff des destillierten ätherischen Öls ist das Monoterpen Limonen mit Konzentrationen bis zu 50 %. Die auffälligsten Charakteristika von Manila-Elemi sind die weiche, auf einem hohen Öl-Anteil basierende Konsistenz, das angenehme, balsamische, an eine Kombination aus Fichte und Zitrusfrüchten erinnernde Aroma sowie die weiße oder gelbliche Farbe.

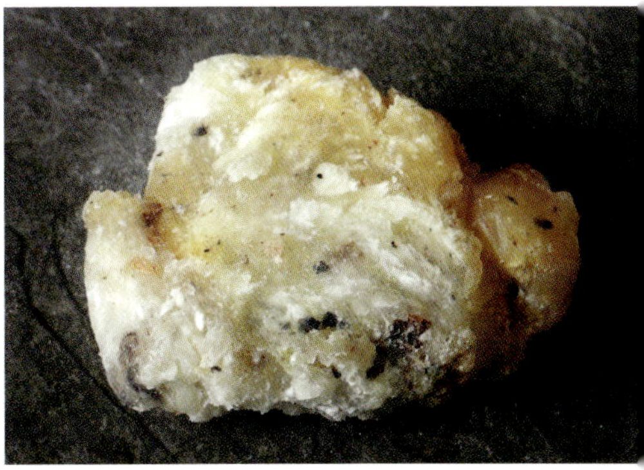

Canarium madagascariensis

Das Harz dieser aus Madagaskar stammenden Pflanze wird in seiner Heimat zur Reinigung und Beduftung von Wohnstätten verwendet. Der Räucherduft ist sehr angenehm, vergleichbar mit den anderen *Canarium*-Harzen überwiegt auch hier ein fruchtiges Zitrusaroma, kombiniert mit einer leichten Süße. In der traditionellen Ethnomedizin der Zafimaniry wird das Harz zur Behandlung von Darmwürmern angewendet (RAKOTONDRAFARA et al. 2018: 485).

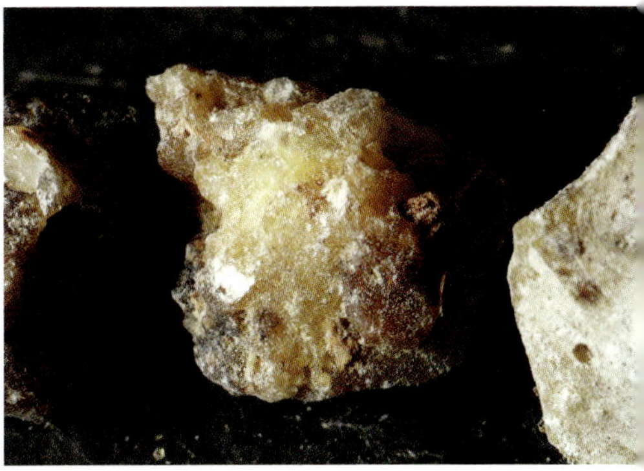

Canarium ovatum

Das weiche und aromatische Harz von *Canarium ovatum* wird ebenfalls als Manila-Elemi bezeichnet und ist ethnomedizinisch als Salbenzusatz zur Beschleunigung von Wundheilungsprozessen von Relevanz. Die Rinde hingegen wird zur Behandlung von Malaria verwendet, die Blätter gegen Schwindel und die Nüsse sind als Abführmittel gegen Verstopfung bekannt (BARWICK 2004).

Canarium schweinfurthii

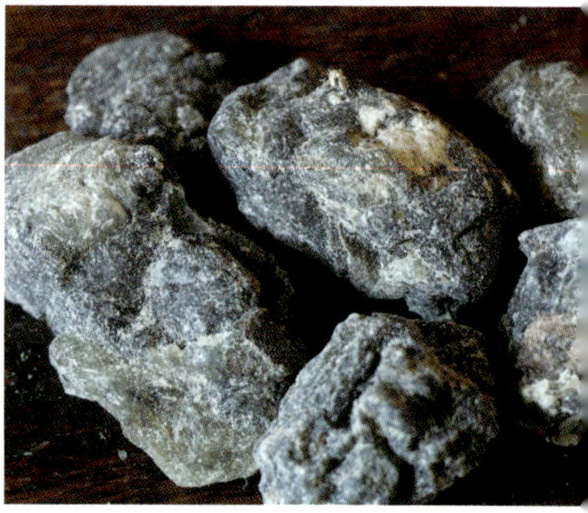

Das Elemi der afrikanischen Spezies *Canarium schweinfurthii* ist bei seinem Austritt farblos und färbt sich während des Trocknungsprozesses zunächst schwefelgelb und später gräulich. Im südlichen Senegal werden Zubereitungen aus der Pflanze bei Diabetes mellitus empfohlen, im Kongo sowie in der Zentralafrikanischen Republik ist sie hingegen als Mittel gegen Durchfall, Fieber, Geschlechtsinfektionen, trockene Haut, Malaria, Rheuma und pränatale Schmerzen bekannt. In Kamerun wird das Harz von den Einheimischen gegen schädliche Hexerei geräuchert.

Chemische Komponenten des ätherischen Öls sind Octylacetat, 2-Acetylfuran, Nerolidol, 1-Decanol, 1,8-Cineol, Linalool, Nerylacetat und Spathulenol (MOGANA/WIART 2011).

Andere Elemi-Lieferanten

ART	TRIVIALBEZEICHNUNGEN	VORKOMMEN
Rutaceae (Zitrusfrüchte)		
Amyris plumieri DC.	Mexikanisches Elemi, Veracruz-Elemi, Yucatan-Elemi	Costa Rica, Guatemala, Kolumbien, Mexiko, Venezuela
Burseraceae (Balsambaumgewächse)		
Aucoumea klaineana PIERRE	Okumé-Elemi	Äquatorialguinea, Gabun, Kongo
Bursera simaruba (L.) SARG.	Gomart-Elemi	Brasilien, Guayana, Karibik, Kolumbien, Mexiko
Pachylobus edulis G.DON (Syn. Dacryodes edulis (G.DON) H.J.LAM.	Kongo-Elemi	Angola, Gabun, Ghana, Kongo, Indonesien, Malaysia

ART	TRIVIALBEZEICHNUNGEN	VORKOMMEN
Protium carana (HUMB.) L.MARCHAL	Carana-Elemi, Amerikanisches Elemi	Brasilien, Venezuela
Protium sagotianum L.MARCHAL	Guayana-Elemi	Bolivien, Brasilien, Ecuador, Guayana, Venezuela

Elemi als Räucherstoff

Auf den Philippinen ist Elemi schon lange als angenehm duftender Räucherstoff in Gebrauch und wird als solcher traditionell zur Reinigung von Krankenzimmern eingesetzt. Vor der Christianisierung der Philippinen wurde das *Sahing* genannte Harz vermutlich auch für schamanische Zwecke genutzt (RÄTSCH 2004: 35). In Europa wurde Elemi damals gelegentlich als Ersatzstoff für *Boswellia*-Harze im Kirchenweihrauch verwendet. Das Räucheraroma ist sehr balsamisch und erinnert ein wenig an Zitrus. Die Wirkung ist vorrangig eine erfrischende, energetisierende, reinigende und stimmungsaufhellende. Elemi eignet sich zwar durchaus für Einzelräucherungen, meist wird es aber mit weiteren Räucherstoffen gemischt, zum Beispiel mit Labdanum, Lavendel, Mariengras, Mastix, Rosmarin und/oder Zitronengras.

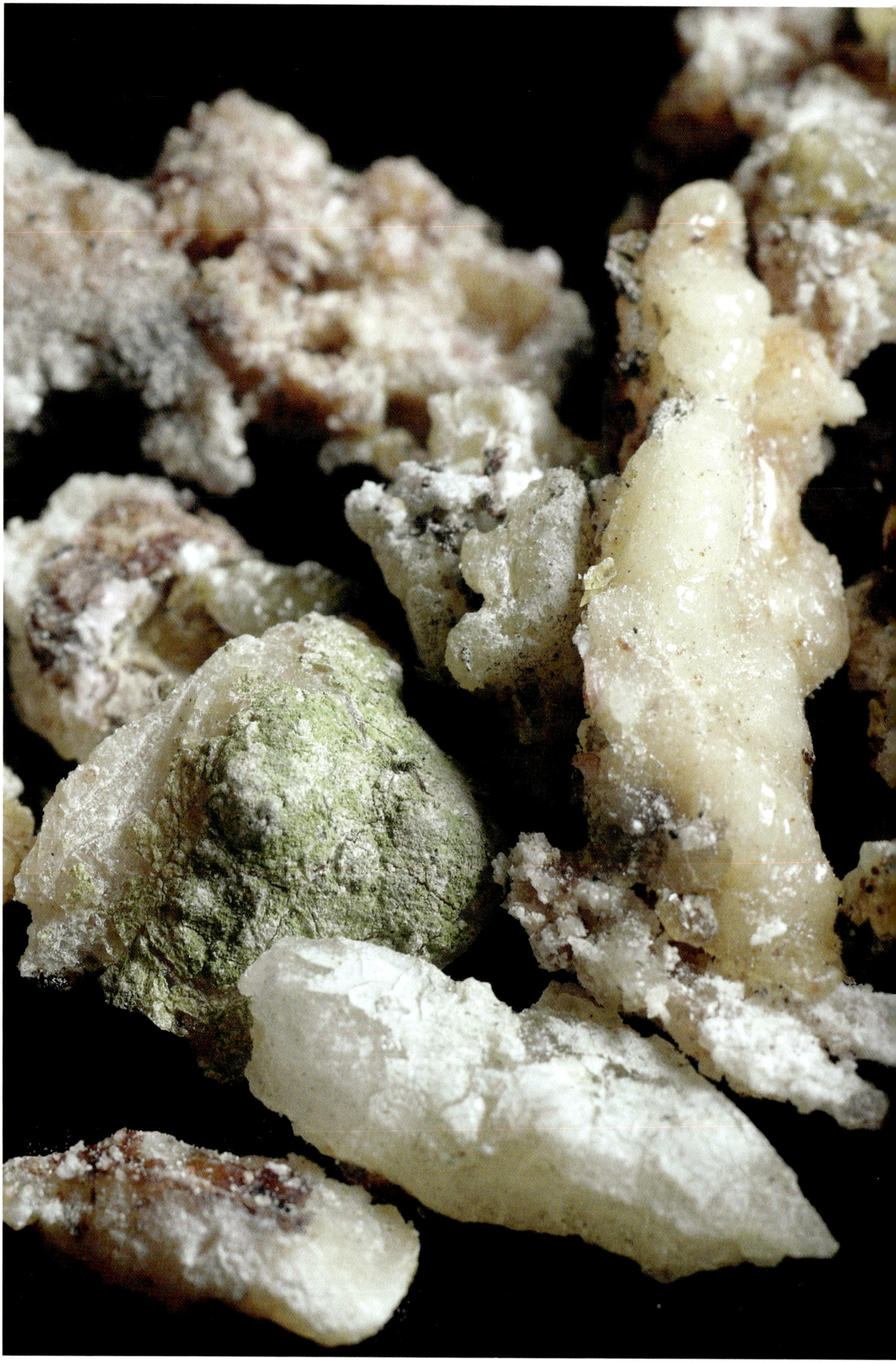

Fichte

Picea spp.

Pinaceae (Kieferngewächse)

Fichtenharz gehört vermutlich zu den ureuropäischen Heil- und Räucherstoffen. Wir können davon ausgehen, dass die keimtötende Wirkung bereits von unseren frühen Vorfahren genutzt wurde. Heute ist die Fichte aufgrund ihres raschen Wuchsverhaltens der wohl wichtigste Baum in der heimischen Forstwirtschaft, was bedeutet, dass sie leicht gefunden werden kann. Wer das Harz selbst sammeln möchte und achtsam durch den Wald spaziert, dem werden sich genügend Möglichkeiten auftun, kleine Mengen des bereits verfestigten und vom Baum nicht mehr benötigten Harzes zu sammeln.

Zusammengesetzt ist Fichtenharz aus verschiedenen Harzsäuren (z. B. Abietinsäure, Palustrinsäure), ätherischem Öl bzw. Terpentinöl (z. B. α-Pinen, β-Pinen, 3-Caren, Limonen) und Wasser. Gummi ist keines enthalten, möglicherweise jedoch kleine Rindenstücke, Nadeln sowie gegebenenfalls Insekten.

Fichte oder Tanne? Unterscheidungsmerkmale

Im deutschen Sprachgebrauch ist es gelegentlich üblich, die Bezeichnung „Tannenzapfen" für alle Zapfen der heimischen Nadelbäume zu verwenden – so auch für die Fichten- und Kiefernzapfen. Wenn allerdings Zapfen unter einem Baum liegen, dann können es niemals „Tannenzapfen" sein, da diese bei Eintritt ihrer Reife zerfallen und deshalb nicht als Ganzes auf dem Boden landen; anders bei den Fichtenzapfen. Ein weiteres Merkmal ist, dass Tannenzapfen im Unterschied zu solchen der Fichte aufrecht auf den Zweigen sitzen und nach oben wachsen. Zudem lässt sich der Unterschied an den Nadeln ausmachen: Tannennadeln sind weicher, flacher und haben auf der Unterseite zwei weiße Wachsstreifen.

Mythologie

In den Mythologien der alten europäischen Zivilisationen kamen der Fichte unterschiedlichste Bedeutungen zu: Die Germanen sahen in ihr einen Lebens-, Mutter- und Schutzbaum, dem sie die Fähigkeit zusprachen, dass er die Krankheiten eines Menschen aufnehmen kann, wenn dieser den Baum darum bittet. Das Brauchtum, zur Verehrung der Fruchtbarkeitsgöttinnen

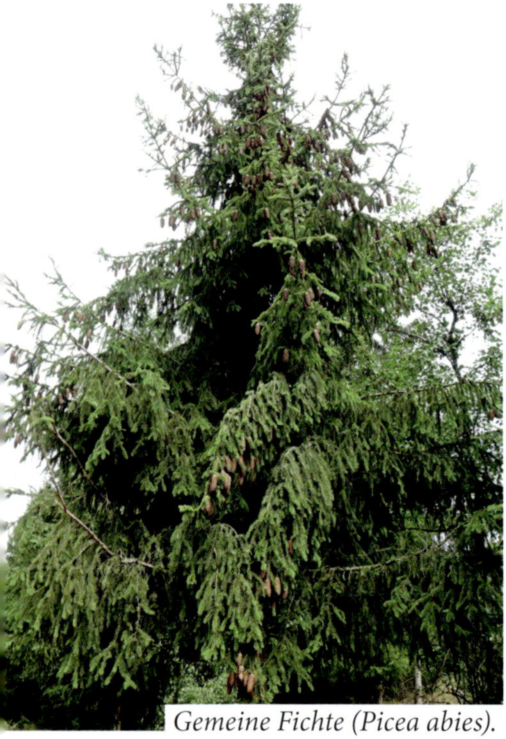

Gemeine Fichte (Picea abies).

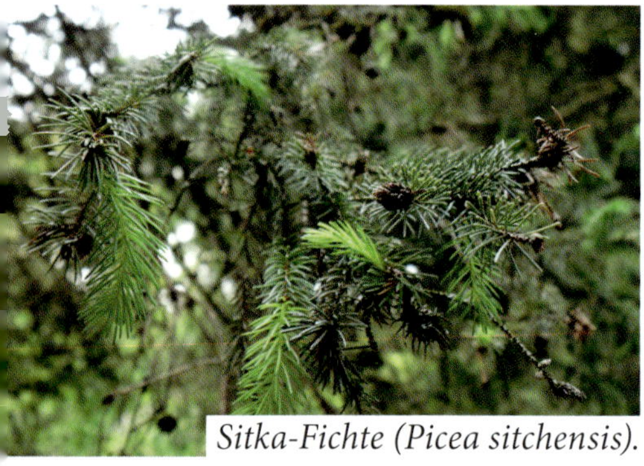

Sitka-Fichte (Picea sitchensis).

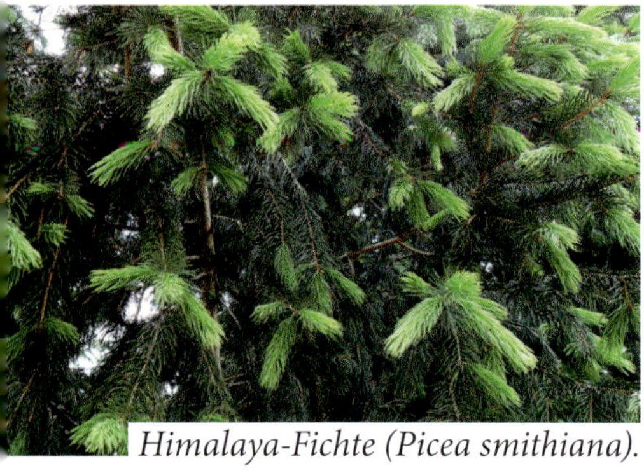

Himalaya-Fichte (Picea smithiana).

am 1. Mai eine geschmückte Fichte oder Birke aufzustellen, reicht sehr wahrscheinlich bis in die heidnische Vergangenheit zurück. Ebenso die über etliche Generationen zurückgehende Tradition, sich in den kalten und düsteren Raunachtstagen eine vor negativen Einflüssen schützende Fichte ins Haus zu stellen. Der urtümliche „Weihnachtsbaum" hatte also keinen Bezug zur Geburt Jesu oder dem Weihnachtsfest. Vielmehr galt er unseren heidnischen Vorfahren als magischer Schutzbaum, der gleichzeitig den Sieg des Lichtes (Bewusstsein) über den Tod symbolisierte. Auf dieser Vorstellung basieren auch die Brauchtümer, bei einem Trauerfall einen Fichtenzweig über die Haustür zu hängen, Fichtenzweige in Trauerkränze einzuflechten oder einen Scheiterhaufen mit Fichtenzweigen auszustatten.

Die alten Griechen stellten aus den geraden Fichtenstämmen ihre Schiffsmaste her und weihten den Baum entsprechend dieser Verwendung ihrem Meeresgott Poseidon. Im Aberglauben der Seefahrer hieß es, dass es der im Fichtenmast lebende Pflanzengeist ist, der nachts als „Klabautermann" auf dem Schiff umherstreift und nützliche Taten vollbringt oder Streiche spielt, je nachdem, wie er von den Seefahrern behandelt wird.

Wie es bei vielen ureuropäischen Ritualpflanzen der Fall ist, wurde auch die Fichte seinerzeit christianisiert, indem die heidnischen Bräuche mit christlichen Bedeutungen und Geschichten überdeckt wurden; schließlich konnten die jahrtausendealten Rituale nicht von heute auf morgen verboten werden. So galt die Fichte von nun an als heiliger Baum der Jungfrau Maria. In einer Geschichte aus der christlichen Mythologie wird erzählt, dass in der Nähe eines Klosters einstmals ein Pfarrer eine Fichte sprechen hörte und nachdem der Baum eines Tages gefällt wurde, stand genau an dieser Stelle ein Bildnis von Maria und ihrem Kind.

Fichtenharz-Lieferanten (Auswahl)

ART	TRIVIALBEZEICHNUNGEN	VORKOMMEN
Picea abies (L.) H.KARST.	Gemeine Fichte, Gewöhnliche Fichte, Rotfichte (dt.), European spruce, Norway spruce (engl.)	Europa, Asien, USA
Picea engelmannii PARRY ex ENGELM.	Engelmann-Fichte (dt.), Engelmann´s spruce, Mountain spruce, White spruce (engl.)	USA
Picea glauca (MOENCH.) VOSS	Weiß-Fichte, Schimmel-Fichte (dt.) White spruce (engl.)	USA, Kanada
Picea mariana (MILL.) BRITT.	Schwarz-Fichte (dt.) Black spruce (engl.)	USA
Picea rubens SARG.	Amerikanische Rot-Fichte (dt.), Red Spruce (engl.)	USA, Kanada
Picea sitchensis (BONG.) CARRIÉRE	Sitka-Fichte (dt.), Sitka spruce (engl.)	USA, Kanada
Picea smithiana (WALL.) BOISS.	Himalaya-Fichte, Morinda-Fichte (dt.) Western Himalayan spruce (engl.)	Afghanistan, Indien, Pakistan, Nepal, Tibet

Fichtenharz von...

Picea abies

Das Harz der Gemeinen Fichte, deren Stamm eine beachtliche Wuchshöhe von 50 Metern oder mehr erreichen kann, wird umgangssprachlich auch Beißpech, Burgunderharz (gereinigt), Burgunderpech, Kaupech oder Waldweihrauch genannt. Die ethnopharmakologische Relevanz des wohlriechenden Fichtenexsudates gestaltet sich in den traditionellen europäischen Medizinlehren sehr vielseitig: Das Harz wird einerseits als desinfizierendes Räucherwerk verwendet; als solches sehr beliebt war es einstmals beispielsweise zur Zeit der großen Seuchen und Pestepidemien, bei Erkältungen sowie bei Hautausschlägen. Weiterhin ist Fichtenharz bis zum heutigen Tag eine sehr begehrte Salbenzutat. Fichtenharz-Salbe (Pechsalbe) wirkt durchblutungsfördernd, entzündungshemmend, hustenlindernd sowie schleimlösend und wird volksmedizinisch bei Erkältungs- und Entzündungsbeschwerden, Gelenkschmerzen, Geschwüren, Hautkrankheiten, Muskelverspannungen, Nagelpilzen, Rheuma und Wunden verwendet. In Finnland ist es traditionell üblich, das Harz zunächst in Butter zu schmelzen und anschließend die abgekühlte Mischung auf Geschwüre und Wunden aufzutragen. In Nordamerika wurde die Gemeine Fichte einstmals als Forstbaum eingeführt und seitdem auch von indigenen Stämmen für Medizinalzwecke genutzt, beispielsweise ist von den Mohegan ein Gebrauch des Harzes zur topischen Behandlung von Abszessschmerzen dokumentiert (MOERMAN 2009: 354).

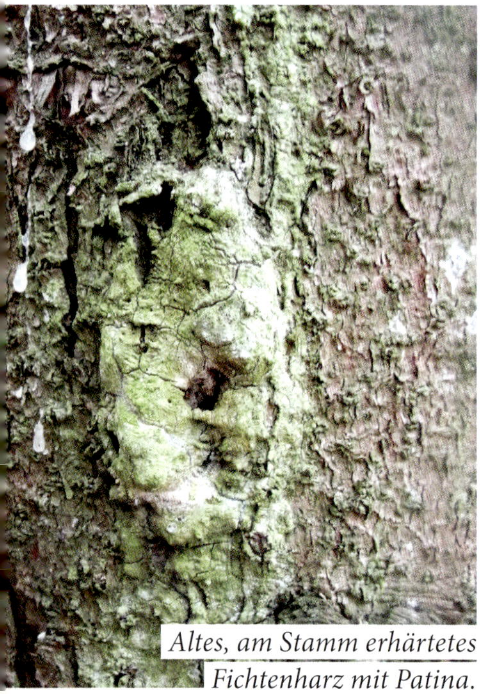

Altes, am Stamm erhärtetes Fichtenharz mit Patina.

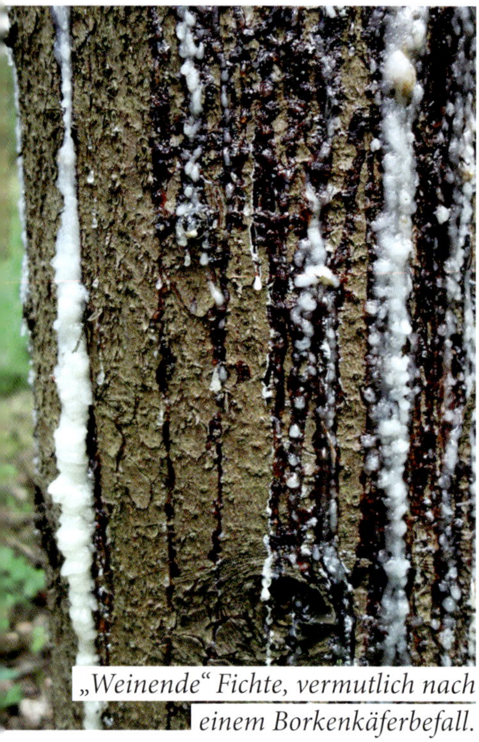

„Weinende" Fichte, vermutlich nach einem Borkenkäferbefall.

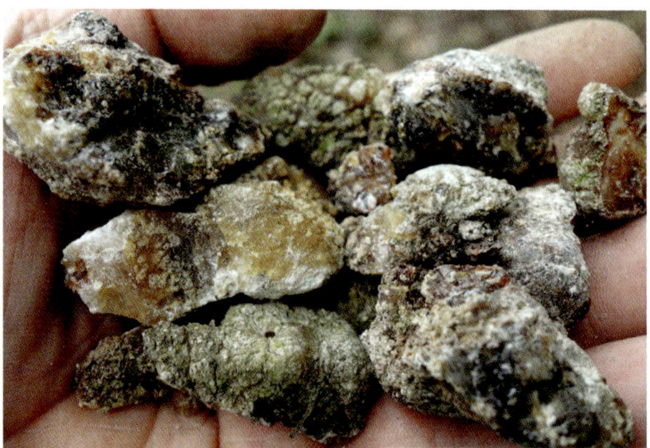

Frisches Sammelgut.

Picea engelmannii

Das Harz sowie die Nadeln der in den USA weithin als Nutzholz verwendeten Engelmann-Fichte wurde vom Stammesvolk der Ntlakapamux (früher Thompson) als Aufguss zubereitet und bei Krebs und Hustenbeschwerden getrunken. Für die Indianer war Fichtenharz-Tee eines der effektstärksten Heilmittel. „Wenn dieser Tee nicht wirkt", so sagten sie, „dann wirkt auch nichts anderes."

Picea glauca

Die Weiß-Fichte gedeiht im nördlichen Amerika, bis hinein nach Alaska, und wird von zahlreichen indigenen Stämmen als Heilmittel verwendet, zum Beispiel zur Abführung, Blutreinigung, Desinfizierung und als Wundheilmittel, weiterhin als als medizinisches Räucherwerk. Gleichzeitig ist das Harz in Nordamerika ein sehr beliebtes Kaugummi.

Picea mariana

Schwarzfichten-Harz war bei den nordamerikanischen Indianern von ähnlicher Relevanz wie das Harz der Weiß- sowie der Sitka-Fichte. Eingesetzt wurde es als Salbe sowie als Wickel bei Rheuma, Hautausschlägen, Krätze und stark verkrusteten Wunden, daneben als antiseptisch wirkendes Kaumittel zur Atemerfrischung und Zahnreinigung.

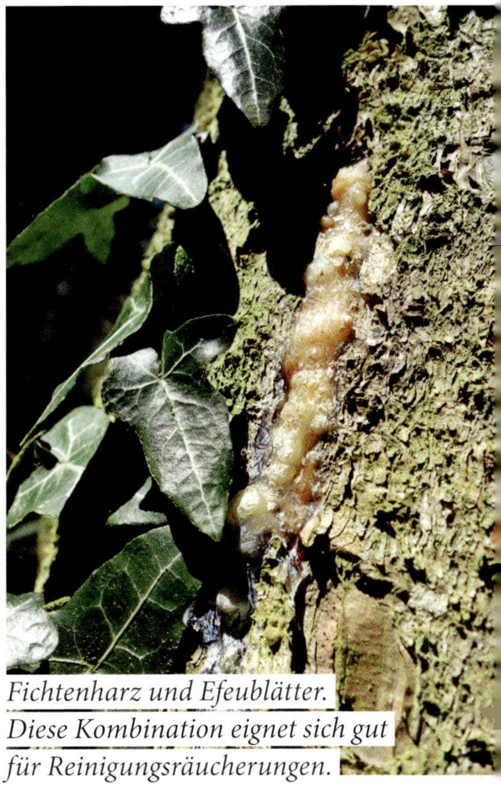

Fichtenharz und Efeublätter. Diese Kombination eignet sich gut für Reinigungsräucherungen.

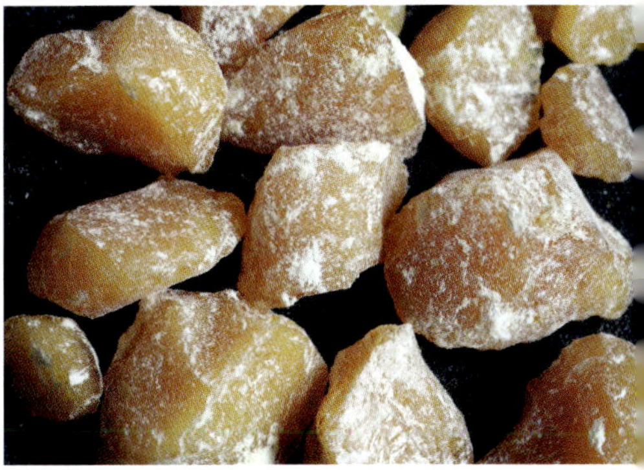

Gereinigtes Fichtenharz. Da das sogenannte „Burgunderharz" kaum noch ätherisches Öl enthält, ist es zum Räuchern eher ungeeignet.

Picea sitchensis

Die Sitka-Fichte gedeiht im Westen Nordamerikas, von Kalifornien bis nach Alaska. Sie liefert ein Harz, das die Ureinwohner zum Abdichten ihrer Kanus verwendeten. Als Heilmittel wurde es von den indigenen Pflanzenärzten bei Rheuma, Hautrissen, Schnittwunden, Schwellungen, Infektionen, Herzbeschwerden, Durchfall und Bauchschmerzen verordnet. Interessant ist außerdem die Verwendung des Harzes, wie sie über das Stammesvolk der Carrier dokumentiert wurde, deren Zugehörige sich das frische Exsudat aus den neuen Trieben zur Linderung von Schneeblindheit in die Augen tropften (MOERMAN 2009: 356).

Picea smithiana

In Nepal wird das Harz der Himalaya-Fichte, das in vergleichsweise deutlich geringeren Mengen ausgeschieden wird als andere Fichtenharze, *jhule salla* genannt und als schamanischer Räucherstoff genutzt. Als Heilmittel wird es nur selten verwendet. Die männlichen Blüten sowie die unausgereiften weiblichen Zapfen dienen den Einheimischen gelegentlich als Nahrungsmittel.

Fichtenharz (Picea abies) räuchern

Die harmonisierende und keimtötende Wirkung des Fichtenharzes macht diesen heimischen Naturstoff zu einem ausgezeichneten Räucherwerk zur rituellen Ausräucherung von Wohnräumen, Ritualplätzen und Krankenzimmern.

Der dichte, aufsteigende Rauch reinigt und klärt allerdings nicht nur die Raumluft, sondern auch den Fluss der Gedanken, wodurch möglicherweise eine deutlich spürbare und angenehme Entspannung sowie eine Verbesserung der Konzentrationsfähigkeit erfahren werden. Gleichzeitig verbindet das angenehme Fichtenaroma den Anwender im Geiste mit den europäischen Nadelwäldern.

Aufgrund des hohen Harz-Öl- und fehlenden Gummi-Gehaltes schmilzt Fichtenharz beim Räuchern. Es verdampft nahezu vollständig und rückstandsfrei. Es eignet sich sehr gut für Kombinationen mit anderen heimischen Harzen, Mariengras, Beifuß und Wacholder.

Galbanum

Ferula gummosa BOISS.

Umbelliferae (Doldenblütler)

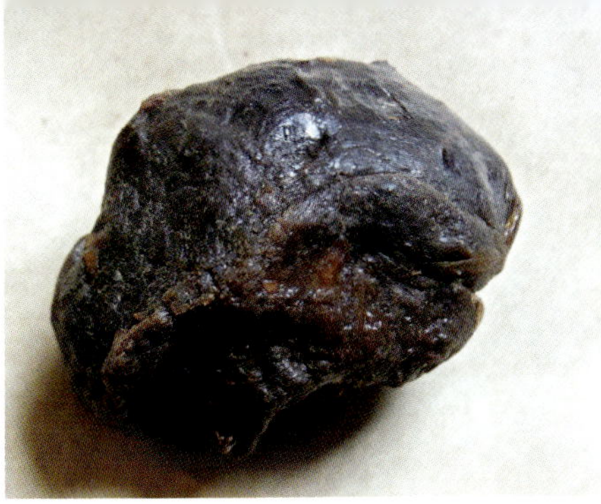

Viele der im persischen Raum vorkommenden Steckenkraut- bzw. Riesenfenchel-Arten (*Ferula*) produzieren charakteristisch riechende Gummiharze, die durch gezielte Einschnitte am Stängel sowie der Wurzel gewonnen werden. Gesammelt wird der ausgeschiedene Doldenblütler-Milchsaft, nachdem er in der Sonne vollständig getrocknet, ausgehärtet und verharzt ist.

Bei den hochwertigsten Qualitätsstufen handelt es sich um rötlich-gelbe und haselnussgroße Tränen, die im Inneren eine weiße Farbe haben. Das handelsübliche Galbanum (Galbanharz, Mutterharz) von der Stammpflanze *Ferula gummosa* (Syn. Ferula galbaniflua) ist jedoch meist ein aus der Rohmasse extrahiertes Resinoid, das eine gelblich-grüne bis dunkelbraune Farbe sowie eine weiche, klebrige, leicht ölige und knetbare Konsistenz aufweist. Der Geruch ist sehr würzig, balsamisch, scharf und ziemlich durchdringend, von einigen Autoren wird er auch als unangenehm beschrieben. Sobald Galbanum jedoch geräuchert wird, kann es je nach Dosierung und Räucherkomposition eine ganze Bandbreite besonderer Duftnuancen entfachen. Es ist daher nachvollziehbar, weshalb dieses zunächst möglicherweise zweifelhaft duftende Harz in zahlreichen traditionellen Räuchermischungen eine unerlässliche Position einnimmt. Zudem ist Galbanum als Heilmittel, als Inhaltsstoff von Parfums sowie als aromatischer Nahrungsmittelzusatz von ethnobotanischer Bedeutung.

Nicht selten kommt es vor, dass im Handel erhältliches Galbanum nicht von dem originären Lieferanten *Galbanum gummosa* abstammt, sondern von einer anderen *Ferula*-Art. Die etymologische Herkunft der Bezeichnung Galbanum findet sich im griechischen *Khalbanē* sowie im hebräischen *Helbenāh* (dt. Milch, Gummi), weiterhin im lateinischen *Galbinus* (dt. grünlichgelb).

Chemisch zusammengesetzt ist Galbanum zu einem überwiegenden Teil aus Harz – bestehend aus Umbelliferon und Galbaresinotannol, geringspuriger sind Gummisubstanzen und ätherisches Öl enthalten. Letzteres enthält als Hauptkomponenten α- und β-Pinen sowie 3-Caren.

Galbanum als Naturheilmittel

In Mesopotamien ist Galbanum seit vielen Jahrhunderten als Heilmittel bekannt, das bereits in den Schriften von Plinius, Dioskurides und anderen antiken Gelehrten zur Linderung zahlreicher Leiden empfohlen wurde. Plinius beschrieb in seinem Werk *Naturalis historia* beispielsweise eine positive Wirkung bei Epilepsie, Gebärmutterkrämpfen, Geburtskomplikationen, Menstruationsstörungen (deshalb die Bezeichnung Mutterharz) und Magenbeschwerden. Hingegen empfahl es der griechische Arzt Dioskurides in seiner *Materia medica* als Räucherung oder Zäpfchen bei ausbleibender Menstruation, in Essig und Natron gelöst bei Leberflecken (äußerlich), mit Myrrhe und Wein gemischt als Antidot bei Vergiftungen sowie in der Darreichung eines innerlich applizierten Auszugs bei Asthma, Husten und Krämpfen. Weitere traditionelle Indikationen sind Blähungen, Durchblutungsstörungen, Gelenkschmerzen, Hautausschläge, Narben, Pickel, Schwindel, Wunden und Zahnschmerzen.

Die medizinischen Anwendungsformen gestalten sich abhängig vom jeweiligen Beschwerdebild sehr unterschiedlich. Galbanum kann geräuchert, als Zäpfchen zugeführt, mit Honig vermischt geschluckt sowie in Alkohol oder Öl gelöst entweder getrunken oder äußerlich aufgetragen werden. Alternativ wurde die Rohmasse auch unverdünnt genutzt, beispielsweise bei kleinen Wunden und Zahnschmerzen. Die Assyrer sollen Galbanum einstmals auch in synergistischer Kombination mit Opium sowie als medizinische Bierzutat verwendet haben.

Galbanum als Räucherstoff

Zum Räuchern nimmt man ein kleines Stückchen Galbanum, knetet es zu einem stecknadelgroßen Kügelchen und legt dieses anschließend auf Räucherkohle, ein Räuchersieb oder eine Duftlampe. Der aufsteigende Rauch riecht würzig, balsamisch, waldig und leicht süßlich. Die Wirkung ist vorrangig eine krampflösende, was sich auch auf die „Krämpfe“ (Anspannungen, Ängste, Unruhe) in der Psyche beziehen lässt. Als Räucherwerk eignet es sich daher sehr gut als entlastender Ausgleich nach stressigen Situationen sowie als Mittel zur Förderung der inneren Einkehr. Im Iran ist Galbanum ein beliebter Räucherstoff zur Abwehr von Insekten und Parasiten. Gleichzeitig lässt es sich schlicht zur Schaffung einer angenehmen Wohnraumatmosphäre räuchern, allein oder in Kombination mit anderen Räucherstoffen. Besonders gut passt Galbanum zu Styrax, Labdanum, Myrrhe, Sandelholz und Weihrauch.

Andere Doldenblütler-Gummiharze

Ammoniacum

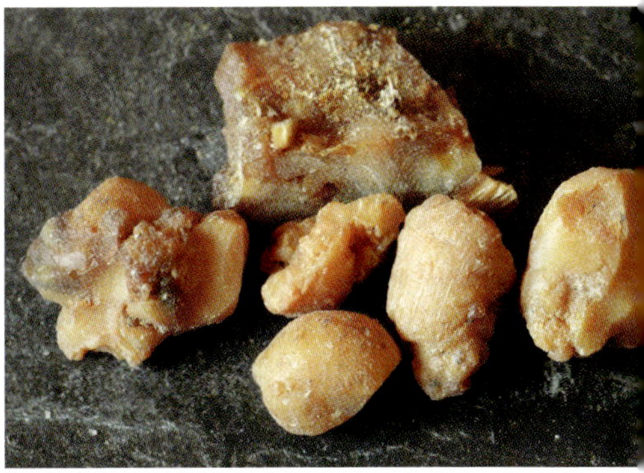

Aus dem iranischen Doldenblütler Dorema ammoniacum gewonnenes Ammoniacum.

Ammoniacum bzw. Ammoniakgummi ist ein jahrtausendealtes Räucherwerk, das seinen Namen aufgrund seiner rituellen Verbindung zum Orakel des Amun-Tempels von Siwa erhielt. Dieser ursprünglich in Libyen (heute Ägypten) gelegene Tempel war ein wichtiges spirituelles Zentrum der alten Ägypter und Griechen und gilt neben Delphi und Dodona als eine der bedeutsamsten antiken Orakelstätten.

Ammoniacum war zur damaligen Zeit ein wichtiges Heilmittel und wurde als solches von den berühmten altgriechischen Ärzten zur Linderung von Asthma und chronischem Husten empfohlen, äußerlich angewendet galt es als eine beliebte Arznei bei Gelenkknoten. Bei der originären Stammpflanze des damals als Ammoniacum bezeichneten Doldenblütler-Harzes handelte es sich dem gegenwärtigen Wissensstand entsprechend sehr wahrscheinlich um die nordafrikanische Spezies *Ferula tingitana.* Ein anderer Doldenblütler, der ebenfalls ein Ammoniacum genanntes Exsudat liefert, ist die im Iran heimische Spezies *Dorema ammoniacum.* Im europäischen Handel ist fast ausschließlich das iranische Ammoniacum (Syn. Armenisch Gummi) zu bekommen. Auf nordafrikanischen Märkten findet man bisweilen aber auch beide Sorten.

Verursacht wird die Exsudation des iranischen Ammoniacums üblicherweise durch Käfer, die den Stängel durchbohren. Daraufhin quillt das Milchsekret tröpfchenweise hervor und kann, nachdem es getrocknet ist und sich verfestigt hat, mit einem speziellen Messer gesammelt werden. Der Geruch von Ammoniacum ist analog zu den anderen Doldenblütler-Harzen sehr eigentümlich, im Vergleich zu Galbanum aber etwas süßlicher. Im Geschmack ist es scharf und bitter und eignet sich in der Darreichung eines Räucherwerks sehr gut zur desinfizierenden Reinigung. Wichtig ist bei der Verwendung als Räucherstoff, dass die Fenster geöffnet sind. Chemisch zusammengesetzt ist Ammoniacum aus Harz, Gummi, ätherischem Öl sowie geringspurigen Konzentrationen an Asche und unlöslichen Pflanzenrückständen. Als wichtigste Einzelsubstanz gilt Ammoresinotannol.

Asafoetida

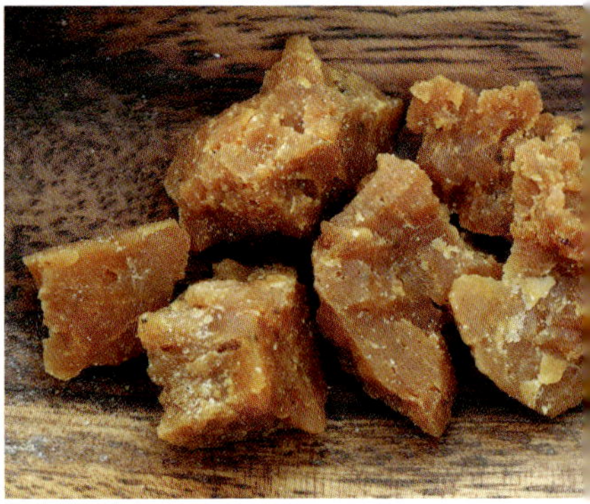

Teufelsdreck und Asafoetida sind Bezeichnungen für das stark nach Knoblauch riechende Gummiharz der Spezies *Ferula assa-foetida* (dt. Asant, Stinkasant). Gewonnen wird es auf ähnliche Weise wie Galbanum und andere Doldenblütler-Exsudate, sprich durch Einschnitte in die Wurzel, worauf der ausfließende Milchsaft aufgefangen und an der Sonne getrocknet wird. Der gesamte Ernteprozess erstreckt sich über eine Zeitspanne von bis zu drei Monaten.

Von ethnopharmakologischer Relevanz ist das auswurffördernd, beruhigend, entzündungshemmend, karminativ und krampflösend wirkende Asafoetida (sansk. Hingu) gleichermaßen im Mittleren Osten sowie in Indien, wo man es pur sowie als Wasser-, Öl- oder Alkoholauszug zur Behandlung zahlreicher Leiden verwendet: Angststörungen, Blähungen, Bronchitis, Hysterie, krampfartige Magenschmerzen, Verdauungsbeschwerden, Galle- und Leberleiden sowie Libidostörungen. In Tibet wird das Harz als „kostbarer Halter der Lebenswinde" bezeichnet und von traditionellen Bön-Schamanen unter anderem bei Geisteserkrankungen eingesetzt.

Weiterhin wird Asafoetida in sparsamer Dosierung als Gewürz, als Fixierstoff in der Parfumherstellung sowie als rituelles Räucherwerk verwendet. Der Geruch geräucherten Teufelsdrecks wird von den meisten Personen als unangenehm wahrgenommen, als „beißend" sowie stark an Knoblauch und Zwiebeln erinnernd.

Die Beliebtheit des gelblichen Gummiharzes als Räucherstoff gründet also weniger auf dem Aroma, sondern in erster Line auf der desinfizierenden Wirkung, die früher häufig zur Reinigung von Krankenzimmern genutzt wurde. Weiterhin hieß es, dass der Rauch eine abstoßende Wirkung auf Dämonen hat – vergleichbar mit Knoblauch.

Als Inhaltsstoffe wurden Harz (bestehend aus Ferulasäure, Umbelliferon, Asaresinotannol u .a.), Gummi (bestehend aus Glucose, Galactose, l-Arabinose u. a.) sowie ätherisches Öl (bestehend aus α- und β-Pinen, Valeriansäure, Vanillin u.a.) nachgewiesen (MAHENDRA/BISHT 2012). Der als unangenehm beschriebene, knoblauchartige Geruch wird durch Substanzen aus der Gruppe der Disulfide verursacht. **Hinweis** In Afghanistan ist neben *Ferula assa-foetida* außerdem *Ferula narthex* ein wichtiger Asafoetida-Lieferant.

Sagapenum

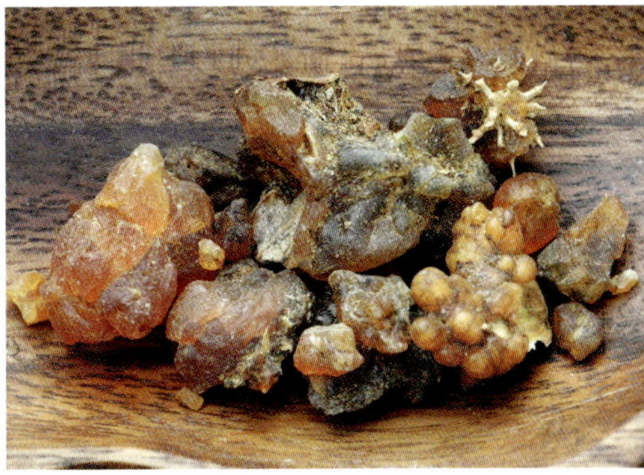

Das aus der Spezies *Ferula persica* gewonnene Gummiharz namens Sagapenum (Syn. Sacoponium, Sagapen, Seraphinum) hat eine gelblichbraune Farbe und wird traditionell auf ähnliche Weise und zu selbigen Zwecken eingesetzt wie *Asafoetida*: Es ist aufgrund der knoblauchähnlichen Aromanote einerseits eine beliebte Speisenwürze, daneben ist es als vielseitig wirkendes Heil- und Räuchermittel in Gebrauch. Im Iran wird aus Sagapenum und Leinöl eine Salbe hergestellt, die von traditionellen Ärzten bei Hämorrhoiden und Rückenschmerzen empfohlen wird. Im Gesamten duftet Sagapenum wesentlich angenehmer und milder als der verwandte Teufelsdreck.

Silphium

Der botanische Ursprung dieses zur damaligen Zeit häufig beschriebenen Harzes, das von den Griechen *Silphion* und von den Römern *Laser* genannt wurde, liegt bis zum heutigen Tag im Verborgenen. Angenommen wird jedoch, dass es sich um eine Art der Gattung *Ferula* gehandelt hat. Die bereits damals sehr seltene und heute möglicherweise ausgestorbene Spezies soll ausschließlich in Kyrene (heute Libyen) gewachsen sein und das Aroma ihres Milchsaftes wurde im Unterschied zu den anderen *Ferula*-Harzen als sehr angenehm beschrieben. Plinius erwähnte damals sogar zwei verschiedene Silphium-Sorten: Eine wohlduftende und sehr kostbare aus Kyrene und eine unangenehm riechende aus Armenien sowie dem Iran, wobei es sich bei der zweitgenannten Sorte sehr wahrscheinlich um Asafoetida gehandelt hat, welches das originäre Silphium des häufigeren Vorkommens wegen sukzessive ersetzte.

Einen medizinischen Einsatz fand das heute botanisch nicht mehr identifizierbare Harz bei Gelbsucht, Krampfleiden, Magenbeschwerden und Zahnschmerzen.

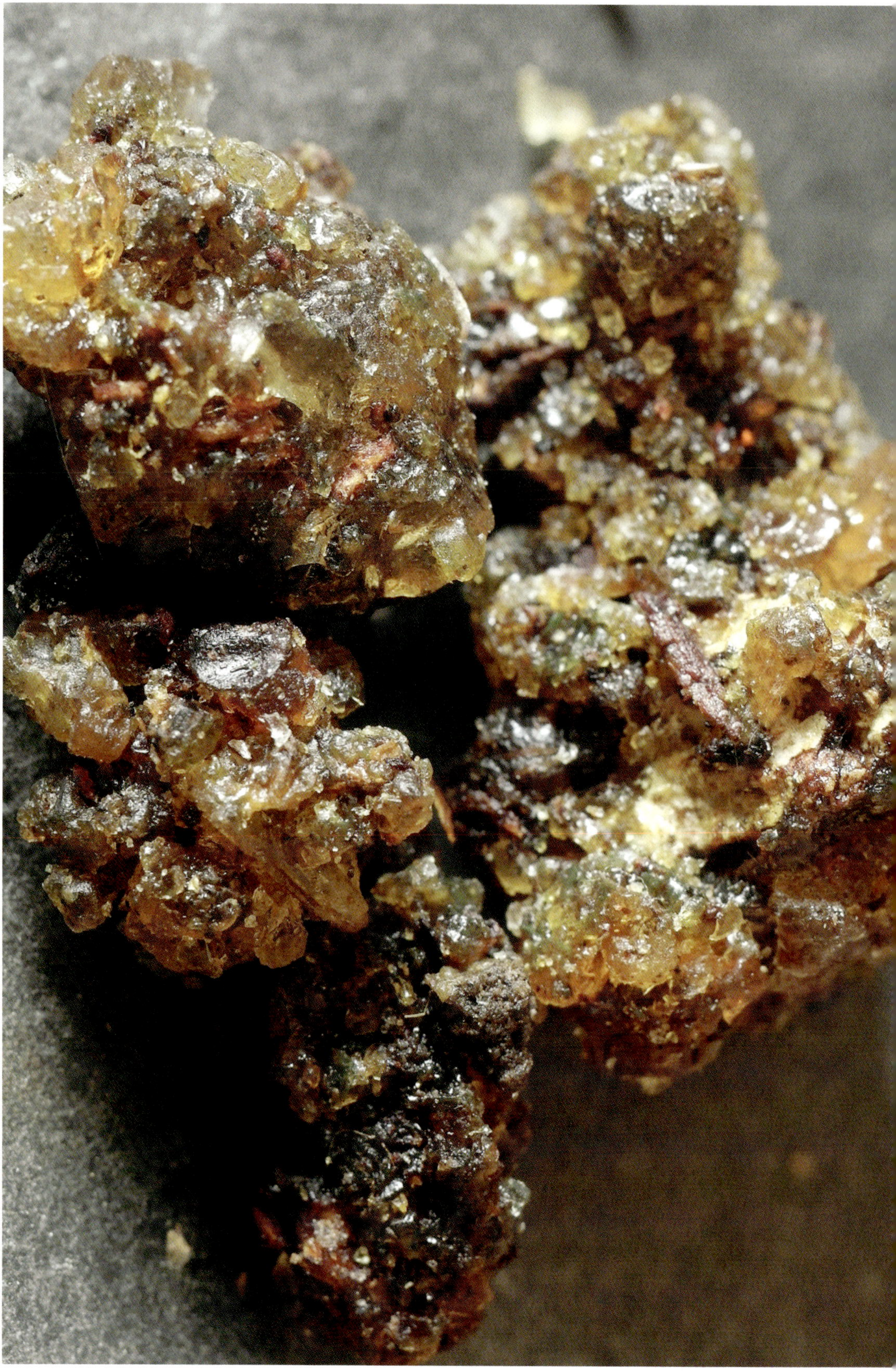

Gokul

Cedrus deodara (ROXB. ex D.DON) G.DON

Pinaceae (Kieferngewächse)

Gokul ist das Harz der Himalaya-Zeder (Syn. Deodar); ein mächtiger, bis zu 50 Meter hoher Baum, der seine Heimat in Afghanistan, Pakistan, Indien, Nepal und Tibet hat. Er gedeiht in Höhen zwischen 1000 und 3000 Metern und wird von der Bevölkerung des Himalayas seit langen Zeiten zum Bau von Möbeln, Häusern und Tempeln verwendet. Im Sinne des Artenschutzes ist die Verwendung des Zedernholzes in den letzten Jahren glücklicherweise jedoch stark rückläufig. In Europa und Nordamerika findet man die Himalaya-Zeder seit dem 19. Jahrhundert als Zierbaum in Garten- und Parkanlagen.

Der Sanskritname für die Himalaya-Zeder lautet *Devadaru*, was „Göttlicher Baum“ oder „Gottes-Holz“ bedeutet und darauf hinweist, dass in dieser Pflanze die Götter und Göttinnen leben. Daher auch der in einigen nordindischen Regionen verbreitete Brauch, im Sinne einer Opfergabe an ebensolche Eisennägel in den Stamm des Baumes zu schlagen. Gleichzeitig wird für das Wohl der Familie, eine gute Ernte und die Gesundheit der Nutztiere gebetet. Warum ausgerechnet Eisennägel verwendet werden, lässt sich nur dadurch erklären, weil im Himalayaraum vielerorts die Vorstellung existiert, dass sich mit diesem Metall das Böse vertreiben lässt. Ein anderer traditioneller Name für die Himalaya-Zeder ist *Bhadradaru* (dt. „wohlduftender Baum“).

Das gelbliche bis braune, aus den heranreifenden Zapfen tropfende oder durch Anritzen des Stammes gewonnene Harz ist ethnobotanisch betrachtet zwar von weitaus geringerer Bedeutung als das Holz, die Rinde, die Nadeln oder das ätherische Öl der Himalaya-Zeder. Es wird von der lokalen Bevölkerung traditionell aber ebenfalls als sakraler Räuchersstoff sowie gesundheitsförderndes Heilmittel eingesetzt.

Himalaya-Zedern in Manali, Nordindien.

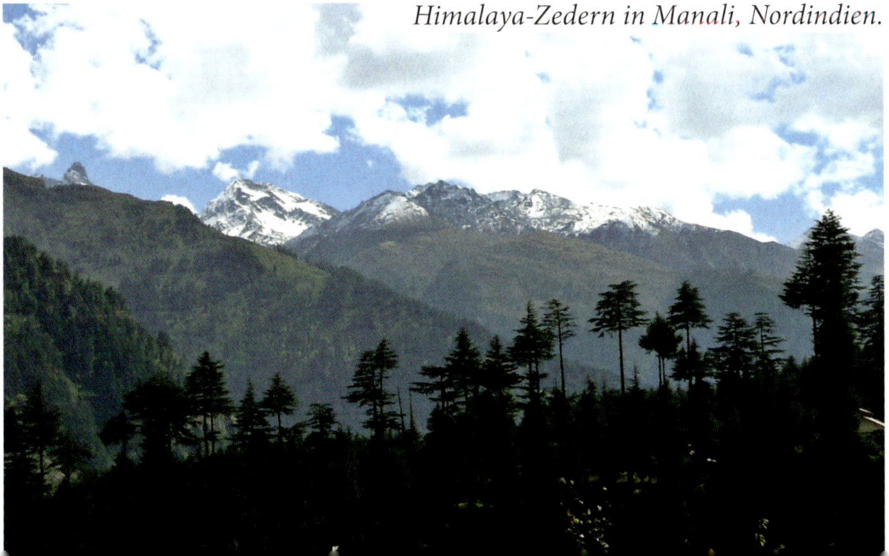

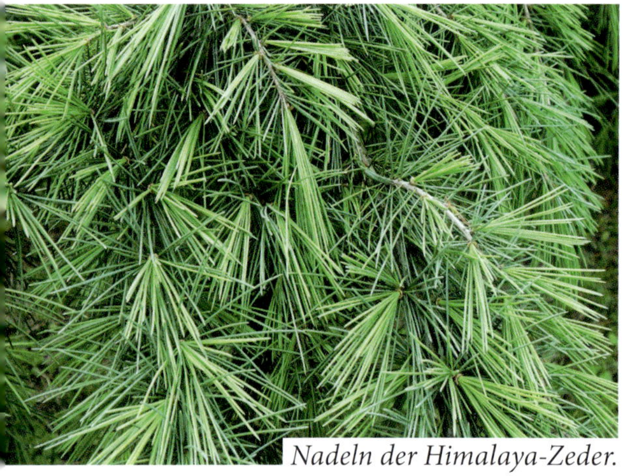

Nadeln der Himalaya-Zeder.

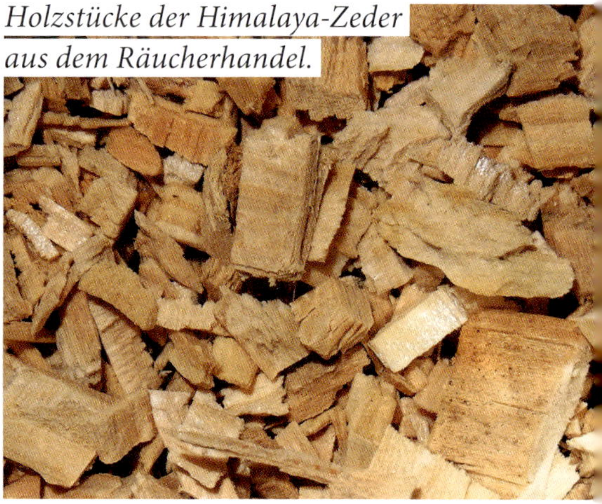

Holzstücke der Himalaya-Zeder aus dem Räucherhandel.

Verwechslung

Der Gattungsname *Cedrus* hat seinen etymologischen Ursprung im altgriechischen „Kedrus". Dieser Name fungierte einstmals als Sammelbezeichnung für sämtliche Hölzer mit einem starken Aroma und einer insektenabwehrenden Wirkung, darunter Zeder, Wacholder und Lebensbaum. Deshalb auch die häufigen Verwechslungen, denn auch heute noch werden – vor allem in Nordamerika – einige Arten als Zedern (engl. Cedar) bezeichnet, obwohl es sich in Wirklichkeit um Zugehörige anderer Gattungen handelt. So ist beispielsweise die nordamerikanische „Eastern Red Cedar" der Virginische Wacholder *(Juniperus virgiana)*, „White Cedar" ist der Lebensbaum *(Thuja occidentalis)* und „Western Red Cedar" ist der Riesen-Lebensbaum *(Thuja plicata)*. Die sogenannte Weihrauchzeder *(Calocedrus decurrens)* hat als Zypressengewächs ebenfalls kein Verwandtschaftsverhältnis zu den *Cedrus*-Arten. Daneben kommt es gelegentlich zu Missverständnissen, wenn es um die als Nahrungsquelle geschätzten Zedernüsse (Pinienkerne) geht, die nicht von einer Zeder, sondern von Arten der Gattung *Pinus* stammen.

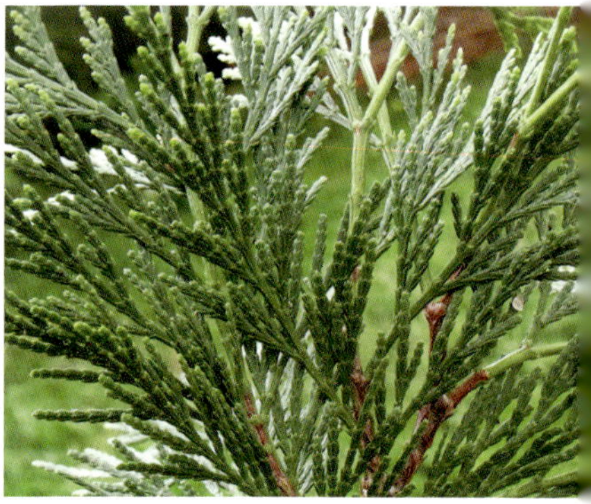

Die Weihrauchzeder (Calocedrus decurrens) eignet sich ebenso wie die echten Zedern sehr gut als Räucherwerk.

Gokul als Naturheilmittel

In der Ayurveda sowie der nordindischen Voksmedizin werden für medizinische Zwecke bevorzugt das Holz sowie das sesquiterpenreiche ätherische Öl der Himalaya-Zeder genutzt. Das Harz findet hingegen nur selten eine medizinische Verwendung. Es gilt als linderndes Heilmittel bei Geschwüren, Hauterkrankungen, Prellungen und Wunden.

Aus dem pulverisierten Holz wird im nordindischen Distrikt Kangra unter der Zugabe von etwas Wasser eine Paste erzeugt, die von den Einheimischen bei Kopfschmerzen verabreicht wird. Es existieren aber noch viele weitere volksmedizinische Indikationen: Blutkrankheiten, Bronchitis, Entzündungen, Fieber, Harnwegserkrankungen, Herzschwäche, Lungenbeschwerden, psychische Leiden sowie Verdauungsstörungen.

Das aus dem Holz destillierte ätherische Zedernöl wirkt antiseptisch sowie schweiß- und wassertreibend und ist ein geschätztes ayurvedisches Heilmittel zur innerlichen Behandlung von Durchfall, Hämorrhoiden, Harnwegserkrankungen und Kopfschmerzen (SCHROTT/AMMON 2012: 376), äußerlich wird es auf rheumatische Gelenke massiert.

Gokul als Räucherstoff

Genau wie das Holzmehl und die Nadeln ist auch das Harz der Himalaya-Zeder ein hervorragender Räucherstoff. Gokul duftet sehr angenehm und verbreitet beim Räuchern ein balsamisches, holziges und süßliches Aroma. Die Wirkung umfasst primär belebende, wärmende, harmonisierende, tonisierende und emotional ausgleichende Eigenschaften. Aufgrund der antiseptischen Wirkung eignet sich Zedernharz zudem sehr gut für Reinigungsräucherungen.

Andere Zedernharz-Lieferanten

BOTANISCHER NAME	DEUTSCHER NAME	HERKUNFT
Cedrus atlantica (ENDL.) MANETTI ex CARRIÈRE	Atlas-Zeder	Marokko, Algerien
Cedrus brevifolia (HOOK.F.) ELWES & A.HENRY / Syn. Cedrus libani var. brevifolia HOOK.F.	Zypern-Zeder	Zypern
Cedrus libani A.RICH.	Libanon-Zeder	Libanon, Türkei

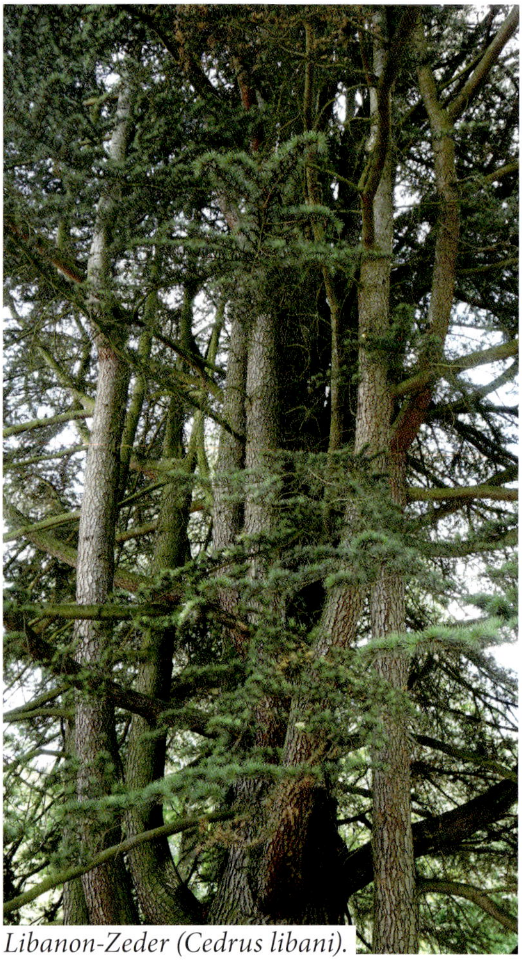

Libanon-Zeder (Cedrus libani).

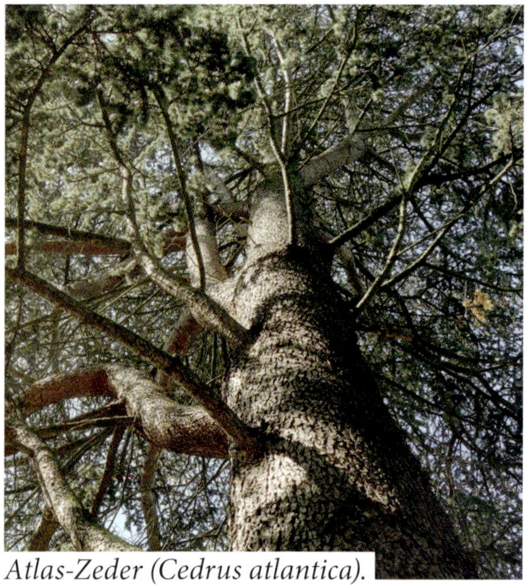

Atlas-Zeder (Cedrus atlantica).

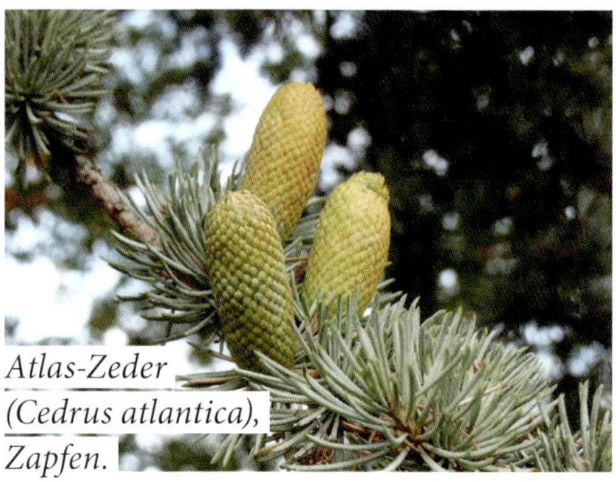

Atlas-Zeder (Cedrus atlantica), Zapfen.

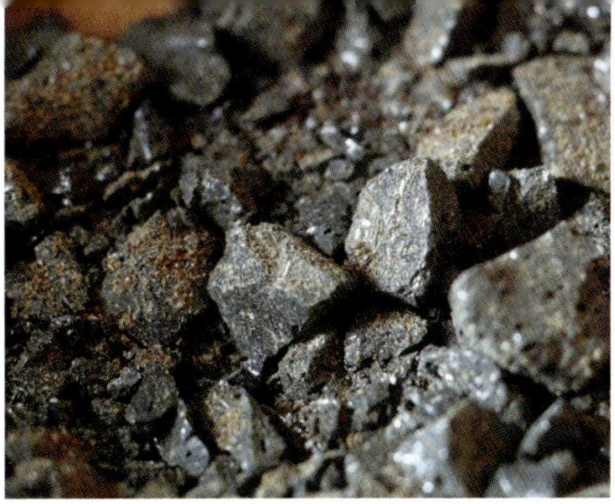

Guajak

Guaiacum officinale L.

Zygophyllaceae (Jochblattgewächse)

Guajakharz (Syn. *Guaiaci resina,* Franzosenharz, Lignum vitae resin) ist das durch Ausschmelzung aus dem harten Kernholz des Jochblattgewächses *Guaiacum officinale* (seltener *Guaiacum sanctum*) gewonnene Baumsekret, das gleichermaßen als Heilmittel, als Räucherwerk sowie als Zusatz für Lebensmittel genutzt wird. Heimisch ist der Guajakbaum in weiten Teilen Süd- und Mittelamerikas, er ist die Nationalblume Jamaikas.

Als Hauptinhaltsstoffe von Guajakharz sind verschiedene Lignanharzsäuren identifiziert worden. Die wichtigsten Einzelsubstanzen sind Guajakonsäure, Dihydroguajaretsäure, Guajol, Guajakol, Vanillin, Guajaretsäure sowie Guaiagutin.

Verwechslungsmöglichkeiten

Guajak wird in Südamerika – ebenso wie *Bursera graveolens* und *Bulnesia sarmientoi* u. a. – „Palo Santo“ (dt. heiliges Holz) genannt. Gleichzeitig werden das Harz sowie das aus dem Holz gewonnene Öl von *Bulnesia sarmientoi* im Handel häufig unter der Bezeichnung Guajak angeboten.

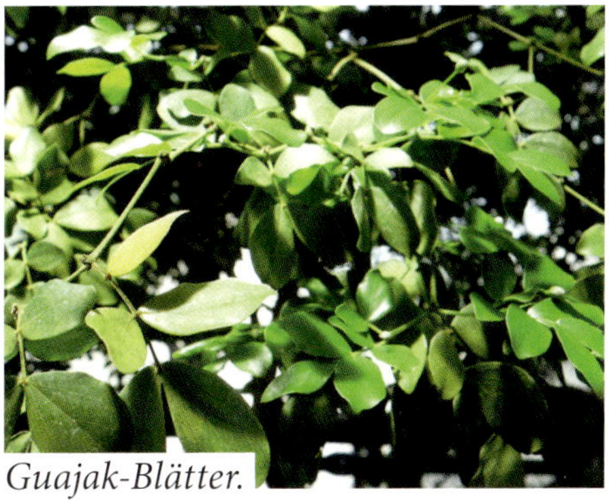

Guajak-Blätter.

Gewinnung

Sehr geringe Quantitäten scheidet der Guajakbaum bereits ohne menschliche Eingriffe aus. Durch gezielte Einschnitte in das Kernholz, wie es die indigenen Völker praktizieren, erhöht sich der Harzfluss, worauf das Exsudat in etwa 4 cm großen Körnern am Stamm erstarrt. Zunächst hat Guajakharz eine gelbliche oder graue Farbe, durch Oxidierung an der Luft kommen nach und nach außerdem grüne und bläuliche Farbtöne hinzu.

Zur Gewinnung industrieller Massenware werden etwa ein Meter lange Aststücke der Länge nach durchbohrt und anschließend an einem Feuer erwärmt. Dadurch verflüssigt sich das Harz, worauf es ausschmilzt und gesammelt werden kann. Eine andere Möglichkeit der Guajakharz-Gewinnung besteht in der Extraktion mit Alkohol (Ethanol) oder anderen Lösungsmitteln; alternativ wird das zu Spänen verarbeitete Holz in Salzwasser ausgekocht.

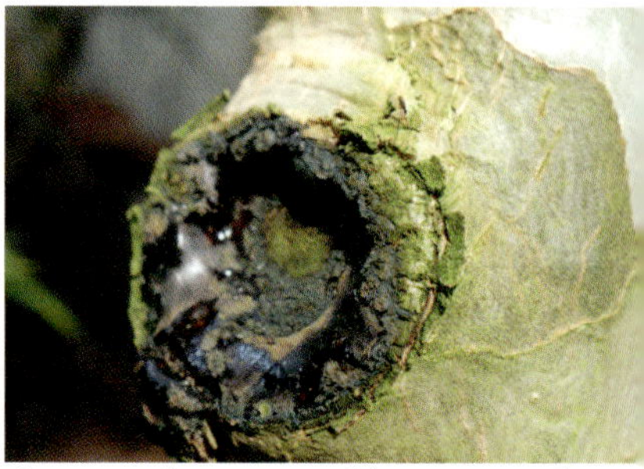

Angetrocknetes und bereits oxidierte Guajak-Harz an einem Astbruch.

Guajak als Naturheilmittel

Als traditionelle Heilmittel sind gleichermaßen das Holz sowie das Harz des Guajakbaumes bekannt, wobei Letzteres vielfach als die wirkstärkere Arznei angeführt wird. Beides wird traditionell zur Einleitung der Monatsblutung, bei Hals- und Zahnschmerzen, als Gicht-, Rheuma- und Wurmmittel sowie zur Linderung von Brandwunden und Hauterkrankungen eingesetzt. Das ethnomedizinisch beschriebene Wirkspektrum von Guajak umfasst antibakterielle, antirheumatische, leicht abführende, diuretische, entzündungshemmende sowie stimulierende Eigenschaften. Außerdem wird dem Holz von einigen indigenen Stämmen eine potenzsteigernde und aphrodisierende Wirkung zugesprochen. „Männer glauben, dass sich die Härte des Holzes sozusagen sympathiemagisch auf ihr schlaffes Glied übertragen lasse" (RÄTSCH 1996: 80). Im Europa des 16. Jahrhunderts gehörte Guajak, zusammen mit Quecksilber, zu den verbreitetsten Volksarzneien gegen die Syphilis (Franzosenkrankheit), daher auch die umläufigen Trivialbezeichnungen Franzosenbaum und Franzosenharz. Weiterhin wurde es gegen Pocken eingesetzt (Pockholz). Als homöopathisches Arzneimittel (Guaiacum) wird Guajak in unterschiedlichen Potenzen bei Angina, Bronchitis, Rheuma sowie zur Ausleitung von Giftstoffen empfohlen. In Amerika wird Guajak-Harz als Antiseptikum außerdem in der traditionellen Tierheilkunde genutzt (VOGEL 1970:410). Aktuell ist Guajak im medizinischen Sektor vorrangig als Nachweis-Mittel im sogenannten Hämoccultest (Guajak-Test) von Bedeutung, der bei Verfärbung nicht sichtbares Blut im Stuhl anzeigt.

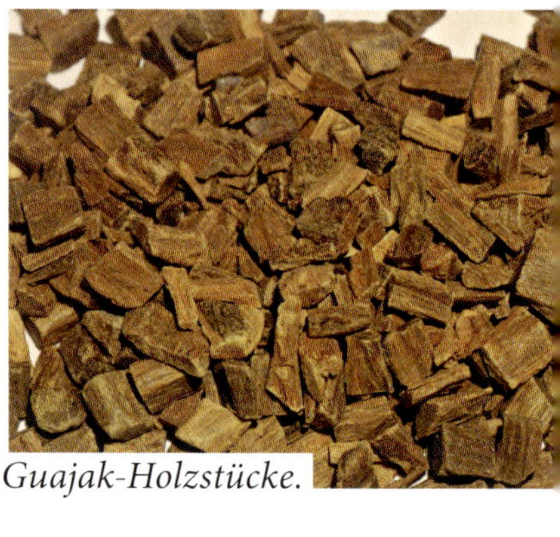

Guajak-Holzstücke.

Guajak als Räucherstoff

Die indigenen Stämme Süd- und Mittelamerikas räuchern Guajak zur Vertreibung von Insekten, zur Linderung von Erkältungssymptomen sowie im Rahmen ihrer traditionellen Heilungszeremonien.

Das Harz sowie das Holz eignen sich gleichermaßen aufgrund der lieblichen, an Schokolade erinnernden Duftnote sowie ihrer anregenden und leicht euphorisierenden Wirkung als Zutat für aphrodisierende Liebesräucherungen; weitere Komponenten einer solchen Räucherung können beispielsweise Siam Benzoe, Damiana, Jasmin, Labdanum, Rosenblüten und Styrax sein.

Guajak als Lebensmittelzusatz

In Mittelamerika wird Guajakharz traditionell zur Geschmacksverfeinerung von Likören, Kaugummis und Backwaren verwendet. In der modernen Lebensmittelerzeugung ist das Harz ein weit verbreitetes natürliches Antioxidations- und Konservierungsmittel.

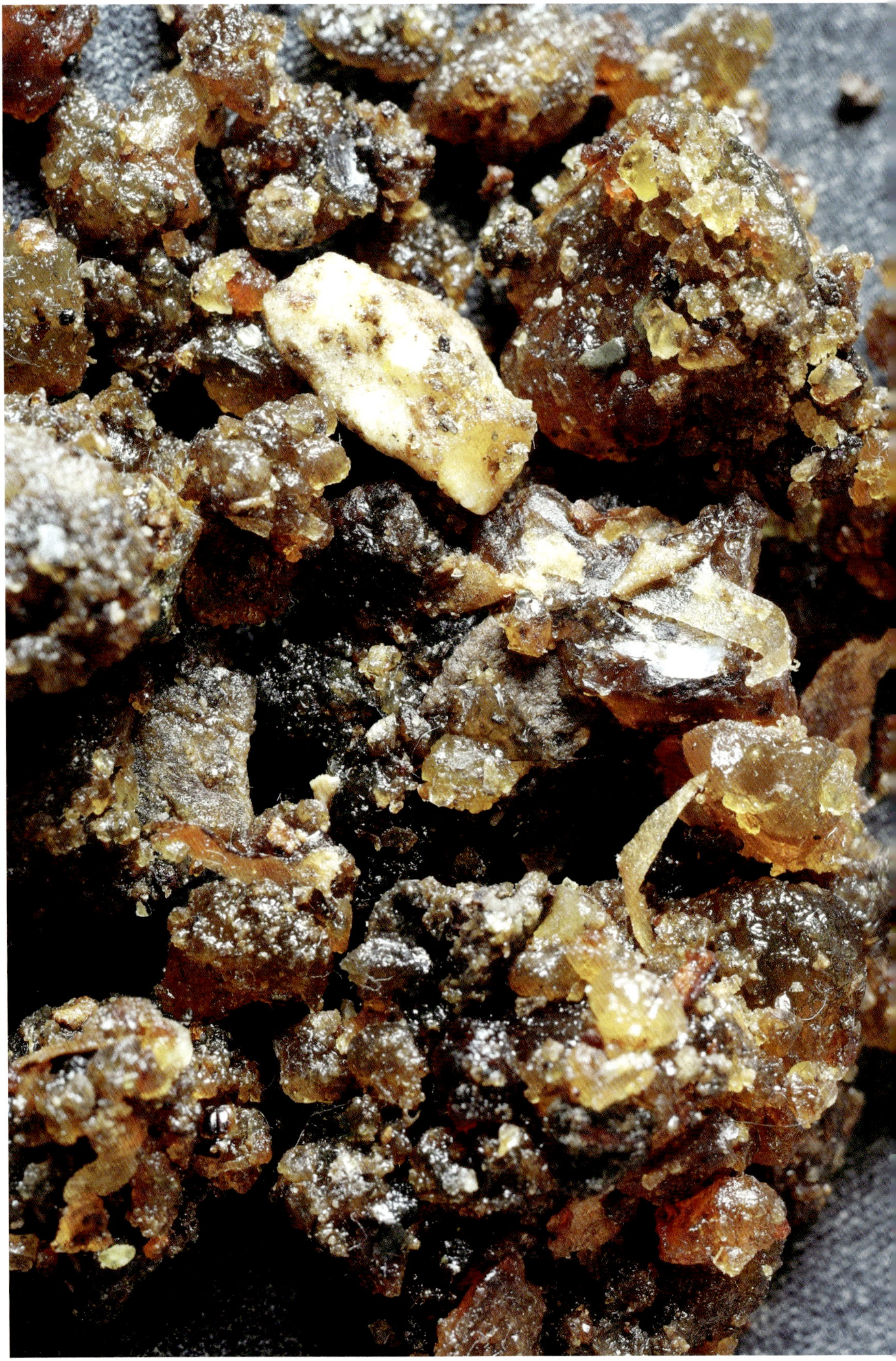

Guggul

Commiphora mukul (HOOK. ex STOCKS) ENGL.

Burseraceae (Balsambaumgewächse)

Das weiche, klebrige und im Aroma etwas süßliche und an Vanille erinnernde Guggul-Harz wird aus der Myrrhen-Art *Commiphora mukul* (Syn. Commiphora roxburghii, Commiphora wightii) gewonnen, die als Wildpflanze in den indischen Bundesstaaten Rajasthan, Gujarat, Karnataka und Assam vorkommt, weiterhin in einigen Regionen von Bangladesch und Pakistan. Typische Merkmale der als Baum oder Strauch gedeihenden und eine maximale Höhe von etwa vier Meter erreichenden Mukul-Myrrhe sind ihre dornigen und spiralförmig aufsteigenden Zweige, ihr knorriger Wuchs sowie die dünne, aschefarbige und papierartig abblätternde Rinde. Darunter zeigt sich dann die grüne Unterrinde, die sich nach einiger Zeit ebenfalls in dünnen Streifen oder Rollen vom Stamm löst.

Das aus den Ästen gewonnene Harz riecht sehr angenehm, schmeckt bitter und verfügt über ein breites Spektrum an gesundheitsfördernden Eigenschaften. Guggul wirkt antiseptisch, beruhigend, blutfett- und cholesterinsenkend, entzündungshemmend, krampflösend, schmerzlindernd, vitalisierend sowie zusammenziehend und wurde bereits in den ersten ayurvedischen Schriften als vielfältig einsetzbares Heilmittel beschrieben. Inzwischen liegt eine Reihe an Forschungsergebnissen vor, anhand derer sich die volksmedizinischen Anwendungen auch pharmakologisch erklären lassen.

Das Extrakt des Guggul-Harzes enthält als Hauptwirkstoffe die Phytosteroide E-Guggulsteron und Z-Guggulsteron. Diese Verbindungen kommen in den anderen Myrrhenharzen nicht vor. Daneben wurde eine Vielzahl an weiteren nützlichen Substanzen nachgewiesen: Aminosäuren, Camphorene, Cembren, Cholesterin, Mukulol, Guggulsterol-I, Guggulsterol-II, Guggulsterol-III, Flavonoide und Lignane (SARUP et al. 2015). Das in Konzentrationen von etwa 1,5 % im Exsudat vorliegende ätherische Öl enthält als wichtigste Komponenten Heptansäuremethylester, Eugenol, α-Phellandren, Limonen, Bornylacetat, α-Pinen, Geraniol, Linalool, Estragol und 1,8-Cineol.

Im deutschen Sprachraum umläufige Namen für das Harz sind zum Beispiel Indisches Bdellium, Bedolachharz, Falsche Myrrhe, Guggul, Indische Myrrhe, Indischer Weihrauch und Loban. In Asien existiert eine sehr große Vielzahl an weiteren Trivialbezeichnungen.

Gewinnung, Raubbau und Artenbedrohung

Zur Gewinnung des begehrten Harzes wird die weiche Rinde – bevorzugt an dicken Ästen – kreisförmig eingeschnitten, worauf aus der Verwundung eine hellgelbe Flüssigkeit austritt, die sich schnell zu goldbraunen Tränen verfestigt. Die Bäume müssen für eine ertragreiche Ernte mindestens fünf Jahre alt sein – dann liefert jede Mukul-Myrrhe pro Jahr 0,5 bis 1 Kilogramm Guggul.

Guggul ist das wichtigste Harz der jahrtausendealten und seit Jahrzehnten zunehmend populärer werdenden Ayurveda. Allerdings birgt die hohe Nachfrage nach ayurvedischen Produkten den großen Nachteil, dass es in den letzten Jahren immer häufiger zu illegalen Sammlungen kommt, was üblicherweise ohne jedwede Rücksichtnahme auf das Wohlergehen des Baumes geschieht. So wird im Zuge des Guggul-Raubbaus den Bäumen einerseits keinerlei Zeit zum Regenerieren gelassen, andererseits wird Ether auf die Rindeneinschnitte gegeben, was den Harzfluss um das 22-Fache verstärkt, die Bäume allerdings vollständig ausschöpft und binnen kürzester Zeit zum Absterben zwingt.

„Jenes, das vor Krankheiten bewahrt" – Guggul als Naturheilmittel

Wie es der Name Guggulu („Abwehr von Krankheiten") bereits andeutet, handelt es sich bei dem indischen Harz im traditionellen Gebrauch um eine Art Universalheilmittel. Eingesetzt wird es sowohl innerlich als auch äußerlich, daneben ist es seit langen Zeiten als medizinisches Räucherwerk bekannt. In der Ayurveda wird das bitter schmeckende und Pitta vermehrende Harz zur innerlichen Behandlung von Appetitlosigkeit, hohen Cholesterinwerten, Diabetes, Epilepsie, Fieber, Herz-Kreislauf-Problemen, Husten, Leberbeschwerden, Magen-Darm-Erkrankungen, Menstruationsstörungen, Nervenleiden, Schildrüsenerkrankungen, Schwächezuständen und Übergewicht empfohlen; ferner gilt Guggul in Indien als vitalisierendes Rasayana („Verjüngungsmittel") sowie als libidoanregendes Aphrodisiakum. Traditionelle Indikationen für eine äußerliche Anwendung sind Arthrose, Hämorrhoiden, Hautausschläge, Rheuma, Schwellungen, Verletzungen, Wunden und schwaches Zahnfleisch. Wird der Rauch des Harzes hingegen im Rahmen einer therapeutischen Räucherung langsam und tief inhaliert, hat Guggul schleimlösende, husten- und schnupfenlindernde, lungenstärkende sowie beruhigende Eigenschaften. Ferner heißt es in Indien, das inhalierter Guggulrauch in einer allgemeinen Tonisierung des Immunsystems wirkt.

Neben Indien ist eine Anwendung als Heilmittel außerdem in China und Tibet geläufig. In der TCM wird das Harz zur Förderung der allgemeinen Regeneration sowie als Schmerzmittel genutzt. In Tibet ist es unter der Bezeichnung Gugul Nagpo bekannt und eine weitläufig geschätzte Arznei bei Entzündungen, Lepra und Wunden.

Ethnopharmakologische und ayurvedische Guggul-Präparate (Auswahl)

Im Sinne einer synergistischen Wirkverstärkung und -erweiterung wird gereinigtes Guggul in Indien seit langen Zeiten meistens in Kombination mit anderen Naturheilmitteln – Früchte, Gewürze und Kräuter – verwendet. Eingenommen wurden die als „Guggulu" bekannten Kombinationspräparate ursprünglich als pulvrige Mischung oder in der Form kleiner Kügelchen, wobei es sie heute auch als Kapseln oder Tabletten gibt. Bei der Herstellung der Kügelchen wird zur Bindung der Einzelsubstanzen üblicherweise Ghee verwendet.

Triphala Guggulu

Inhaltsstoffe **Guggul, Amalaki** *(Phyllanthus emblica,* dt. Amlabaum), **Bibhitaki** *(Terminalia bellirica,* dt. Belerische Myrobalane), **Haritaki** *(Terminalia chebula,* dt. Chebulische Myrobalane), **Pippali** *(Piper longum,* dt. Langer Pfeffer).

Verwendung Dies ist das bekannteste Guggul-Präparat, das traditionell bei Gelenk- und Muskelschmerzen appliziert wird. Daneben gilt es als Rasayana bzw. als stärkendes Aufbau- und Verjüngungsmittel. Die Kombination aus den Früchten von Amalaki, Bibhitaki und Haritaki wird in der Ayurveda als Triphala („Dreifrucht") bezeichnet.

Yogaraja Guggulu

Inhaltsstoffe **Guggul, Maricha** (*Piper nigrum,* dt. Schwarzer Pfeffer), **Pippali** (*Piper longum,* dt. Langer Pfeffer), **Shunti** (*Zingiber officinalis,* dt. Ingwer), **Amalaki** (*Phyllanthus emblica,* dt. Amlabaum), **Bibhitaki** (*Terminalia bellirica,* Belerische Myrobalane), **Haritaki** (*Terminalia chebula,* dt. Chebulische Myrobalane), **Musta** (*Cyperus rotundus,* dt. Nussgras, Zypergras),

Gokshura (*Tribulus terrestris,* dt. Erd-Burzeldorn), **Hapusha** (*Juniperus communis,* dt. Wacholder), **Shatavari** (*Aparagus racemosus,* dt. Wilder Spargel), **Guduchi** (*Tinospora cordifolia,* dt. Herzblättriger Mondsame), **Ashwagandha** (*Withania somnifera,* dt. Schlafbeere, Winterkirsche), **Ajamoda** (*Apium graveolens,* dt. Echter Sellerie), **Ajowan** (*Trachyspermum ammi,* dt. Königskümmel), **Dhanyaka** (*Coriandrum sativum,* dt. Koriander), **Tvak** (*Cinnamomum verum,* dt. Ceylon-Zimt), **Ela** (*Eletaria cardamomum,* dt. Kardamom), **Rasna** (*Alpinia galanga,* dt. Galgant), Lavanga (*Syzygium aromaticum,* dt. Gewürznelke), **Karchura** (*Curcuma zedoaria,* dt. Weiße Kurkuma, Zitwerwurzel)

Verwendung Yogaraja („König des Yoga") Guggulu wird in der Ayurveda zur Anregung von Agni („Verdauungsfeuer") sowie zur Austreibung von Ama („Verdauungsschlacken") eingesetzt. Empfohlen wird die Einnahme dieses Präparates bei Magen- und Darmbeschwerden, Gelenkschmerzen, Urogenitalerkrankungen und Fettleibigkeit.

Kaishora Guggulu

Inhaltsstoffe **Guggul, Guduchi** (*Tinospora cordifolia,* dt. Herzblättriger Mondsame), **Shunti** (*Zingiber officinalis,* dt. Ingwer), **Maricha** (*Piper nigrum,* dt. Schwarzer Pfeffer), **Pippali** (*Piper longum,* dt. Langer Pfeffer), **Danti** (*Baliospermum montanum,* dt. Rote Purgiernuss), **Nishotra** (*Operculina turpethum,* dt. Turpeth), **Amalaki** (*Phyllanthus emblica,* dt. Amlabaum), **Bibhitaki** (*Terminalia bellirica,* dt. Belerische Myrobalane), **Haritaki** (*Terminalia chebula,* dt. Chebulische Myrobalane).

Verwendung Kaishora (dt. Jugend) Guggulu ist ein Mittel zur innerlichen Reinigung. Es wird traditionell zur Ausleitung von Giftstoffen sowie zur Blutreinigung eingesetzt. Weitere Indikationen sind Gelenkschmerzen, Hautausschläge und Muskelbeschwerden. Der Geschmack ist bitter, süß und scharf, die Wirkung pitta- und vatareduzierend.

Navaka Guggulu

Inhaltsstoffe **Guggul, Shunti** (*Zingiber officinalis,* dt. Ingwer), **Maricha** (*Piper nigrum,* dt. Schwarzer Pfeffer), **Pippali** (*Piper longum,* dt. Langer Pfeffer), **Amalaki** (*Phyllanthus emblica,* dt. Amlabaum), **Bibhitaki** (*Terminalia bellirica,* dt. Belerische Myrobalane), **Haritaki** (*Terminalia chebula,* dt. Chebulische

Myrobalane), **Chitraka** (*Plumbago zeylanica,* dt. Bleiwurz), **Musta** (*Cyperus rotundus,* dt. Nussgras, Zypergras), **Vidanga** (*Embelia ribes,* dt. Falscher Pfeffer).

Verwendung Navaka Guggulu wirkt beruhigend auf Vata und Kapha und wird in der Ayurveda zur Verbesserung der Verdauung, zu Zwecken der Gewichtsabnahme sowie als Mittel zur Linderung von Arthritis empfohlen.

Laxadi Guggulu

Inhaltsstoffe **Guggul, Ashwagandha** (*Withania somnifera,* dt. Schlafbeere, Winterkirsche), **Laksha** (*Laccifer lacca,* dt. Lackschildlaus, Schellack), **Asthisamhrut** (*Cissus quadrangularis,* dt. Cissus), **Kakubha** (*Terminalia arjuna,* dt. Arjun-Baum), **Nagabala** (*Grewia populifolia,* dt. Sternbusch).

Verwendung Dieses mit dem Sekret der Lackschildlaus versetzte Guggulu ist ein traditionelles Heilmittel bei Knochenbrüchen und Osteoporose.

Goksharadee Guggulu

Inhaltsstoffe **Guggul, Gokshura** (*Tribulus terrestris,* dt. Erd-Burzeldorn, Erdsternchen), **Amalaki** (*Phyllanthus emblica,* dt. Amlabaum), **Bibhitaki** (*Terminalia bellirica,* dt. Belerische Myrobalane), **Haritaki** (*Terminalia chebula,* dt. Chebulische Myrobalane), **Maricha** (*Piper nigrum,* dt. Schwarzer Pfeffer), **Pippali** (*Piper longum,* dt. Langer Pfeffer), **Shunti** (*Zingiber officinalis,* dt. Ingwer), **Musta** (*Cyperus rotundus,* dt. Nussgras, Zypergras).

Verwendung Gokshuradee Guggulu fördert den Urinfluss und wird zur Ausscheidung von Harnsteinen sowie zur Entgiftung der Harnwege eingesetzt. Von einer Einnahme in der Schwangerschaft wird sicherheitshalber abgeraten. Die Wirkung wird als vatareduzierend beschrieben.

Amrutadi Guggulu

Inhaltsstoffe **Guggul**, **Guduchi** (*Tinospora cordifolia,* dt. Herzblättriger Mondsame), Amalaki (*Phyllanthus emblica,* dt. Amlabaum), **Bibhitaki** (*Terminalia bellirica,* dt. Belerische Myrobalane), **Haritaki** (*Terminalia chebula,* dt. Chebulische Myrobalane), **Maricha** (*Piper nigrum,* dt. Schwarzer

Pfeffer), **Pippali** (*Piper longum,* dt. Langer Pfeffer), **Danti** (*Baliospermum montanum,* dt. Rote Purgiernuss), **Shunti** (*Zingiber officinalis,* dt. Ingwer), **Vidanga** (*Embelia ribes,* dt. Falscher Pfeffer), **Tvak** (*Cinnamomum verum,* dt. Zimt).

Verwendung Die traditionellen Indikationen für dieses Guggulu, welches auch als Zusatz für andere Ayurveda-Präparate eingesetzt wird, gestalten sich sehr umfangreich. Am häufigsten jedoch wird es bei Fettleibigkeit, zur Senkung des Cholesterinspiegels sowie zur Linderung von Furunkeln und Fisteln verwendet.

Chandraprabha Vati Guggulu

Inhaltsstoffe **Guggul**, **Chandraprabha** (*Cinnamomum camphora,* dt. Kampfer), **Vacha** (*Acorus calamus,* dt. Kalmus), **Musta** (*Cyperus rotundus,* dt. Nussgras, Zypergras), **Bhunimba** (*Andrographis paniculata,* dt. Kalmegh), **Guduchi** (*Tinospora cordifolia,* dt. Herzblättriger Mondsame), **Daraku** (*Cedrus deodara,* dt. Himayala-Zeder), Haridra (*Curcuma longa,* dt. Kurkuma, Gelbwurz), **Ativisha** (*Aconitum heterophyllum,* dt. Eisenhut), **Darvi** (*Berberis aristata,* dt. Begrannte Berberitze), **Amalaki** (*Phyllanthus emblica,* dt. Amlabaum), **Bibhitaki** (*Terminalia bellirica,* dt. Belerische Myrobalane), **Haritaki** (*Terminalia chebula,* dt. Chebulische Myrobalane), **Maricha** (*Piper nigrum,* dt. Schwarzer Pfeffer), **Pippali** (*Piper longum,* dt. Langer Pfeffer), **Tvak** (*Cinnamomum verum,* dt. Zimt), **Danti** (*Baliospermum montanum,* dt. Rote Purgiernuss), **Dhanyaka** (*Coriandrum sativum,* dt. Koriander), **Chitraka** (*Plumbago zeylanica,* dt. Bleiwurz), **Chavja** (*Piper chaba,* dt. Langer Java Pfeffer), **Vidanga** (*Embelia ribes,* dt. Falscher Pfeffer), **Shunti** (*Zingiber officinalis,* dt. Ingwer), **Makshika Dhatu Bhasma** (dt. Erz aus Kupfer und Eisenpyrit), **Yava Kshara** (*Hordeum vulgare,* dt. Gerste), **Lavana** (dt. Salz), **Nishotra** (*Operculina turpethum,* dt. Turpeth), **Patra** (*Cinnamomum tamala,* dt. Indisches Lorbeerblatt), **Ela** (*Elettaria cardamomum,* dt. Kardamom), **Vamshalochana** (*Bambusa bambos,* dt. Großer Dornenbambus), **Loha Bhasma** (dt. Eisen-Bhasma), **Sita** (dt. Zucker), **Shilajatu** (dt. Asphaltum).

Verwendung Die Vielzahl an unterschiedlich wirksamen Inhaltsstoffen ermöglicht ein breites Anwendungsspektrum. Eingesetzt wird es als harmonisierendes und „verjüngendes" Rasayana, als Mittel zur Harntreibung und Verdauungsförderung sowie zur Behandlung von Asthma, Erkältungssymptomen, Hauterkrankungen, Augeninfektionen und Zahnschmerzen.

Guggul als Räucherstoff

Guggul wird in Indien gleichermaßen für sakrale wie für medizinische (siehe Guggul als Naturheilmittel) Zwecke geräuchert. Es ist eine häufige Zutat diverser Räuchermischungen, die als Opfergabe für die Götter in Tempeln verbrannt werden. Außerdem wird das Harz im Zuge ritueller Reinigungen geräuchert, beispielsweise um die Luft von Keimen und die feinstofflichen Körper von energetischen Unstimmigkeiten zu befreien. Der inhalierte Rauch zeigt aber auch beruhigende und geistklärende Eigenschaften, weshalb sich Guggul sehr gut als „Vertiefer“ meditativer Zustände sowie schlicht als entspannende Abendräucherung nutzen lässt. Das süßlich-herbe Aroma des geräucherten Harzes ist sehr angenehm und ergänzt sich sehr gut mit Benzoe und Sandelholz.

Was ist Bdellium?

Das in antiken Schriften häufig beschriebene Bdellium war ein damals sehr beliebter Heil- und Räucherstoff, dessen genaue botanische Bestimmung allerdings ungewiss ist. Einige Autoren suggerieren, dass es sich um das Harz der Spezies *Commiphora africana* handelte, obwohl eindeutige Belege dafür fehlen. Andere ziehen hingegen *Commiphora mukul* als Lieferanten in Betracht. Beides ist möglich, denn sowohl das Harz aus Indien als auch jenes aus Afrika waren in der Antike bereits bestens bekannt. Heute ist die sehr selten gewordene Bezeichnung Bdellium meist ein Synonym für das aus Indien stammende Guggul.

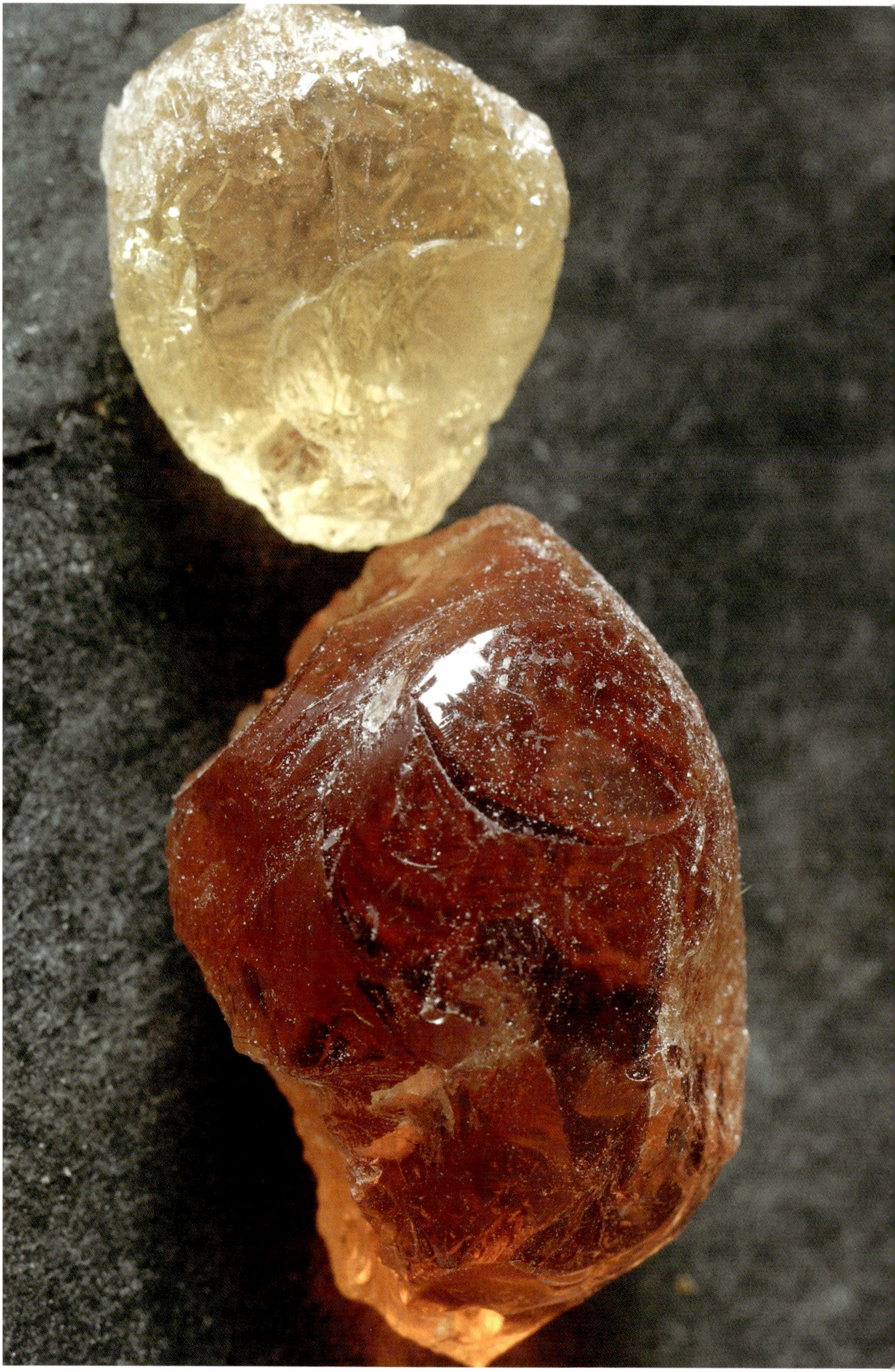

Gummi arabicum

Senegalia senegal, Vachellia spp.

Fabaceae (Hülsenfrüchtler)

Gummi arabicum wird aus verschiedenen afrikanischen Akazien (*Acacieae*) gewonnen und ist das am längsten bekannte Pfanzengummi. Bereits in der Antike wurde es für die unterschiedlichsten Zwecke verwendet, woran sich bis zum heutigen Tag nicht viel geändert hat. Das Hauptproduktionsland ist der Sudan, der 90 % des Weltmarktes erzeugt. Der jährliche Weltbedarf liegt bei rund 50.000 Tonnen.

Eingesetzt wird Gummi arabicum als ...

› verdickender, emulgierender und stabilisierender Lebensmittelzusatz (E 414) in Babynahrung, Bier, Getränkepulvern, Sahnesteif, Süßwaren, Tortenguss und Wein.

› Bindemittel für Farbpigmente in der Farben- und Tintenherstellung.

› Gummierung von Briefmarken, Briefumschlägen und Zigarettenpapier, die durch Anfeuchten klebfest gemacht wird.

› bindender und geruchlos abbrennender Zusatzstoff in Räuchermischungen und -stäbchen.

› Hilfs- und Zusatzstoff in der Medikamentenerzeugung, beispielsweise für Emulsionen und Pasten sowie als Überzugsmittel für Dragees, Kapseln, Pastillen und Tabletten.

Gewonnen wird Gummi arabicum durch Anritzen des Stammes und dickerer Äste mindestens zehn Jahre alter Bäume. Der tropfenförmig ausfließende Milchsaft wird aufgefangen und verhärtet an der Luft zu weißen oder gelblichen Stücken mit einem Durchmesser bis zu 7 cm. Diese Rohware kann über den Handel bezogen werden, meistens liegt Gummi arabicum allerdings als Granulat oder Pulver vor. Nach jeder Ernte benötigt der Baum ein mindestens vierjähriges Regenerationsfenster.

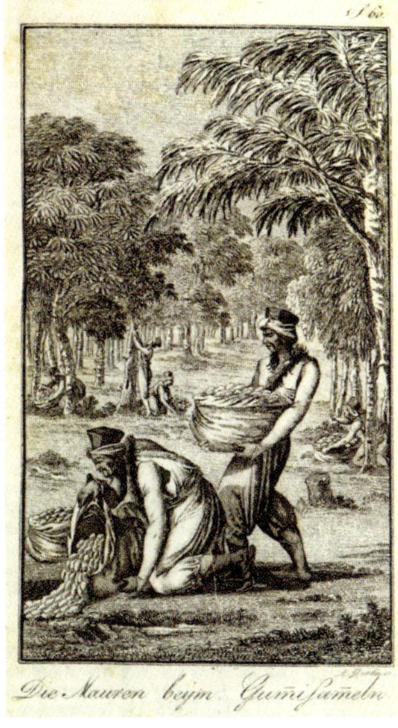

Die Mauren beim Gummisammeln im Senegal. Gemalt von Jean Baptiste Léonard Durand, 1804, Wikimedia Commons.

Chemisch zusammengesetzt ist Gummi arabicum aus einem Gemisch an Polysacchariden (Mehrfachzuckern), dessen Hauptbestandteile Galaktose und Arabinsäure sind. Gummi arabicum ist „gummi-typisch" wasserlöslich: In warmem Wasser löst es sich fast vollständig, aber langsam, zu einer klaren, klebrigen und zähen Flüssigkeit. In Alkohol ist es hingegen unlöslich.

Lieferanten

Früher wurden alle Gummi-arabicum-Lieferanten der Gattung *Acacia* zugeordnet. Gemäß der aktuellen Taxonomie handelt es sich inzwischen allerdings um Arten der Gattungen *Senegalia* und *Vachellia*, die beide dem Tribus *Acacieae* angehören, weiterhin der Unterfamilie der Mimosengewächse (*Mimosoideae*) sowie der Familie der Hülsenfrüchtler (*Fabaceae*). Die wichtigsten Stammpflanzen für das begehrte Gummi sind *Senegalia senegal*, *Vachellia nilotica* und *Vachellia seyal*. Es wird bisweilen aber auch von anderen *Acacieae*-Spezies gewonnen. Allerdings befinden sich diese Exsudate nur selten im Handel, auch sind sie nicht offizinell.

ART	TRIVIALNAMEN	VORKOMMEN
Senegalia senegal (L.) BRITTON (Syn. Acacia senegal, Acacia verek, Mimosa senegal)	Gummiarabikbaum, Verek-Akazie, Hashab	Europa, Ost- und Westafrika, USA
Vachellia nilotica (L.) P.J.H.HURTER & MABB. (Syn. Acacia arabica, Acacia vera, Mimosa arabica)	Arabische Gummi-Akazie, Arabische Akazie, Arabischer Gummibaum, Ägyptischer Schotendorn, Nil-Akazie, Dorn-Akazie, Egyptian mimosa, Babul	Afrika, Arabische Halbinsel, Indien
Vachellia seyal (DELILE) P.J.H.HURTER (Syn. Acacia seyal)	Seyal-Akazie	Ostafrika, Arabische Halbinsel
Vachellia tortilis (FORSSK.) GALASSO & BANFI	Schirmakazie	Afrika

Gummi arabicum als Naturheilmittel

In Ägypten wird Gummi arabicum von der Spezies *Vachellia seyal* seit vielen Jahrhunderten zur äußerlichen Anwendung bei Augenerkrankungen, Gliederschmerzen, Hautausschlägen und Wunden genutzt. Daneben ist es eine der wichtigsten Grundsubstanzen bei der Erzeugung medizinischer Präparate, was gleichermaßen auf das Exsudat von *Vachellia nilotica* zutrifft (GERMER 2008: 176f.). Außerdem wurde es früher für die Einbalsamierung der Toten verwendet.

In Indien ist vorranging der Pflanzensaft der Arabischen Gummi-Akazie von ethnomedizinischer Bedeutung, dessen Wirkung als adstringierend, antiasthmatisch, fiebersenkend und leberstärkend beschrieben wird (BARAVKAR et al. 2008). Es werden aber auch alle anderen Pflanzenteile dieser Spezies genutzt: Die adstringierend, antibakteriell und diuretisch wirkende Rinde ist in Indien seit langen Zeiten für Behandlungen von Blutungen, Durchfall, Erkältungen, Hautausschlägen, Lepra, Ruhr, Tuberkulose sowie bei Zahnschmerzen bekannt, daneben wird sie als Aphrodisiakum empfohlen. Die Blätter von *Vachellia nilotica* gelten als gute Pflanzenarznei bei Alzheimer, Entzündungen und Geschwüren. Die Wurzel ist hingegen ein traditionelles Krebsmittel. Ferner werden die Schoten sowie die Samen medizinisch verwertet.

Gummi arabicum als Räucherstoff

Vergleichbar mit Traganth, handelt es sich bei dem günstigeren Gummi arabicum um ein hervorragendes Bindemittel für Räuchermischungen. In Kombination mit ausgewählten Hölzern, Kräutern und Harzen können mit Hilfe dieses Naturstoffes unkompliziert Räuerstäbchen, -kegel und -spiralen geformt werden. Gleichzeitig eignet es sich sehr gut als Trägersubstanz für ätherische Öle.

Rituell verankert sind Räucherungen mit dem Gummi von *Vachellia nilotica* im Himalayaraum, wo man es im Rahmen von Totenverbrennungen sowie als Opfergabe für die Götter verbrennt. Im Volksglauben sagt man, dass in dem Baum die Seele eines heiligen Mohammedaners oder einer Göttin wohnt. Zahlreiche Opfergaben werden deshalb am Fuße des Gummilieferanten abgelegt oder es wird der Dreizack der Gottheit Shiva auf den Stamm gemalt.

Gummi arabicum verflüssigt sich auf Räucherkohle und verbrennt mit einer geringen Raucherzeugung ohne besonderen Eigengeruch; das Aroma ist sehr mild mit einer dezenten Blumennote. Die Wirkung ist vorranging eine energetisch harmonisierende, auf der psychischen Ebene werden zudem stimmungsaufhellende und konzentrationsfördernde Qualitäten beschrieben. Kombiniert werden kann Gummi arabicum prinzipiell mit allen erdenklichen Räucherstoffen. Besonders gut passt es jedoch zu solchen, die normalerweise einen ziemlich scharfen oder stechenden Geruch verströmen. In diesem Fall hat das Pflanzengummi die Eigenschaft, dass es die Aromen der anderen Stoffe auf angenehme Weise abschwächt und synergistisch abrundet.

„Der Räucheraltar" – Akazienholz in der Bibel

Im zweiten Buch Mose finden wir eine sehr detaillierte Beschreibung eines Räucheraltars, der aus dem Holz einer Akazie hergestellt wurde. Platziert wurde das heilige Artefakt vor der Bundeslade, jenem mystischen Schrank, in dem auf Steintafeln die zehn Gebote aufbewahrt wurden.

„Du sollst auch einen Räucheraltar machen aus Akazienholz, eine Elle lang und ebenso breit, viereckig, und zwei Ellen hoch. Seine Hörner sollen aus einem Stück mit ihm sein. Und du sollst ihn mit feinem Golde überziehen, seine Platte und seine Wände ringsherum und seine Hörner. Und sollst einen Kranz von Gold ringsherum machen und zwei goldene Ringe unter dem Kranz zu beiden Seiten, dass man Stangen hineintue und ihn damit trage. Die Stangen sollst du auch aus Akazienholz machen und mit Gold überziehen. Und du sollst ihn setzen vor den Vorhang, der vor der Lade mit dem Gesetz hängt." (2. Mose 30)

Kampfer

Cinnamomum camphora (LINNÉ) J. PRESL

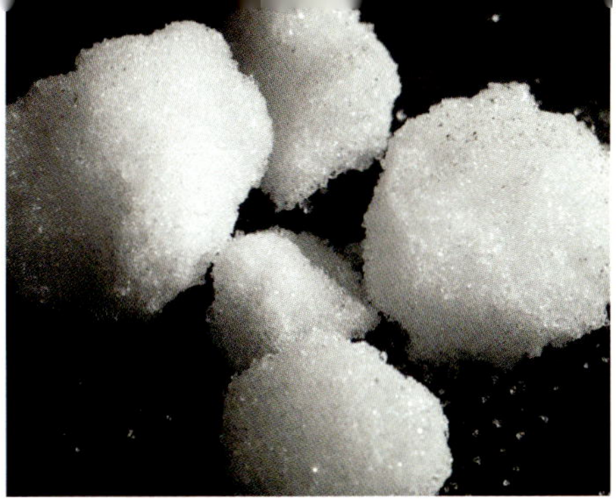

Lauraceae (Lorbeergewächse)

Kampfer ist ein schneeweißes und kristallines Harzdestillat mit einem charakteristischen und direkt in den Kopf steigenden Aroma, das ursprünglich aus dem ätherischen Öl des bis zu vierzig Meter hohen Kampferbaums gewonnen wird und in China, Indien, Japan sowie Tibet auf eine lange Geschichte als Heilmittel und rituelles Räucherwerk zurückblickt. Gleichzeitig wird Kampfer, wenn auch vergleichsweise selten, als stimulierende Zutat des Betelbissens und einiger Schnupftabake verwendet.

Kampfer entsteht, wenn sich das frische Destillat im Erkaltungsprozess befindet. Aufgrund der günstigen Herstellungskosten wird Kampfer heutzutage allerdings meistens synthetisch erzeugt – als Ausgangssubstanz der Synthese fungiert dabei die Verbindung α-Pinen. Wenn möglich, sollte beim Erwerb darauf geachtet werden, dass es sich um das originäre Naturprodukt handelt. Synthetischer Kampfer verströmt zwar ebenfalls ein frisches, befreiendes, belebendes und an Eukalyptus erinnerndes Aroma, es verfügt jedoch nicht über die feinen Qualitäten des Naturharzdestillates. Heimisch ist der Kampferbaum in den Ländern des östlichen Asiens, wobei sich kommerzielle Kulturen inzwischen auch weit außerhalb der ursprünglichen Herkunft befinden, so zum Beispiel auf Sri Lanka, in Brasilien sowie in Ostafrika.

Das ätherische Öl des Kampferbaums enthält als Hauptkomponente Kampfer (bis 70 %), das üblicherweise abdestilliert und als Einzelsubstanz auf den Markt gebracht wird. Von den übrig bleibenden Stoffen bildet das Monoterpen 1,8-Cineol den Hauptanteil, ferner sind die Verbindungen α-Pinen, Borneol, Carvacrol, Eugenol, Limonen, Phellandren und Safrol enthalten.

Lord Shiva's Flamme des Bewusstseins – Kampfer in der Mythologie

Kampfer hat die Eigenschaft, dass er schnell und vollkommen rückstandsfrei verbrennt. In Indien wird die helle Flamme des brennenden Kampfers deshalb als „Shiva's Flamme des Bewusstseins" interpretiert, welche wiederum die transformative Auflösung des konditionierten „Ichs" (Ego) symbolisiert.

Schließlich verkörpert Shiva, neben seiner Rolle als kosmischer Zerstörer, auch jenen Aspekt, der in den mystischen Lehren als das wahre Selbst oder als universelles Bewusstsein beschrieben wird und der üblicherweise nur dann erfahren werden kann, wenn der geistige Fokus nicht auf das konditionierte Selbstbild gerichtet ist. Die spirituelle Botschaft einer Kampferräucherung könnte daher folgende sein: „Mögen sich unsere Egos in reiner Liebe auflösen bzw. in den größeren Kontext des Lebens einbetten, auf dass wir die einheitliche Verbundenheit allen Lebens erfahren."

Eine weitere Verknüpfung zwischen dem Kampfer-Harz und der Gottheit Shiva findet sich im *Karthikai Deepam*. Ein in Südindien gefeiertes Lichterfest, das an die Legende um den heiligen Berg Arunachala (dt. roter Berg) erinnert, bei dem es sich entsprechend der traditionellen Überlieferung um die Manifestation Shivas handelt. Es heißt, Shiva sei an diesem Ort einstmals als riesige Flammen- bzw. Lichtsäule erschienen, als das erste Linga. Deshalb wird auch heute noch zum Höhepunkt dieser mehrtägigen, im November oder Dezember stattfindenden Feierlichkeit auf dem Gipfel des Arunachala eine große Menge Kampfer und Ghee entzündet. Die aufsteigende und Shiva symbolisierende Flamme lässt sich noch aus weiter Entfernung erkennen. Daneben ist die Kombination aus Ghee und Kampfer im Rahmen anderer aus Indien stammenden Feuerzeremonien von Bedeutung, besonders beim sogenannten Arati.

In China wird das aromatische Harzdestillat „Drachengehirn" genannt und der Lieferant als „Baum des Lebens" verehrt, dessen Früchte gemäß den alten Erzählungen zur Unsterblichkeit verhelfen können. Ähnlich ist es in Japan, wo der Pflanze ebenfalls eine hohe Symbolkraft obliegt. Es waren die Kampferbäume, die – gemeinsam mit den Ginkgobäumen – nach dem Atombombenabwurf über Hiroshima als Erste wieder grüne Blätter austrieben. Ein klarer Hinweis und eine unmissverständliche Signatur für ein erstaunliches Maß an Vitalität.

Kampfer als Naturheilmittel

Kampfer verfügt über ein breites pharmakologisches Wirkspektrum und wird überall dort, wo es bekannt ist, als Heilmittel verwendet. Kampfer wirkt antiseptisch, atemanregend, beruhigend, entzündungshemmend, krampflösend, kreislaufstärkend, schweißtreibend und schmerzlindernd.

Wichtig ist, dass bei einem innerlichen Gebrauch die potenzielle Toxizität von Kampfer berücksichtigt wird. Hochdosiert kann es zu unangenehmen

Nebenwirkungen (Erbrechen, Schwindel u. a.) kommen, weshalb bei einer Selbstmedikation Vorsicht geboten ist. Die toxische Dosis beginnt bei einem Erwachsenen bei etwa 2 g und die letale Dosis bei 20 g. Bei Kindern kann es schon bei deutlich niedrigeren Dosierungen zu lebensgefährlichen Komplikationen kommen. Äußerlich angewendet wirkt Kampfer zwar nicht toxisch, es kann bei dafür anfälligen Personen allerdings schnell zu allergischen Hautreaktionen führen. Schwangere Frauen sollten auf eine Kampfer-Anwendung, unabhängig der Darreichungsform, sicherheitshalber gänzlich verzichten.

Karpura – Kampfer in der Ayurveda

In der Ayurveda wird Kampfer als bitter, süß und scharf schmeckendes Arzneimittel mit einer kühlenden und durchdringenden Wirkung beschrieben. Für eine äußerliche Anwendung wird der weiße und bröselige Feststoff meist mit Ghee sowie mit Sesamöl oder Kokosnussöl vermischt. Traditionelle Indikationen sind zum Beispiel Kopf-, Unterleibs-, Gelenk- und Zahnschmerzen. Bei Erkältung, Husten und Verstopfungen der Nasennebenhöhlen wird Kampfer entweder inhaliert oder in Tulsisaft (Indisches Basilikum) gelöst als Nasentropfen appliziert. Eine innerliche Anwendung wird zur Linderung von Asthma, Durchfall und Hautausschlägen empfohlen. Daneben werden in der Ayurveda die geistöffnenden, wahrnehmungsschärfenden und meditationsunterstützenden Wirkungen geschätzt.

Zhang Nao – Kampfer in der Traditionellen Chinesischen Medizin (TCM)

In der TCM wird Kampfer zur äußerlichen Behandlung von Schmerzen, zur Verbesserung der Durchblutung sowie zum Abtöten von Parasiten verwendet. Innerlich ist es hingegen ein weitläufig eingesetztes Mittel zur Öffnung und Stimulierung der Herz-Meridiane, weiterhin wird es bei Delirien und plötzlicher Bewusstlosigkeit eingesetzt. Gegen Erbrechen und anhaltenden Durchfall wird eine pulverisierte Mischung aus Kampfer, Myrrhe (Mo Yao) und Weihrauch (Ru Xiang) als Teeaufguss zubereitet und schluckweise getrunken.

Kafoor – Kampfer in der iranischen Volksmedizin

Im Iran wird Kampfer gleichermaßen als Aphrodisiakum sowie als Antiaphrodisiakum verwendet; die Dosis spielt hierbei eine entscheidende Rolle. In niedrigen Mengen erwärmt Kampfer die Harnröhre und regt die Sexualorgane an, höher dosiert kommt es hingegen zu einer Verringerung dieses Effektes.

Campher – Kampfer in der Europäischen Volksmedizin

Erstmalig gelangte Kampfer vermutlich im 11. Jahrhundert nach Europa. Seitdem wurde es auch im Westen von zahlreichen Kräuterkundigen als Heilmittel beschrieben. Die berühmte Äbtissin Hildegard von Bingen (1098–1179) lobte beispielsweise eine Kombination aus Kampfer, Majoran und Tormentillwurzel (Blutwurz) als Mittel gegen Fieber. Heute wissen wir, dass Kampfer zwar kein Fieber senkt, dafür aber den grippalen Infekt lindern kann, der das Fieber verursacht hat. Zugleich empfahl sie die Einnahme zur Stimulierung des Geistes, um dem Gottesdienst aufmerksamer folgen zu können. Der Alchemist Paracelsus (1494–1541) beschrieb Kampfer hingegen als kühlende Arznei bei Gehirnerkrankungen, während der Arzt Adam Lonitzer (1528–1586) es in seinem Kreuterbuch als Aphrodisiakum sowie als Mittel gegen Schlafstörungen, blutende Hämorrhoiden und Kopfschmerzen erwähnte. Am häufigsten wurde Kampfer in der europäischen Volksmedizin allerdings bei Kreislaufschwäche (innerlich), Gelenk- und Muskelschmerzen (äußerlich) sowie bei Atemwegsbeschwerden (Inhalation) genutzt. Neben vielen weiteren Naturstoffen ist Kampfer außerdem ein wichtiger Bestandteil in der Rezeptur des Kleinen Schwedenbitters. Eine Art Universalelixier, das vermutlich im 17. Jahrhundert erfunden wurde und durch die österreichische Kräuterexpertin Maria Treben (1907–1991) einen weltweiten Bekanntheitsgrad erlangte.

Camphora – Kampfer in der Homöopathie

Als homöopathisches Arzneimittel wird Kampfer in unterschiedlichen Potenzen bei Blasenentzündungen, Grippe, Krämpfen, Kreislaufbeschwerden, Nervenschmerzen, Schockzuständen und Schüttelfrost empfohlen. Die Wirkung wird in der Homöopathie gleichermaßen als wärmend sowie als kühlend beschrieben.

Borneo-Kampfer und Ngai-Kampfer

Neben dem Lorbeergewächs *Cinnamomum camphora* gibt es noch weitere Kampfer-Lieferanten. Der sogenannte Borneo-Kampfer (Syn. Sumatra-Kampfer) wird aus dem Flügelfruchtgewächs *Dryobalanops aromatica* gewonnen und der Korbblütler *Blumea balsamifera* ist die Stammpflanze des Ngai-Kampfers (Syn. Blumea-Kampfer). Daneben gibt es Safrol-Kampfer *(Sassafras albidum)* sowie Petersilien-Kampfer bzw. Apiol *(Petroselinum crispum),* allerdings liegen diese beiden Kampfersorten nicht als kristalline Feststoffe vor.

Kampfer als Räucherstoff

Beim Räuchern verströmt Kampfer ein sehr intensives, jedoch sich schnell im Raum verflüchtigendes Aroma. Klassische Einsatzmöglichkeiten für eine Kampferräucherung sind einerseits Reinigungsrituale, die zur Vertreibung disharmonischer Energien durchgeführt werden. Daneben wirkt geräucherter Kampfer auf der energetischen Ebene in einer Stimulierung des Stirnchakra und wird in Anbetracht dieser Eigenschaft seit langen Zeiten als Trance- und Divinationsmittel verwendet. Wer den aufsteigenden Dampf bewusst inhaliert, wird schnell eine Erwärmung des inneren Stirnbereichs feststellen, obschon die Wirkung zunächst eher eine kühlende ist. Gleichzeitig bewirkt Kampfer einen Anstieg der Konzentrations- und Intuitionsfähigkeit sowie eine Klärung des Gedankenstroms – eine Art „psychische Erfrischung" –, sodass er sich hervorragend als Meditationshilfe eignet. Aufgrund der positiven Wirkung auf die Atemwege nutzen einige Personen eine Kampfer-Räucherung auch als intensivierende Unterstützung diverser Atemtechniken.

Kampfer eignet sich gleichermaßen als Einzelräucherung sowie für eine Kombination mit anderen Räucherstoffen. Im Himalayaraum sind zum Beispiel Räuchermischungen sehr beliebt, die Kampfer, Galgant, Guggul, Sandelholz und Zimt enthalten. Weiterhin passt er sehr gut zu Beifuß, Elemi, Mastix, Wacholder und Weihrauch.

Geräuchert wird Kampfer meistens auf glühender Kohle oder einem Stövchen, manchmal wird er in niedriger Dosierung aber auch direkt angezündet, worauf er mit heller, aromatischer und rußiger Flamme verbrennt.

Die Beschreibungen des Louis Lewin – Kampfer als Rauschdroge

In älterer Literatur liest man des Öfteren von sogenannten Kampferessern, die das Harzdestillat als Psychoaktivum verwendet haben. Auch zu Halluzinationen soll es nach der Einnahme höherer Dosierungen kommen. Der Pharmakologe, Toxikologe und Autor Louis Lewin (1850–1929) schreibt in seinem erstmalig 1924 erschienenen Kultwerk „Phantastica" (1981: 304) über die Wirkung von Kampfer Folgendes: „Nach Einnehmen von etwa 1,2 g können sich einstellen: angenehm empfundene Hautwärme und eine allgemeine Nervenerregung, Bewegungsdrang, Kribbeln in der Haut und eine eigentümliche, rauschähnliche, ekstatische, geistige Aufregung. Nach Einnehmen von 2,4 g stellte sich Bewegungsdrang ein. Alle Bewegungen waren erleichtert. Im Gehen hoben sich die Schenkel über die Maßen. Geistige Arbeit war unmöglich. Ein Gedankensturm stellte sich ein, eine Vorstellung folgte wild der anderen, schnell, ohne dass eine verharrte."

Kauri

Agathis australis (D.DON) LOUDON

Araucariaceae (Araukariengewächse)

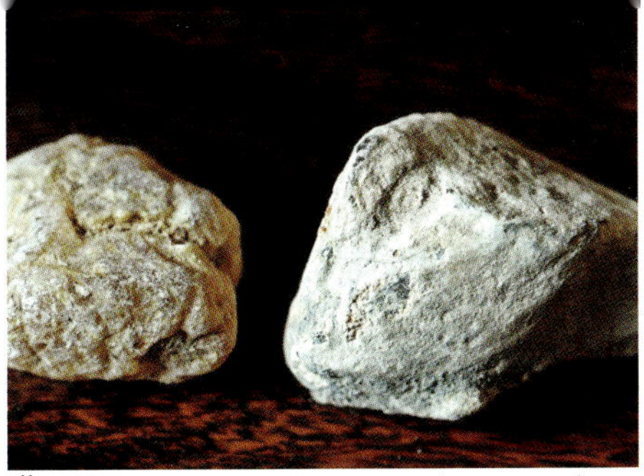

Über Jahrtausende im Boden eingelagertes Kauri-Harz, Herkunft Neuseeland.

Kauri ist ein subfossiles Baumharz aus Neuseeland, das in den Böden der damaligen, heute nicht mehr existierenden Kauri-Wälder gefunden wird. In einigen Merkmalen ähnelt Kauriharz dem Bernstein, beispielsweise verfügen manche Exemplare ebenfalls über Einschlüsse von pflanzlichen oder tierischen Materialien (Inklusen). Allerdings ist das subfossile Kauriharz – auch Kauri-Kopal oder Kauri-Dammar genannt – mit einem Alter von nur wenigen tausend Jahren weitaus jünger als der über Jahrmillionen verhärtete Bernstein. Von der indigenen Bevölkerung Neuseelands, den Maori, wird das Harz *kāpia* genannt und seit langen Zeiten als Fackel, Feueranzünder, Räucherstoff, Kaugummi, Medizin sowie als Farbpigment (Verbrennungsrückstände) für traditionelle Tätowierungen (Tā moko) genutzt.

Die Bestände der mächtigen und bis zu 50 Meter hohen Kauri-Bäume, die umgangssprachlich fälschlicherweise auch Kauri-Fichten oder Kauri-Kiefern genannt werden, sind in Neuseeland inzwischen jedoch sehr rar geworden. Dafür verantwortlich sind die europäischen Siedler, welche die Bäume im 19. Jahrhundert massiv ausbeuteten. Das Harz fand massenweise zur Herstellung von Lacken, Klebstoffen und Linoleum Verwendung und wurde für diese Zwecke großzügig ins Ausland exportiert. In dieser Zeit gehörte Kauriharz zu den wichtigsten neuseeländischen Exportgütern – mit dramatischen Konsequenzen. Als nämlich nahezu alle subfossilen Vorräte dem Boden bzw. den sogenannten *gumfields* entnommen waren und selbst mit Hilfe von Brennstäben – wie sie die sogenannten „Gum-Digger“ (Harzsammler) verwendeten – und Baggern, keine kommerziell verwertbaren Quantitäten mehr gefunden werden konnten, ging man dazu über, zwecks Harzgewinnung die lebenden Bäume anzuritzen. Dieses Vorgehen, das unter anderem ohne Kenntnisse über notwendige Regenerationszei-

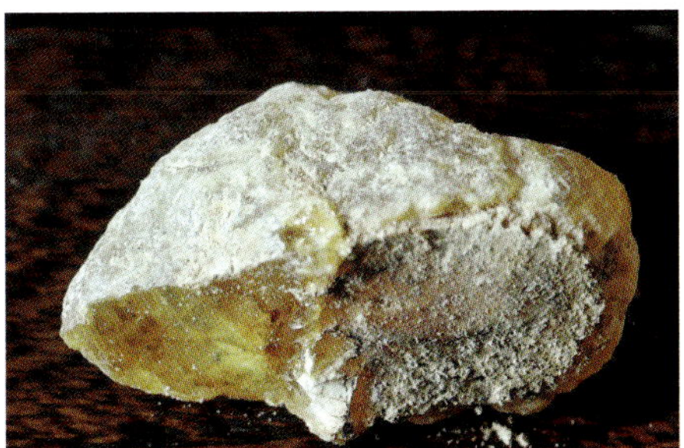

Beim Aufbrechen offenbart sich das aromatische Harz.

ten durchgeführt wurde und eingeschleppten Krankheitserregern ein leichtes Eindringen ins Holz ermöglichte, hatte die Folge, dass viele Kauri-Bäume entweder abgestorben sind oder zumindest nachhaltig geschwächt wurden. Hinzu kommt, dass die Siedler zur Gewinnung von Bauholz unzählige der bis zu 1500 Jahre alten Kauri-Bäume abgefällt haben, unbekümmert dessen, dass die Regenwaldriesen für die Maori den Status von etwas Heiligem haben. Heute stehen die letzten Bestände der einstmals weitreichenden Kauri-Wälder glücklicherweise unter strengem Naturschutz. Das größte Vorkommen findet sich im Waipoua Kauri Forest Nationalpark in der Region Northland.

Mythologie

In der Schöpfungsgeschichte der Maori spielen die Kauri-Bäume eine zentrale Rolle. Es heißt, dass der *Tāne Mahuta*, der „Gott des Waldes" und einer der größten heute noch lebenden *Agathis-australis*-Bäume, nicht mehr länger in der Dunkelheit leben wollte, worauf er beschloss, seinen Vater „Himmel" (Ranginui) und seine Mutter „Erde" (Papatūānuku) auseinanderzuschieben. Auf diese Weise schuf er die „Welt des Lichtes" (Te Ao Mārama) bzw. jene Welt, in der wir heute leben.

Kauriharz als Naturheilmittel

Die Maori sprechen dem Kauriharz antibakterielle Eigenschaften zu und verwenden es bei Infektionen. Eine weitere ethnomedizinische Anwendung ist die Behandlung von Wunden, wozu das Harz pulverisiert, mit Olivenöl gemischt und vorsichtig auf die Verletzung gegeben wird (ADAMS 1945).

Kauriharz als Räucherstoff

Die Maori verwenden Kauriharz als rituelles Räucherwerk zur Reinigung von Wohn- und Ritualplätzen. Weiterhin wurde das vollständig verdampfende und einen dichten Rauch entwickelnde Harz von der neuseeländischen Urbevölkerung zur Bekämpfung von Raupenschädlingen geräuchert. Das Wirkspektrum lässt sich als stark reinigend zusammenfassen, was gleichermaßen die materielle als auch die psychologische Dimension umfasst. Das heißt, dass geräuchertes Kauriharz einerseits die Luft reinigen kann, indem es Keime tötet, andererseits klärt und beruhigt es den Fluss der Gedanken. Das Räucheraroma ist angenehm und erinnert an andere geräucherte Koniferen-Harze.

Kiefer
Pinus-Arten

Pinaceae (Kieferngewächse)

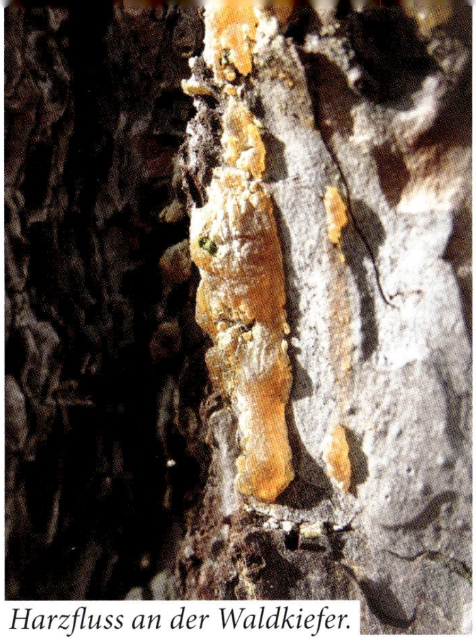
Harzfluss an der Waldkiefer.

Die Gattung der Kiefern – auch Föhren oder Forlen genannt – umfasst insgesamt über 100 Spezies, die vor allem auf der Nordhalbkugel vorkommen, obschon einige Arten auch subtropische Gefilde besiedeln. Das Harz der Kiefern wird weltweit zur Erzeugung von Terpentinöl genutzt, gleichzeitig ist es als Heilmittel sowie als rituelles Räucherwerk von traditioneller Bedeutung.

Kiefernharz enthält bis zu 80 % Prozent Harzsubstanzen und etwa 20 % ätherisches Öl.

Terpentinöl und Kolophonium

Der frische Ausfluss (Terpentin, Terebinthina) der Kiefer und seltener auch der von anderen Koniferen bildet das Ausgangsmaterial des durch Wasserdampfdestillation gewonnenen Terpentinöls. Dieses farblose ätherische Öl ist leicht brennbar, alkohollöslich, stark riechend und bereits bei gewöhnlichen Temperaturen flüchtig. Es dient seit langen Zeiten als wichtiger Zusatz von Farben, Kosmetikprodukten, Lacken, Lösungs- und Reinigungsmitteln. In starker Verdünnung wird Terpentinöl zur Behandlung entzündlicher Hautleiden oder Gelenkerkrankungen auch volksmedizinisch eingesetzt.

Das harzhaltige, feste und bei der Destillation von Terpentinöl anfallende Rückstandsprodukt wird Kolophonium genannt, angelehnt an die antike Stadt Kolophon, die als eine der wichtigsten damaligen Handelszentren für diesen Naturstoff gilt. Genutzt wird das gereinigte Harz zur Erzeugung von Kaugummi, Leim, Linoleumböden sowie für Geigenbogenharze. Letzteres wird dazu verwendet, um die Rosshaare von Saiteninstrumenten einzustreichen, damit diese besser schwingen können. Das Farbspektrum des glasklaren und in Alkohol löslichen Kolophoniums variiert zwischen hellgelb, rötlich und braun.

BOTANISCHER NAME DER STAMMPFLANZE	TRIVIALBEZEICHNUNGEN	VORKOMMEN
Pinus brutia TEN.	Kalabrische Kiefer, Türkische Kiefer (dt.), Calabrian pine, Turkish pine (engl.)	Türkei, Bulgarien, Griechenland, Irak, Iran, Israel, Syrien
Pinus cembra L.	Zirbelkiefer, Arve, Zirbe (dt.) swiss pine (engl.)	Alpen
Pinus cembroides ZUCC.	Mexikanische Nusskiefer (dt.), Pinyon pine, Mexican nut pine (engl.)	Mexiko, USA
Pinus chiapensis (MARTINEZ) ANDRESEN	Ocoté-Kiefer (dt.), Chiapas pine, Pino blanco (engl.), Ocoté (span.)	Guatemala, Mexiko
Pinus contorta DOUGL. ex LOUD.	Dreh-Kiefer, Küsten-Kiefer (dt.), Lodgepole pine (engl.)	Mexiko, USA
Pinus edulis ENGELM.	Colorado pinyon	USA
Pinus halepensis MILL.	Aleppo-Kiefer (dt.), Aleppo pine, Jerusalem's oren, Jerusalem pine (engl.)	Mittelmeer
Pinus monophylla TORR. et FRÉM.	Einblättrige Kiefer, Nusskiefer (dt.), Single-leaf pinyon (engl.)	Mexiko, USA
Pinus mugo TURRA	Bergkiefer, Latschenkiefer (dt.), Creeping pine, Mugo pine (engl.)	Alpen
Pinus nigra J.F.ARNOLD	Schwarzkiefer, Schwarzföhre (dt.), Black pine (engl.)	Österreich, Südeuropa, Nordafrika
Pinus pinaster AIT.	See-Kiefer, Bordeaux-Kiefer, Meer-Kiefer (dt.), Maritime pine (engl.), Pino maritimo (span.)	Südeuropa, Nordafrika
Pinus pinea L.	Italienische Stein-Kiefer, Pinie (dt.), Stone pine (engl.), Pino manso (span.)	Mittelmeer
Pinus roxburghii SARG.	Emodi-Kiefer (dt.), Longlife indian pine (engl.)	Afghanistan, China, Indien, Pakistan
Pinus sibirica DU TOUR	Sibirische Zirbelkiefer (dt.), Siberian pine (engl.)	Russland, Sibirien
Pinus succinifera (GOPPERT) CORNW.	Bernstein-Kiefer (ausgestorben)	Europa
Pinus sylvestris L.	Waldkiefer, Feuerbaum, Rot-Föhre (dt.), Scots pine (engl.), Pino silvestre (span.)	Europa, Nordasien

Der Schamanenbaum Merlins – Kiefer in der Mythologie

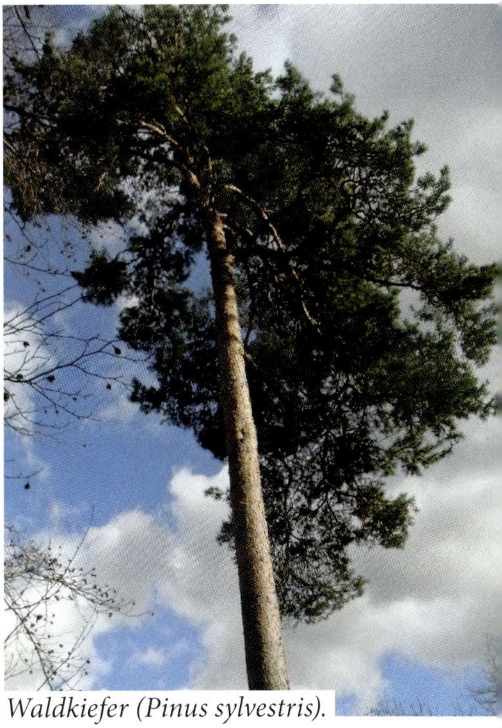
Waldkiefer (Pinus sylvestris).

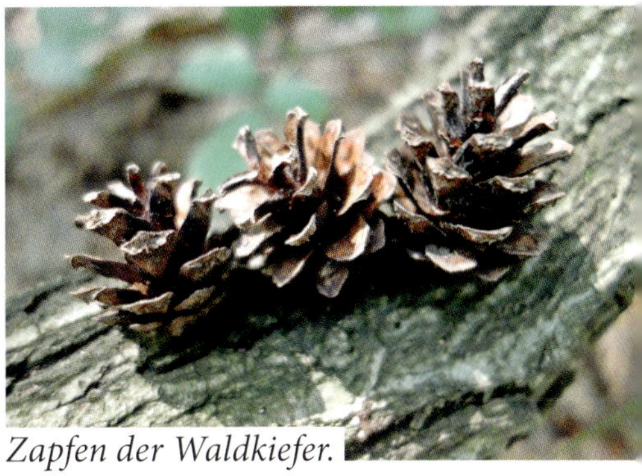
Zapfen der Waldkiefer.

Der keltische Druide Merlin hatte eine tiefe Verbindung zu den Bäumen – ganz besonders nahe standen ihm jedoch der Apfelbaum sowie die Kiefer. Letztere war für den weisen Zauberer ein kraftvoller Weltenbaum, den er nach Art der Schamanen bestiegen hatte und in dessen Wipfeln er die höchsten Erkenntnisstufen erlangte. Danach soll er nie wieder in die diesseitige Welt zurückgekehrt sein.

In der phrygischen Mythologie wird die Pinie *(Pinus pinea)* mit dem schönen Gott Attis in Verbindung gebracht, dem Geliebten der Großen Muttergöttin Kybele. Gemäß der Sage wurde Attis nach seinem Opfertod von Kybele in eine Kiefer verwandelt, da sie seinen leblosen Körper vor der Verwesung schützen wollte.

Weiterhin finden wir in den Mythologien des antiken Griechenlands einen Bezug zum Wald- und Hirtengott Pan sowie zur Nymphe Pitys. Die schöne Naturgottheit soll gleichermaßen von Pan als auch von Boreas (Nordwind) begehrt worden sein. Sie entschied sich für Pan, worauf Boreas vor Wut einen deratig heftigen Wind durchs Land blies, dass die Nymphe von einer steilen Klippe stürzte. Pan, der seine Geliebte kurz nach dem Unglück halbtot auf dem Boden liegend vorfand, verwandelte sie sogleich in eine Kiefer, und seitdem fließen jeden Herbst, wenn Boreas besonders aktiv ist, ihre Tränen aus den Zapfen. In einer anderen Legende wird erzählt, dass sich Pitys, aus Angst vom ewig lüsternen Pan vergewaltigt zu werden, selbst in eine Kiefer verwandelte.

Pflanzensymbolisch standen die Kiefer respektive die auf ihr wachsenden Zapfen in der antiken Zeit vorrangig für den Aspekt der Fruchtbarkeit.

Ocoté von Pinus chiapensis

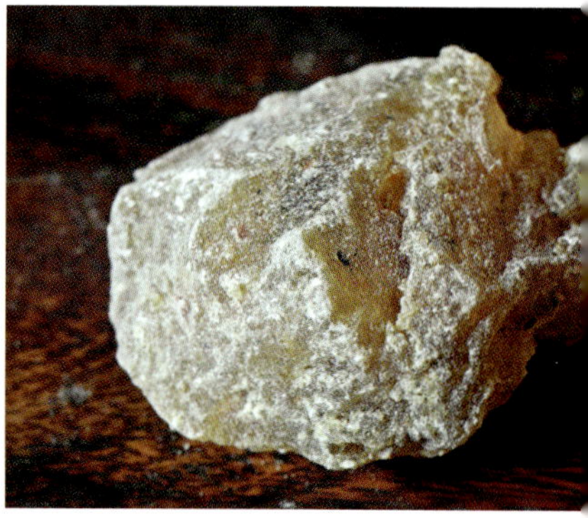

Das Ocoté genannte Harz der in Mexiko beheimateten Spezies *Pinus chiapensis* duftet sehr aromatisch und wurde von den Maya und Azteken auf vergleichbare Weise eingesetzt wie Pom-Copal *(Protium copal):* als rituelle Opfergabe sowie als reinigend und schützend wirkender Räucherstoff im Rahmen von schamanischen Ritualen.

Bergkiefernharz von Pinus mugo

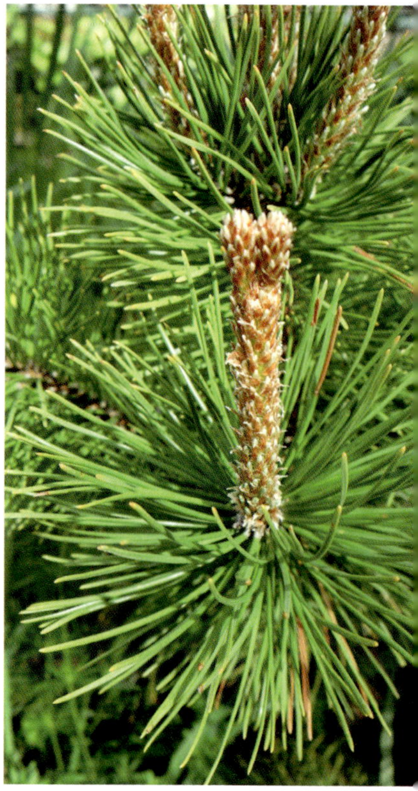

Diese strauchartig gedeihende Art ist vor allem als Lieferant des aus Zweigen und Nadeln destillierten Latschenkiefernöls bekannt, das volksmedizinisch als schleimlösendes Mittel bei Husten und Schnupfen inhaliert wird. Topisch wird es aufgrund seiner wärmenden Eigenschaften als Salbenzutat zur Durchblutungsförderung sowie zur Linderung von Muskelverspannungen eingesetzt. Das unverarbeitete Harz der Bergkiefer eignet sich ausgezeichnet zum Räuchern, z. B. als klärend wirkende Zutat einer Reinigungs- oder Meditationsräucherung. Bergkiefernharz verströmt ein frisches Räucheraroma, allerdings sollte es aufgrund der starken Duftintensität nur sparsam dosiert werden. Im Handel befindet sich das Harz nur sehr selten, im Alpenraum kann es unter strenger Einhaltung der Sammelregeln aber selbst gesammelt werden. Zu beachten ist, dass Bergkiefern ihr Harz immer nur in sehr kleinen Mengen ausscheiden und den größten Teil hiervon zur eigenen Wundheilung benötigen.

Kalabrisches Kiefernharz von Pinus brutia

Das *Sorkuç* genannte und aus der Türkei stammende Harz der Kalabrischen Kiefer ist in seinen Herkunftsregionen ein wichtiges Ausgangprodukt zur Herstellung von Terpentinöl. Daneben ist es ein wichtiges volksmedizinisches Naturheilmittel. Zur Atemerfrischung und Zahnreinigung wird es von der lokalen Bevölkerung einfach in den Mund genommen und gekaut. Innerlich wird es in Kombination mit Honig bei Bauchschmerzen und Diabetes empfohlen, äußerlich hingegen bei Schnittverletzungen und anderen Wunden. Im internationalen Handel ist das Harz von *Pinus brutia* eine Rarität. Es wird aber von türkischen Frauen auf lokalen Märkten angeboten (SATIL et al. 2011).

Schwarzkiefernharz von Pinus nigra

Die Schwarzkiefer gehört zu den harzreichsten Baumarten. Ihr Exsudat wird in Österreich schon lange zur Terpentin- und Kolophonium-Erzeugung eingesetzt. Traditionell gewonnen wird Schwarzkiefernharz durch die Praxis des Dexelns bzw. das sogenannte „Grandlverfahren", wozu der Pecher (Harzer) mit einer scharfen Hacke am Baumstamm kleine Späne abschlägt. Die Wunde, aus der das Harz ausfließt, wird volkstümlich als „Kranzl" bezeichnet. Heutzutage ist dieses über viele Jahrhunderte die Existenz vieler Menschen sichernde Handwerk vom Aussterben bedroht. Es gibt nur noch ganz wenige Personen, welche auf die urtümlichen Methoden der Schwarzkiefernharz-Ernte spezialisiert sind. Die volksmedizinischen Anwendungen gestalten sich analog zu jenen des Waldkiefernharzes. Geräuchert wirkt Schwarzkiefernharz beruhigend und entspannend. Das harzige Aroma ist mild und sehr angenehm.

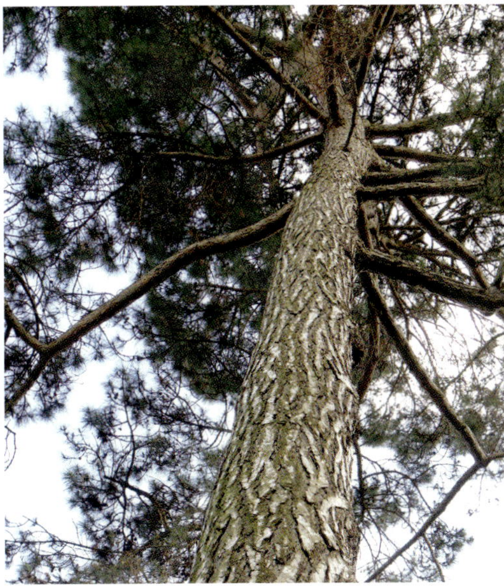

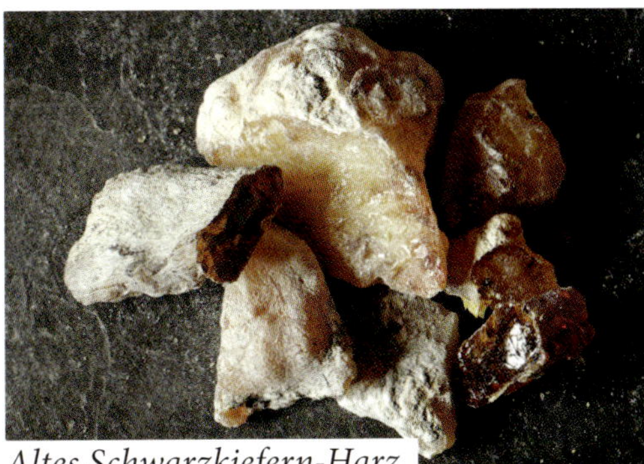

Altes Schwarzkiefern-Harz.

Seekiefernharz von Pinus pinaster

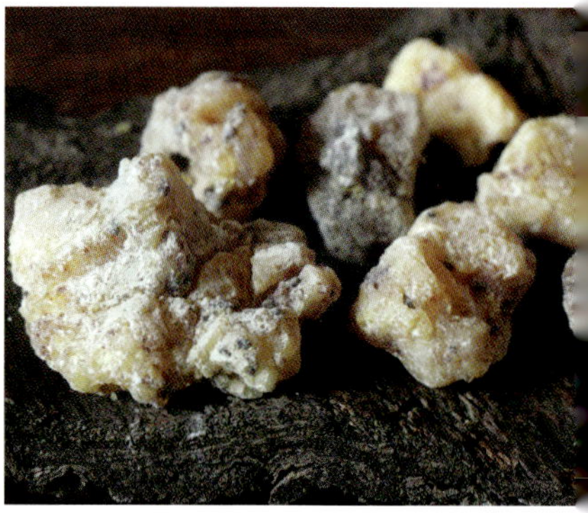

Die Farbvariationen des Seekiefernharzes reichen je nach Alter von gelblich bis hin zu gräulich und braun. Je älter es ist, desto besser eignet es sich als Räucherwerk. Das Räucheraroma ist süßlich, waldig und fein. Die Wirkung ist eine emotional und seelisch wärmende, entspannende, euphorisierende, geistklärende und meditationsfördernde. Seekiefernharz eignet sich für Einzelräucherungen sowie als Zutat einer mehrteiligen Mischung.

Sibirisches Zirbenharz von Pinus sibirica

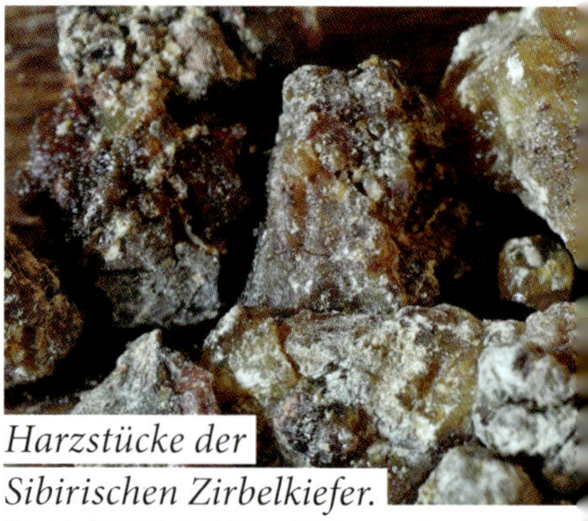

Harzstücke der Sibirischen Zirbelkiefer.

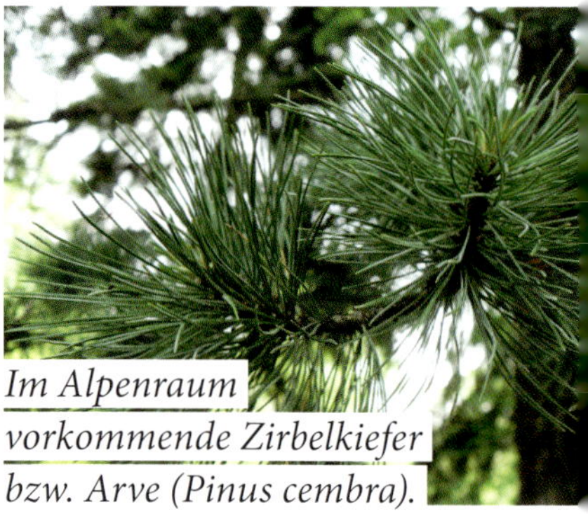

Im Alpenraum vorkommende Zirbelkiefer bzw. Arve (Pinus cembra).

Von einigen Autoren wird *Pinus sibirica* als Unterart von Pinus cembra (Zirbelkiefer) beschrieben, andere betrachten sie hingegen als eigenständige Spezies. Das üblicherweise dunkelfarbige Harz der aus der russischen Taiga stammenden Sibirischen Zirbelkiefer kann über den Handel leicht bezogen werden. Es ist sehr aromatisch und gut als Räucherwerk geeignet. Der kräftige Duft umfasst vor allem harzige und waldige Nuancen. Die entspannende Wirkung geräucherten Zirbenharzes eignet sich ideal für die Abendstunden. Des Weiteren wird es für rituelle Reinigungen genutzt.

Die rohen oder gekocht verzehrten Samen der Sibirischen Zirbelkiefer (Zedernüsse, Pinienkerne) schmecken ein wenig nach dem Harz und sind in Russland und weiten Teilen Chinas ein beliebtes Nahrungsmittel.

In Russland wird der hohe Nadelbaum volkstümlich *kedr* (Zeder) genannt, nicht zu verwechseln mit den Zugehörigen der verwandten Gattung *Cedrus* (Zedern). **Hinweis** Das Harz der alpinen Zirbelkiefer *Pinus cembra* riecht ähnlich und eignet sich als Räucherwerk ebenfalls als Mittel zur psychischen Beruhigung sowie für rituelle Reinigungen.

Waldkiefernharz von Pinus sylvestris

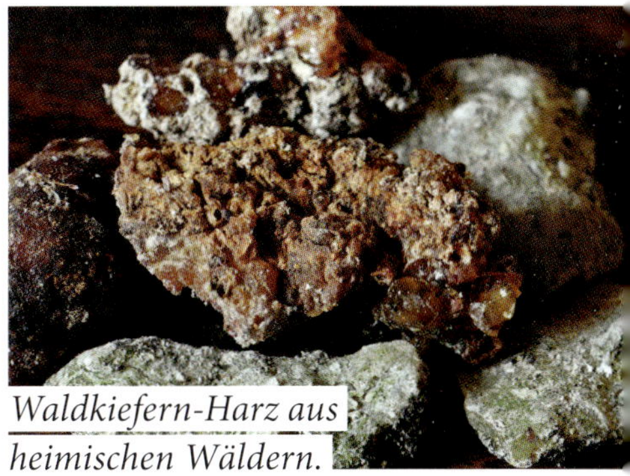

Waldkiefern-Harz aus heimischen Wäldern.

Das Harz der heimischen Waldkiefer ist in Europa schon lange als Heil- und Räuchermittel bekannt. Schon von den berühmten antiken Kräuterärzten wurde Kiefernharz vielfach als wirkstarkes Mittel zur äußerlichen Anwendung bei Geschwüren und Rheuma gelobt. Als weitere volksmedizinische Anwendungsgebiete gelten Husten und Lungenerkrankungen, wozu das Rohharz oder das aus diesem gewonnene Terpentinöl äußerlich oder innerlich anzuwenden ist. Seltener erfuhr Kiefernharz zur innerlichen Behandlung von Blasenentzündungen, Gallensteinen und Phosphor-Vergiftungen eine Nutzung.

Über die alten Ägypter heißt es, dass sie Kiefern-Terpentin bereits vor über 4000 Jahren für Mumifizierungen eingesetzt haben. Ein weiteres traditionelles Anwendungsgebiet ist die Verwendung der harzgetränkten und den Wurzeln entnommenen „Kienspäne " als Lichtquelle. Als Räucherwerk zur Anwendung gebracht, zeigt Kiefernharz vergleichbare Effekte wie Fichtenharz; sie fallen im Gesamten jedoch etwas sanfter aus. Geräuchertes Kiefernharz wirkt desinfizierend, emotional befreiend, stärkend und wärmend. Das Farbspektrum von Waldkiefernharz variiert zwischen gelblich-weiß, orange, rötlich und braun.

Kiefernharz von nordamerikanischen Arten (Auswahl)

Die Harze der nordamerikanischen Kiefern-Arten befinden sich hierzulande zwar nur sehr selten im Handel, in ihrer Heimat sind aber auch sie von wertvoller ethnopharmakologischer Relevanz: Das Exsudat der Spezies ***Pinus edulis*** wird von den Hopi-Indianern zur Reinigung von Personen geräuchert, die ein Familienmitglied verloren haben, oder sie reiben es sich als vorbeugende Schutzmaßnahme vor schädlicher Zauberei auf die Stirn. Zugehörige des Isleta-Stammes verschließen mit dem frischen Harz Schnitt- und andere Körperwunden, die Navajo verwenden es im Rahmen ihrer „Kriegs-Tänze" und die Zuni legen es auf Hautinfektionen. Ein weiterer wichtiger und aus Nordamerika stammender Harzlieferant ist ***Pinus monophylla.*** Das Harz dieser Art wurde von den Gosiute als Dekokt zubereitet, das bei einem inneren

Wurm- und Parasitenbefall getrunken wurde, während die Pflanzenheiler der Paiute eine Harzabkochung bei Durchfall, Übelkeit, Fieber und Rheuma verabreichten. Von den Schoschonen wird es zunächst erhitzt und anschließend auf schmerzende Muskelpartien gewickelt. Die Cheyenne-Indianer nutzen für ihre Heilanwendungen das Harz der Spezies ***Pinus ponderosa,*** indem sie wundheilende Salben daraus herstellen. (MOERMAN 2009: 359ff.)

Kiefernharze als Räucherstoff

Der aufsteigende Rauch der bei Hitze schmelzenden und sich verflüssigenden Kiefernharze holt den Duft des Waldes in die Wohnräume, gleichzeitig hat er beruhigende, reinigende und tonisierende Eigenschaften. Wichtig ist in jedem Fall, dass zum Räuchern nur das naturbelassene Harz verwendet wird. Kolophonium ist zum Räuchern ungeeignet, weil es keine ätherischen Öle mehr enthält. Man könnte auch sagen, dass diesem Produkt die Essenz bzw. der „Geist“ entzogen wurde.

Labdanum

Cistus ladanifer L., Cistus creticus L.

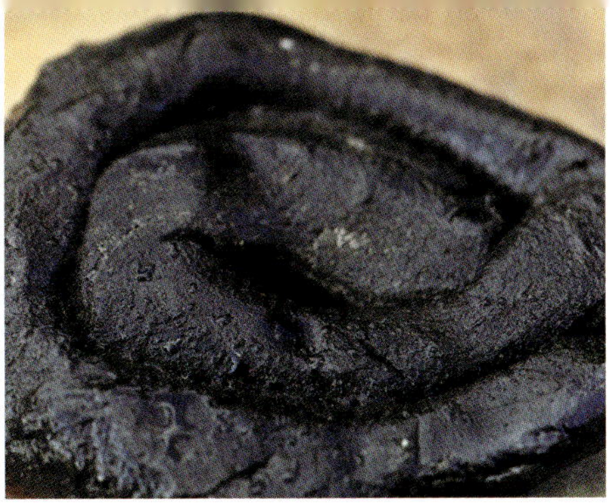

Cistaceae (Zistrosengewächse)

Die Lack-Zistrose *(Cistus ladanifer)* ist heutzutage der wichtigste Lieferant des wohlduftenden Labdanums (auch Ladanum, Ladanharz oder Ladangummi genannt), da in ihr die größten Harzmengen verfügbar sind. Früher, und vereinzelt auch heute noch, wurde auch das aromatische Harz der Kretischen Zistrose *(Cistus creticus, Cistus incanus)* und anderer Gattungsvertreter gesammelt und als Labdanum bezeichnet. Hauptproduktionsländer sind aktuell Frankreich, Marokko, Portugal und Spanien, wobei das Labdanum aus Kreta und Zypern über das feinste Aroma verfügen soll.

Schon früh wurde Labdanum aus seiner mediterranen Heimat in andere Länder exportiert und seither erfreut es sich als Parfumingredienz, als Duftstoff für Kosmetikprodukte sowie als Räucherwerk einer kontinuierlichen Beliebtheit. Als Aromazusatz wird Labdanum in Backwaren, Fleischgerichten, Getränken und Süßigkeiten (z. B. Bonbons, Kaugummi und Pudding) verarbeitet. Die grünlich farbige Rohdroge befindet sich nur sehr selten im Handel. Entweder kommt es als ätherisches Öl oder als weiches, bräunlichschwarzes und stark riechendes Resinoid (Harz-Extrakt) auf den Markt.

Der etymologische Ursprung der Bezeichnung Labdanum liegt im alten Griechenland, wo man die harzproduzierenden Zistrosen als *Ladan* (dt. klebriges Kraut) bezeichnete. In einigen historischen Quellen findet man fälschlicherweise auch die Bezeichnung Laudanum, was in Wirklichkeit jedoch eine schmerzstillende und damals sehr beliebte Tinktur auf Opium-Basis ist.

Wichtige Inhaltsstoffe von Labdanum sind Labdanolsäure, Behensäure, Zimtsäure, Anissäure, Arachinsäure, Buttersäure und Oxalsäure (KHAN/ABOURASHED 2010: 404), daneben sind Phenole und Diterpene enthalten. Das aromatische, aus *Cistus ladanifer* gewonnene ätherische Öl enthält α-Pinen (39 %), Viridiflorol (11,8 %), Ledumcampher (3,3 %) und Bornylacetat (3,1%) als Hauptkomponenten, in niedrigeren Quantitäten wurden Sabinen, Myrcen, α-Phellandren, Limonen, Nerol, 1,8-Cineol, Eugenol, Borneol sowie Linalool u. a. nachgewiesen (MARIOTTI et al. 1999: 147). Abhängig von der geografischen Lage und diversen Umwelteinflüssen kann die chemische Zusammensetzung des ätherischen *Cistus*-Öls starken Schwankungen unterliegen.

Gewinnung

„Labdanum hat den schönsten Geruch und stammt vom übelriechendsten Ort, nämlich vom Barte der Ziegenböcke." (Herodot)

Die ursprünglichste Art der Labdanum-Gewinnung ist die „Ziegenmethode", wozu man Ziegen (oder Schafe) durch Zistrosen-Beete laufen ließ und anschließend das harzig-klebrige Drüsensekret der Pflanzen aus den Bart- und Schenkelhaaren der Tiere kämmte. Bei einer anderen traditionellen Erntetechnik wird eine Art Rechen über die Pflanzen gezogen und das Harz von dessen Zähnen (Zinken) gesammelt. Im Zuge moderner Sammelmethoden werden im Sommer geerntete Zweige und Blätter in basischem Wasser ausgekocht, ebenfalls möglich ist ein Harzauszug durch den Einsatz von Lösungsmitteln.

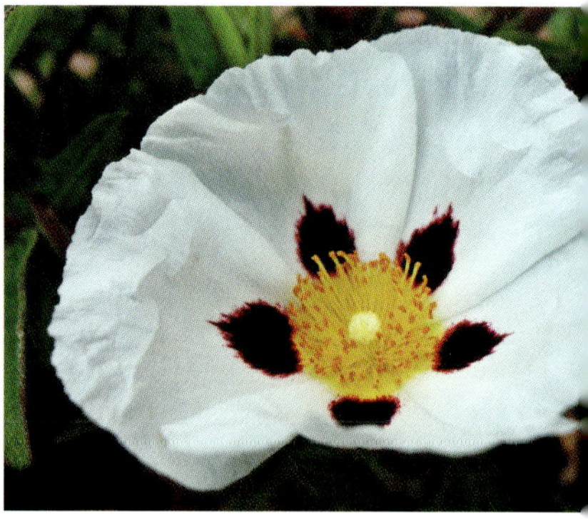

Lack-Zistrose (Cistus ladanifer).

Labdanum als Naturheilmittel

In der traditionellen Volksheilkunde wurden Harz und Kraut der Zistrose einstmals gegen eine Vielzahl unterschiedlicher Erkrankungen empfohlen, etwa bei Angstzuständen, Asthma, Bronchitis, Durchfall, Gebärmutterkrebs, Geschwüren, Hautausschlägen, Hysterie, Knochenbrüchen, Kopfschmerzen, Krämpfen, Pilzerkrankungen und Wunden (DUKE 2007: 115). Die gängigsten Zubereitungsformen waren Tees, Umschläge und Pflaster; ferner wurde das Harz in Bier gelöst und getrunken sowie in Einläufen, Kathetern und Zäpfchen verabreicht. Heute werden Zubereitungen aus dem antimikrobiell wirkenden Zistrosenkraut (meist *Cistus creticus* oder *Cistus incanus* ssp. *tauricus*) naturheilkundlich zur topischen Behandlung von juckenden Hautausschlägen sowie innerlich als Grippemittel empfohlen.

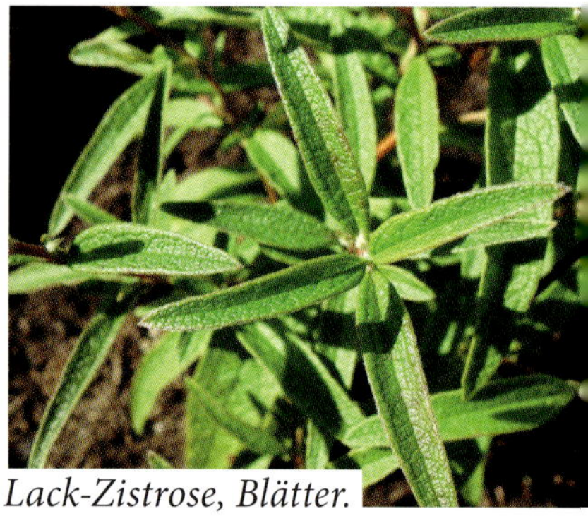

Lack-Zistrose, Blätter.

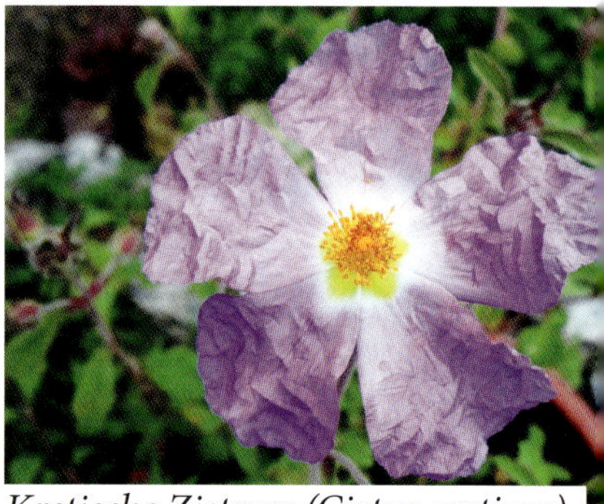

Kretische Zistrose (Cistus creticus).

Traditionelle Labdanum-Lieferanten

ART	TRIVIALNAMEN	VORKOMMEN
Cistus creticus L. (Syn. Cistus incanus)	Kretische Zistrose, Graubehaarte Zistrose	Mittelmeer
Cistus ladanifer L.	Lack-Zistrose, Ladanum-Zistrose	Mittelmeer, Kanarische Inseln
Cistus monspeliensis L.	Montpellier-Zistrose	Mittelmeer, Kanarische Inseln, Madeira
Cistus salviifolius L.	Salbeiblättrige Zistrose	Mittelmeer

Labdanum als Räucherstoff

In Anbetracht des balsamischen, krautigen, vanilleartigen, ambraähnlichen und von vielen Personen als „ledrig“, „orientalisch“ und „erotisierend“ beschriebenen Duftaromas kann schnell nachvollzogen werden, weshalb Labdanum auf Zypern einstmals der Lust- und Liebesgöttin Aphrodite geweiht war. Ein Duft, der sich hervorragend für den romantischen Liebesabend eignet. Voraussetzung hierfür ist jedoch, dass der Räucherstoff einer guten Qualität entspricht, ansonsten kann er auch schon mal nach Ammoniak oder anderen Lösungsmittelrückständen riechen. Derartige Ware sollte nicht zur Anwendung gebracht werden.

Das Wirkspektrum geräucherten Labdanums umfasst aphrodisierende, beruhigende, zentrierende sowie allgemein harmonisierende Eigenschaften. Labdanum kann gleichermaßen alleine oder in Kombination mit anderen Harzen geräuchert werden, beispielsweise mit Benzoe, Copal, Mastix, Myrrhe, Opopanax, Styrax und/oder Weihrauch. Personen, denen Labdanum für eine Räucherung zu zäh und zu klebrig ist, können das Harz vor der Anwendung kurz ins Gefrierfach geben. Dadurch wird es fester und handhabbarer. Durch ein Wasserbad wird es hingegen flüssiger.

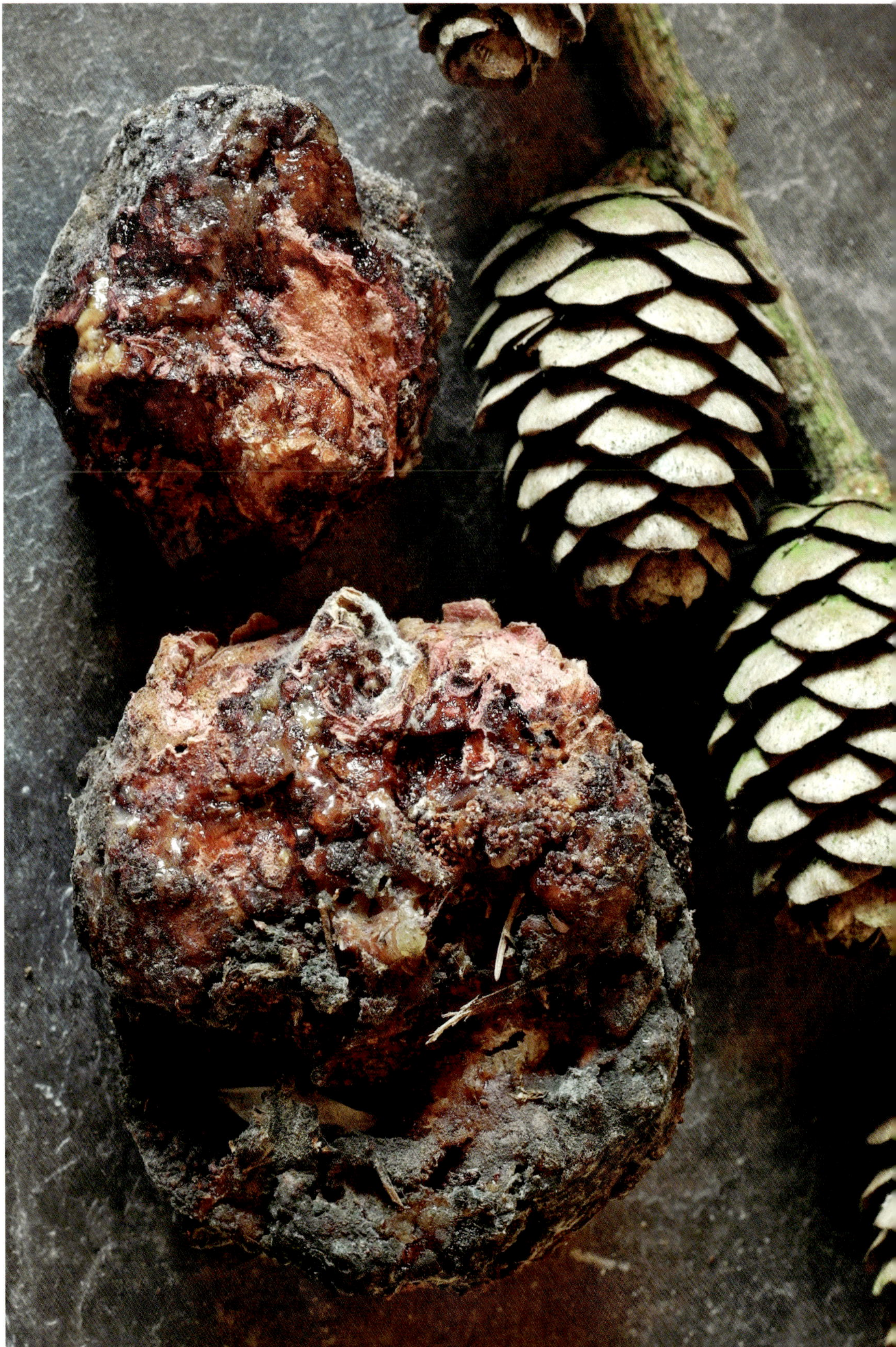

Lärche

Larix decidua MILL.

Pinaceae (Kieferngewächse)

Die Lärche (Lärchtanne, Lörbaum, Lorchbaum) ist in den europäischen Wäldern zwar seltener anzutreffen als die Fichte oder die Kiefer, jedoch kann auch sie meist schnell und unkompliziert gefunden werden. Bestimmen lässt sich der Baum anhand seiner in Büscheln wachsenden Nadeln, die sich im Herbst gelb färben und für ein tolles Farbenspiel sorgen. Kurz darauf, wenn der Winter vor der Tür steht, verliert die Lärche als sommergrüner Baum ihr Nadelwerk. Ein Phänomen, das bei den meisten anderen Nadelgewächsen nicht beobachtet werden kann. Der botanische Artname *decidua* bedeutet „abwerfend".

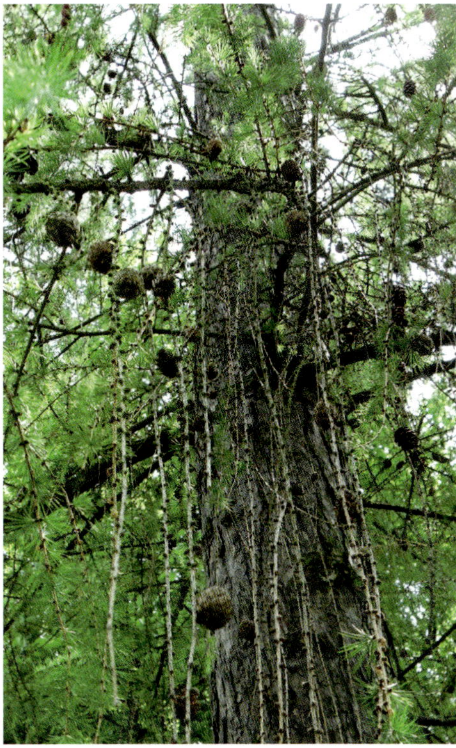

Der Harzbalsam der Lärche wurde früher als „Venezianisches Terpentin" bezeichnet, weil Venedig der wichtigste Umschlagsplatz war. Weitere volkstümliche Namen sind Lergit, Lörget und Lärchenpech. Lärchenterpentin *(Terebinthina laricina)* gilt als enorm hochwertig und wurde wie auch das Terpentin der anderen Koniferen zur Herstellung von Lacken und Klebstoffen verwendet. Gleichzeitig ist Lärchenharz ein wichtiges volksmedizinisches Naturheilmittel und aufgrund seiner wohltuenden Wirkung sowie des feinen, süßlich-harzigen Aromas schon immer ein sehr geschätzter Räucherstoff.

Als wichtigste Inhaltsstoffe wurden Harzsäuren (z. B. Laricinolsäure, Lariciresinol, Laricoresen) und ätherisches Öl (z. B. α- und β-Pinen, 3-Caren, β-Pyronen, Borneol, Limonen u. a.) nachgewiesen, geringspuriger sind Laryxilacetat, Bitterstoffe und Wasser enthalten.

Gewinnung

Die Methode der Lärchenharzgewinnung ist schon einige Jahrhunderte alt und war früher sogar ein eigenständiges Gewerbe. Die Harz-Sammler wurden

„Lergitsammler“ oder „Pechklauber“ genannt und gewannen das Harz, indem sie mit einem speziellen „Lergitbohrer“ ungefähr 30 cm über dem Boden und in einer schräg nach oben verlaufenden Richtung ein Loch in den Stamm bohrten; allerdings niemals bis zur Mitte, da ansonsten der Baum einen nachhaltigen Schaden erleiden hätte können. Verschlossen wurde das Loch mit einer Art Stöpsel (Spunt), worauf es sich langsam mit dem honigfarbigen Harz gefüllt hat. Im Hochsommer wurde der Spunt entfernt und das Harz mit einem sogenannten Lergitlöffel durch sanfte Drehbewegungen ausgehoben. Abgefüllt wurde es in Eimern aus Lärchenholz.

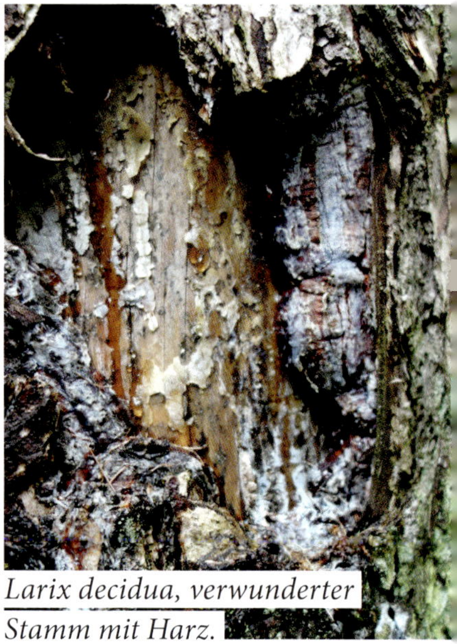

Larix decidua, verwunderter Stamm mit Harz.

Mythologie

Im Volkstum sind zahlreiche Legenden und Mythen bekannt, die sich um diesen faszinierenden Baum ranken. So sind im Alpenraum auch heute noch viele Menschen davon überzeugt, dass die Lärche eine schützende Wirkung hat und sie außerdem die Wohnstätte der helfenden und gutgesinnten Waldgeister ist.

Für die vorchristlichen europäischen Heiden gehörte die Lärche zu den wichtigsten Baumheiligtümern. In ihrer Nähe wurden Verehrungsrituale zelebriert und Stammesversammlungen abgehalten.

Lärchenharz als Naturheilmittel

Lärchenharz war früher ein fester Bestandteil zahlreicher Hausapotheken. Es wirkt antiseptisch, entzündungshemmend, erwärmend, schleimlösend sowie wundheilend und ist aufgrund seiner fettlöslichen Eigenschaften meist zu einer Salbe (Pechsalbe) weiterverarbeitet worden. Diese wurde als „Brustsalbe“ bei Husten und Atemwegserkrankungen sowie bei Gicht, Hautentzündungen, Muskelverspannungen, Rheuma, Rückenschmerzen und Wunden aufgetragen. Daneben wurde sie als „Zugsalbe“ verwendet, um den Eiter aus Abszessen und Furunkeln oder um kleine Holz- oder Dornsplitter aus der Haut herauszuziehen. Wenn keine Salbe zur Hand war, wurde das Harz kurz erwärmt, auf ein Tuch gestrichen und anschließend als sogenanntes „Lergitpflaster" aufgetragen.

Lärchenharz wurde als Lungenmittel auch innerlich angewendet. Das Kauen kleiner Harzkügelchen ist volksmedizinisch zur Linderung von Erkältungssymptomen und Zahnfleischentzündungen bekannt.

Als medizinisches Räucherwerk fand es wegen seiner schleimlösenden Wirkung bei Husten und Entzündungen der Nasennebenhöhlen eine Verwendung. Von einer Inhalation des konzentrierten Lärchenterpentinöls mittels Wasserdampf wird heute allerdings abgeraten, da die reizende Wirkung sehr stark sein kann.

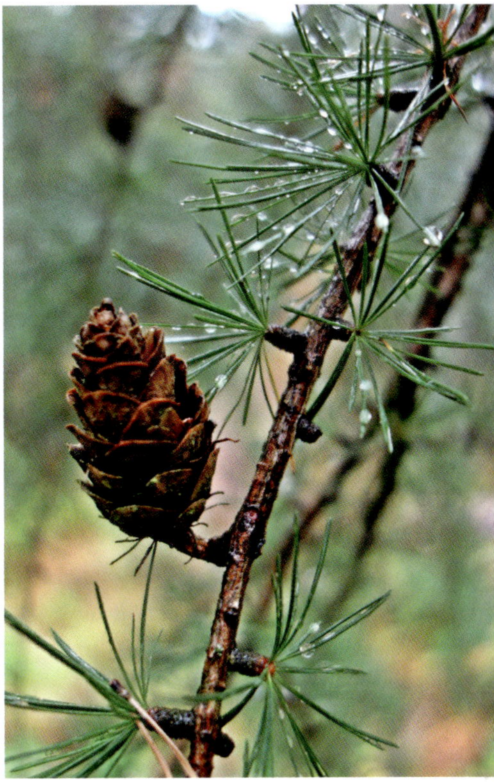

Etwas jünger ist die Anwendung von Lärchenharz, meist in der Darreichung einer Tinktur, zur Bekämpfung einer Borreliose. Auch hier soll es aufgrund seiner antiseptischen Wirkung wertvolle Dienste leisten. Aussagekräftige Studien dazu fehlen bislang allerdings.

In der Homöopathie wird Lärchenterpentin bei Lösungsmittelvergiftungen und Nierenversagen verordnet, typische Symptome sind brennende Schmerzen in Blase und Harnröhre, Harnverhalt, Nierenschmerzen sowie Zustände starker Erschöpfung.

Lärchenharz als Räucherstoff

Im Räucherhandel ist Lärchenharz nicht verfügbar und nur selten lassen sich im Wald harzende Lärchen finden. Es ist aber auch möglich, das unkompliziert zu beziehende und in flüssiger Form vorliegende Lärchenterpentin zu räuchern, dazu wird es tröpfchenweise auf glühende Kohlen gegeben oder in einer Duftlampe erhitzt. Falls doch am Stamm der Lärche etwas Harz gefunden und gesammelt wird, ist es wichtig, dieses vor dem Einsatz als Räucherwerk vollständig trocknen zu lassen. Währenddessen verfärbt sich das ursprünglich helle Exsudat rötlich bis violett.

Das Räucheraroma gestaltet sich sehr fein und angenehm: leicht süßlich, waldig, harzig und manchmal auch etwas zitronig. Die primäre Wirkung ist eine geistklärende und stimmungsaufhellende. Lärchenharz-Räucherungen eignen sich daher gleichermaßen zur Schaffung einer angenehmen Wohnraumatmosphäre, zur Meditation sowie zur Linderung von depressiven Verstimmungen.

Andere Harz liefernde Lärchen

Insgesamt gibt es etwa zehn verschiedene Lärchen-Arten sowie einige Varietäten. Außer der Europäischen Lärche findet sich in Europa gelegentlich auch die als Forstbaum eingeführte Japanische Lärche *(Larix kaempferi).* Auch sie liefert ein Harz, das sich gut als Räucherstoff eignet, jedoch harzt diese Spezies weniger als die heimische Verwandte.

Die Westamerikanische Lärche *(Larix occidentalis)* gedeiht in Europa sehr selten und ist meist nur in Botanischen Gärten zu finden. Ihr Harz wurde vom nordamerikanischen Ureinwohner-Volk der Ktunaxa als Kaugummi sowie als „Pflaster“ bei Schnittwunden und Prellungen genutzt (MOERMAN 2009: 264).

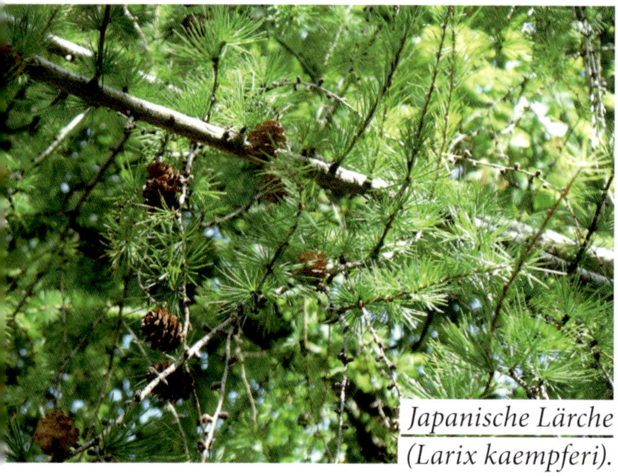

Japanische Lärche (Larix kaempferi).

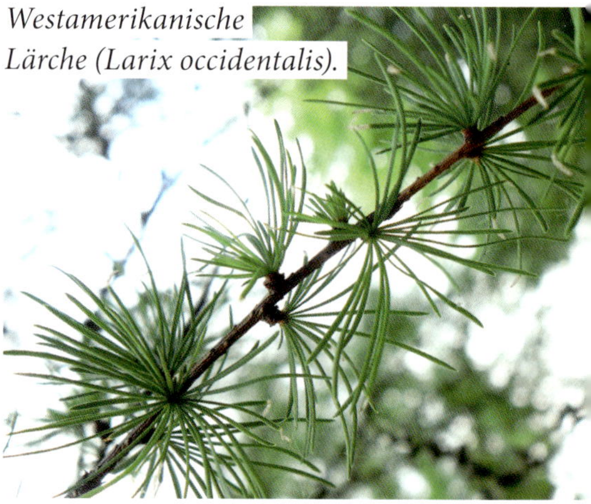

Westamerikanische Lärche (Larix occidentalis).

Mastix

Pistacia lentiscus L.

Anacardiaceae (Sumachgewächse)

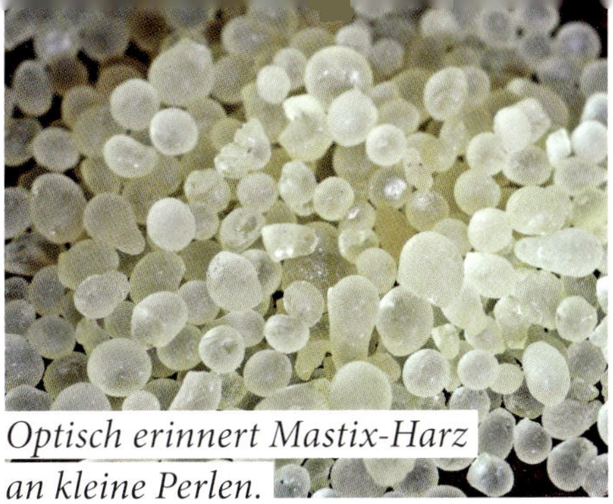

Optisch erinnert Mastix-Harz an kleine Perlen.

Mastix stammt vom südlichen Teil der griechischen Insel Chios, wo es für die lokale Bevölkerung bis zum heutigen Tag eine der wichtigsten Einnahmequellen darstellt. Gesammelt wird das Harz ausschließlich in der Zeit von Juli bis Oktober von Mastixbäumen (wilde Pistazien, Mastixpistazien), die ein Mindestalter von fünf Jahren erreicht haben. Dazu werden zunächst in Stamm und Zweige des bis zu fünf Meter hohen Sumachgewächses Kerben geschnitzt, worauf an diesen Stellen klebrige Harztropfen erscheinen. Zum Aushärten benötigen die Tropfen 15 bis 20 Tage. Danach werden sie geerntet, gereinigt und für den Handel vorbereitet. Die Farbe von Mastix ist anfänglich kristallklar und wird mit zunehmendem Alter gelblich.

Von ethnobotanischer Bedeutung ist Mastix einerseits als Heilmittel, als Räucherharz sowie als Hilfsstoff in der Zahnmedizin, daneben wird es als Zusatz von Klebstoffen, Lacken und Spirituosen (z. B. Masticha) verwendet. Mythologisch steht die Pflanze für Reinheit und Jungfräulichkeit. Griechische Mädchen trugen die hellen „Harz-Perlen" deshalb zu früherer Zeit gerne als Schmuck.

Hauptbestandteile des Harzes mit Konzentrationen bis zu 50 % sind α- und β-Masticoresen, daneben sind freie Harzsäuren (z. B. Masticinsäure, Masticolsäure), Bitterstoffe sowie ätherisches Öl enthalten. Das Öl enthält in hohen Konzentrationen das Monoterpen α-Pinen.

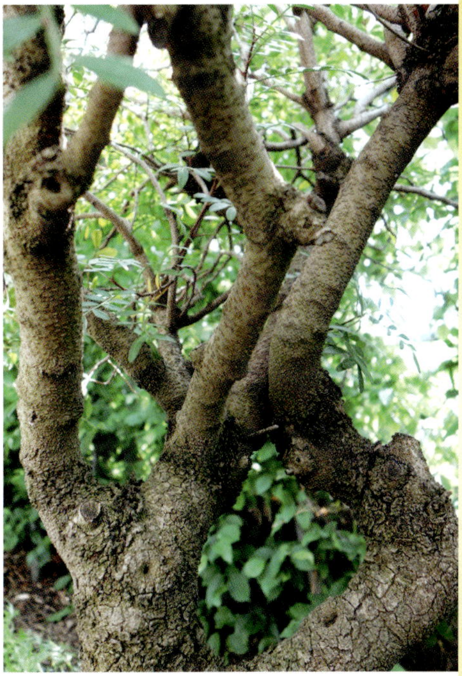

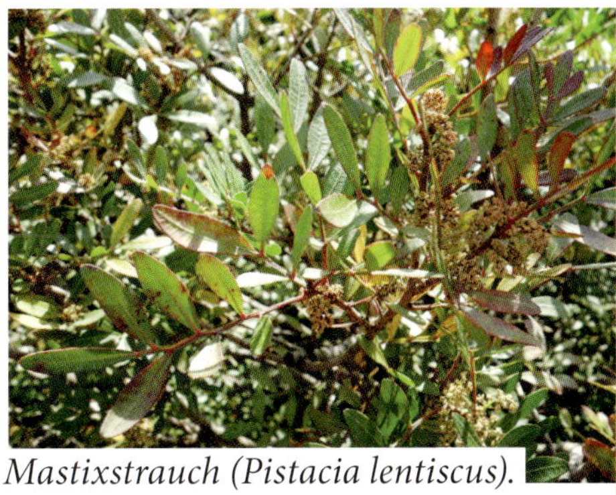

Mastixstrauch (Pistacia lentiscus).

Mastix als Naturheilmittel

In Griechenland sowie in Ländern des Mittleren Ostens wird Mastix bereits seit über 3000 Jahren als Heilmittel bei Magen- und Darmbeschwerden verwendet, wozu es in Alkohol gelöst und getrunken oder einfach gelutscht und geschluckt wird. Weitere wichtige volksmedizinische Indikationen sind Mundgeruch, Entzündungen sowie erhöhte Cholesterinwerte. In der iranischen Volksmedizin ist Mastixharz als Mittel zur Gewebestraffung sowie als Gehirn- und Lebertonikum bekannt.

Mastix als Gewürz und Nahrungsmittelzusatz

In der griechischen Küche wird Mastix als Bindemittel in Marinaden und Soßen sowie als aromatisierendes Gewürz geschätzt. Besonders beliebt ist die Verwendung des Harzes als Zutat von Backwaren, Eintöpfen, Eiscremes, Weinen und Spirituosen. Weiterhin wird Mastix in seiner Heimat als antibakteriell und erfrischend wirkender Kaugummi sowie als Bonbon verwendet.

Andere Harz liefernde Pistacia-Arten

***Pistacia atlantica* DESF.** Das *saqez* (iran.) genannte Harz der Atlantischen Pistazie wird im Iran bei Verdauungsstörungen, Zahnschmerzen sowie bei Leber- und Nierenerkrankungen verwendet. In Marokko ist es darüber hinausgehend als Mittel gegen übelriechenden Atem und Husten in Gebrauch. In der Türkei ist das Harz dieser Pistazie als Wundheilmittel bekannt.

***Pistacia terebinthus* L.** Die in Mittelmeerländern vorkommende Terpentin-Pistazie liefert ein Harz (Terebinth, Therebinthenharz, Chios Terpentin, Zyprisches Terpentin), das in der griechischen Volksmedizin als Aphrodisiakum, als Gegenmittel bei Vergiftungen, als Schleimlöser sowie als Naturheilmittel zur Behandlung von Lepra eingesetzt wurde. Im Iran wurde das Harz präferiert als antiseptisch wirkendes Räucherwerk genutzt. Weitere ethnomedizinische Verwendungen sind aus Jordanien (Abführmittel, Aphrodisiakum, Diuretikum, Stimulans) sowie aus der Türkei (Antiseptikum, Asthma- und Fiebermittel, Entzündungshemmer) bekannt.

Die alten Ägypter importierten das Terebinthenharz und verwendeten es aller Wahrscheinlichkeit nach als rituelles Räucherwerk. Reste des Harzes wurden bei Ausgrabungen in der Antikstätte Amarna sowie im Karnak-Tempel von Theben entdeckt.

Pistacia khinjuk STOCKS Das Harz dieser Pistazien-Spezies wird im Iran bei Erbrechen, Reiseübelkeit und Magenbeschwerden eingesetzt (BOZORGI et al. 2013: 3f.).

Mastix als Räucherstoff

Mastix wurde schon in der Antike als Räucherwerk verwendet, besonders gerne in Kombination mit Labdanum – ein Räucherduo par excellence. Daneben war das Harz ein spekulativer Zusatz der altägyptischen Räuchermixtur namens Kyphi. Allein geräuchert, was ebenfalls möglich ist, verströmt Mastix ein balsamisches, leicht zitrusartiges Räucheraroma. Das Wirkspektrum umfasst geistklärende, insektenvertreibende und reinigende Effekte. Mastix ist ein sehr beliebter Räucherstoff für die Meditation und andere Bewusstseinsrituale und eignet sich ebenso gut als eine Art „Seelenwärmer" bei Winterdepressionen. Viele Räucherfreunde, denen der Duft sowie die Räucherwirkung von Weihrauch nur bedingt zusagen, machen mit Mastix hingegen sehr gute Erfahrungen.

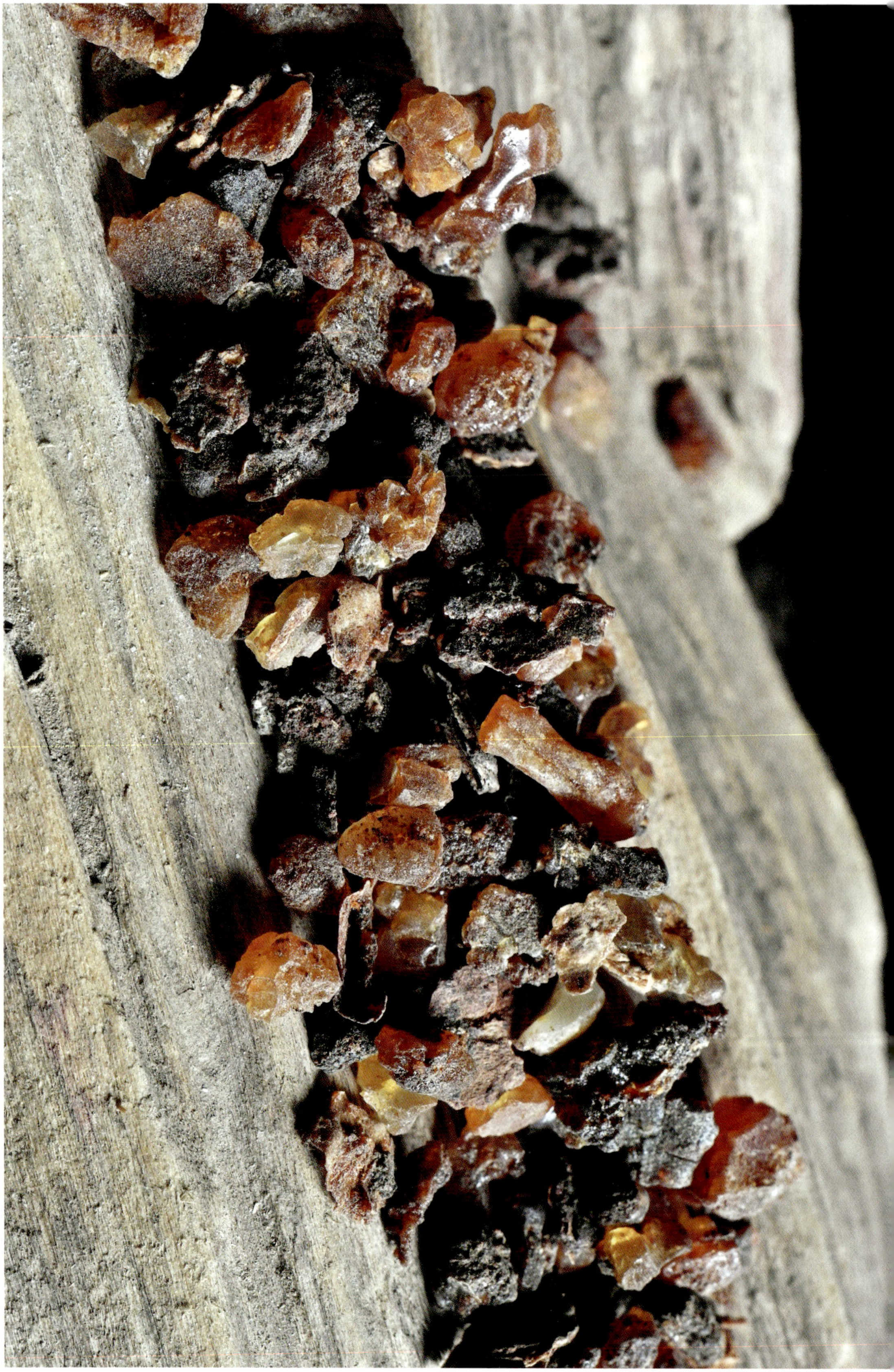

Myrrhe

Commiphora-Arten

Burseraceae (Balsambaumgewächse)

Myrrhe ist ein von verschiedenen Balsambaumgewächsen der Gattung *Commiphora* produziertes Gummiharz, das zusammen mit Olibanum (Weihrauch) zu den wichtigsten Heil-, Kosmetik- und Räuchermitteln des Altertums gehörte. Die Gattung *Commiphora* umfasst rund 180 Arten, von denen die meisten aus Afrika und Südarabien stammen. Morphologisch kennzeichnend sind einerseits die spitzen Dornen an den Seitenästen, andererseits die Anwesenheit zahlreicher Sekretionskanäle in der Rinde, die dafür sorgen, dass die Myrrhenbäume ihr Harz oftmals ganz von selbst ausscheiden. Dieses von selbst ausgeflossene Harz wird Suhul-Myrrhe genannt und gilt allgemeinhin als die beste und reinste Qualitätsstufe. Wird der Harzfluss durch gezieltes Zufügen von Verletzungen verstärkt, wie es in kommerziellen Myrrhe-Kulturen üblicherweise der Fall ist, erhöht sich zwar der Ertrag, dafür aber sinkt die Qualität. Diese Sorte wird als Sarac-Myrrhe bezeichnet.

Der etymologische Ursprung des Begriffs Myrrhe liegt im arabischen *Murr*, was „bitter" bedeutet und auf den Geschmack hinweist. Der Gattungsname *Commiphora* leitet sich von *kommi* („Klebstoff") und *phoros* („tragend") ab.

Die aus ethnobotanischer Betrachtung bedeutsamsten Spezies der Gattung sind *C. abyssinica, C. myrrha* und *C. opobalsamum.* Ebenfalls wichtig, aufgrund anderer Handelsbezeichnungen jedoch in separaten Monografien aufgeführt, sind die Arten *C. mukul* (siehe Guggul) sowie *C. erythraea, C. guidotti* und *C. kataf* (siehe Opopanax).

Mythologie

Gemäß der griechischen Mythologie entstand die Myrrhe aus einer inzestuösen Verbindung zwischen einem Mädchen namens Myrrha (Smyrna) und ihrem Vater Kinyras. Es heißt, dass sich Myrrha infolge eines Zaubers leidenschaftlich in ihren Vater verliebte und durch eine List ihrer Amme, diesen ohne sein Wissen und sein Einverständnis zum Geschlechtsverkehr verführte und schwanger wurde. Als der Vater den Betrug bemerkte, war er derart erbost, dass er seine schwangere Tochter, die sich bereits auf der Flucht befand, verfolgte und ihr das Leben nehmen wollte. Beendet wurde die Jagd, je nach Erzählung entweder in einem Wald oder auf einer Insel, als Myrrha von

Zeus in einen Baum verwandelt wurde. Als der zornerfüllte Kinyras seine inzwischen fast vollständig verholzte Tochter erreichte, schlug er mit seinem Schwert kräftig zu und verwundete sie an ihrem Stamm, und aus dieser Wunde gebar der Myrrhenbaum schließlich Adonis. Deshalb werden Myrrhenharz-Stückchen mythologisch auch als die Tränen der Myrrha gedeutet.

In Erzählungen aus der ägyptischen Mythologie heißt es, dass der erste Myrrhenbaum aus den Tränen des Falkengottes Horus entstanden ist.

Myrrhe-Lieferanten

ART	TRIVIALNAMEN	VORKOMMEN
Commiphora abyssinica ENGL. (Syn. Commiphora habessinica (O.BERG) ENGL.)	Abyssinische Myrrhe, Abessinische Myrrhe, Arabische Myrrhe, Fadhi Myrrhe (dt.), Hoomachoo (äthiop.)	Äthiopien, Arabische Halbinsel, Eritrea, Kenia
Commiphora africana (A.RICH.) ENDL.	Bdellium, Falsche Myrrhe (dt.), African myrrh (engl.)	Angola, Äthiopien, Botswana, Burkina Faso, Nigeria, Senegal, Simbabwe
Commiphora myrrha (NEES) ENGL. (Syn. Commiphora molmol ENGL.)	Echte Myrrhe, Heerabol-Myrrhe, Somali-Myrrhe, Somalia-Myrrhe, Malmal-Myrrhe, Suhul-Myrrhe, Sarac-Myrrhe	Äthiopien, Dschibuti, Kenia, Somalia
Commiphora opobalsamum (L.) ENGL. (Syn. Commiphora gileadensis (L.) C.CHR.)	Balsam, Mekkabalsam, Mekka-Myrrhe (dt.), Balm of Gilead, Judaean balsam (engl.), Apharsemon (hebr.)	Ägypten, Arabische Halbinsel, Äthiopien, Somalia, Sudan
Commiphora tenuipetiolata ENGL.	Omumgorwa Myrrhe	Mosambik, Simbabwe
Commiphora wildii MERXM.	Namibische Myrrhe, Omumbiri Myrrhe	Namibia

Abessinische Myrrhe von Commiphora abyssinica

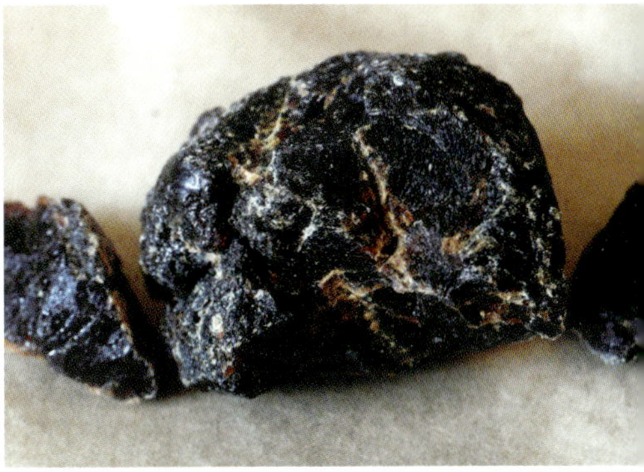

Das Harz der afrikanischen Omumgorwa Myrrhe (Commiphora tenuipetiolata) ist im internationalen Räucherhandel eine Rarität.

In der arabischen Medizin genießt das Harz der Abessinischen Myrrhe eine jahrhundertalte Anwendungstradition als Heilmittel bei Hautwunden. Für gleiche Zwecke wird es von zahlreichen indigenen Volksstämmen Ostafrikas genutzt, beispielsweise vom Borena-Volk aus Südäthiopien (DALLE et al. 2005: 49).

Falsche Myrrhe von Commiphora africana

Diese in weiten Teilen Afrikas vorkommende *Commiphora*-Spezies liefert ein Harz, das in Nigeria in Butter geschmolzen und anschließend als Parfum verwendet wird. Daneben werden mit dieser Myrrhe Termiten vertrieben sowie zahlreiche gesundheitliche Beschwerden behandelt, unter anderem Fieber, Krämpfe und Krebs.

Sokotrische Myrrhe von Commiphora kua

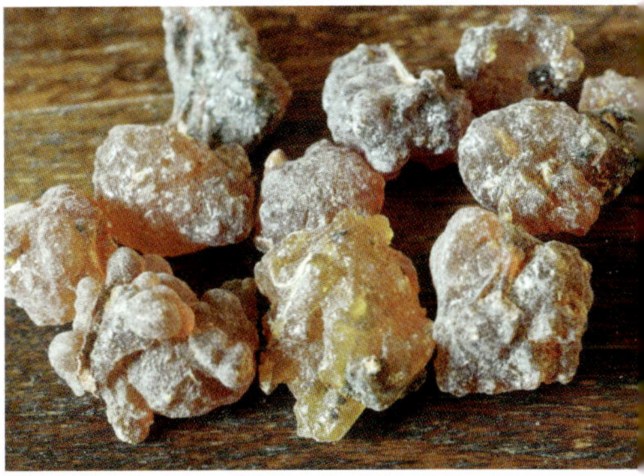

Auf der Insel Sokotra ist das Harz dieser Myrrhe ein wichtiges Heilmittel bei Wunden, ferner wird es in warmer Milch oder Wasser gelöst kleinen Kindern zur Linderung von Bauchschmerzen verabreicht sowie als Mundspülung verwendet.

Sokotra-Myrrhe eignet sich sehr gut als Räucherwerk. Das Aroma ist angenehm balsamisch und leicht süßlich. Hauptkomponenten des aus dem Harz destillierten ätherischen Öls sind α-Cadinol, Cadinen, Caryophyllen, Aromadendren, α-Muurolen und α-Humulen (ALI/LINDEQUIST 2008: 72).

Echte Myrrhe von Commiphora myrrha

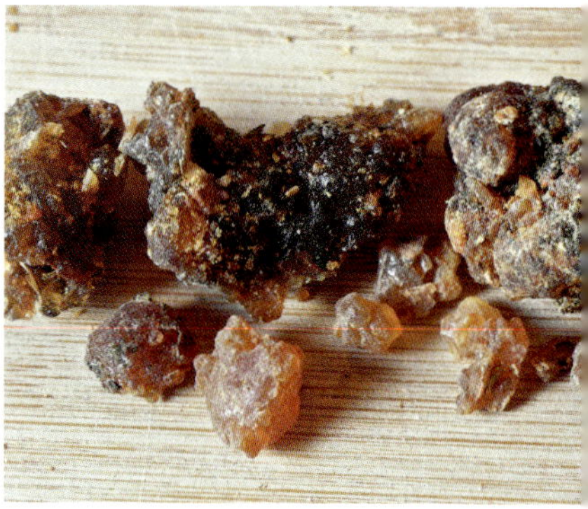

Die Echte Myrrhe ist aus ethnopharmakologischer Sicht die wichtigste Spezies aus der Gattung *Commiphora*. Ihr Harz wird in der arabischen Volksmedizin als antiseptisches, entzündungshemmendes, fiebersenkendes und stimulierendes Heilmittel empfohlen; traditionelle Indikationen sind beispielsweise Mundwunden, Bauchbeschwerden und Krebs. Von den Beduinen ist eine Verwendung bei grippalen Infekten, Hämorrhoiden und Zahnschmerzen bekannt. Weitere ethnomedizinische Anwendungsbereiche sind Akne, Arthritis, Atemwegsbeschwerden, Blähungen, Furunkel, Gastritis, Geschwüre, Halsschmerzen und Wunden. In der traditionellen chinesischen Medizin werden Zubereitungen aus Myrrhenharz (Mo Yao) bei Durchfall, Pilzerkrankungen, Schmerzen und Schwellungen verordnet, während es in der Gesundheitslehre der Ayurveda ein anerkanntes Heilmittel bei Blutungen, Epilepsie, Fieber und Hauterkrankungen ist. Ferner heißt es in Indien, dass Myrrhenharz ein Förderer des Intellektes sei. Die berühmte deutsche Benediktinerin Hildegard von Bingen schrieb einstmals in ihrer Physica (1–176), dass die Myrrhe „Trugbildern, Zauberei und Anrufungen durch Dämonen widersteht".

Zusammengesetzt ist Myrrhe aus 3 bis 10 % ätherischem Öl, bestehend aus zahlreichen Sesquiterpenen (z. B. Elemene, β-Caryophyllen), 25 bis 40 % Harz (z. B. α- and β-Heerabomyrrhol, Burseracin), 30 bis 60 % Gummi, 5 % Wasser und 3 bis 4 % pflanzlichen Verunreinigungen (KLEIN 1932: 776).

Mekka-Myrrhe von Commiphora opobalsamum

Das Gummiharz dieser *Commiphora*-Art wird als Mekka-Myrrhe oder als *Balm of Gilead* bezeichnet und war eines der teuersten antiken Parfums. Ursprünglich stammt diese Spezies aus dem Jemen, das besondere Harz wurde aber schon früh über den Handelsweg der sogenannten Weihrauchstraße nach Palästina und in andere Regionen exportiert. Als Symbol für den Sieg über die Hebräer brachten römische Soldaten seinerzeit Zweige dieses Myrrhenbaums zurück nach Rom.

In der arabischen Volksmedizin war das Harz ein beliebtes Mittel zur Behandlung von Atemwegsproblemen, Fieber, Geschwüren, Insektenstichen, Kopfschmerzen, Krämpfen, Ohrenschmerzen, Sehschwächen, Wunden und Vergiftungen. In Milch aufgelöst, soll es als Antidot bei *Aconitum*-Vergiftungen eingesetzt worden sein.

Gleichzeitig gehörte das Exsudat der Mekka-Myrrhe zu damaligen Zeiten zu den bedeutsamsten Salb- und Räucherstoffen. Die als Zutat der heiligen Salböle und Räucherwerke verwendete „Bibel-Myrrhe" stammt vermutlich von dieser Spezies. Im alten Ägypten wurde das Harz als Zutat einer Kyphi genannten Räuchermischung genutzt, die als wohltuende Abendräucherung sowie als Opfer für die Götter verbrannt wurde; weitere Zutaten von Kyphi waren Benzoe, Honig, Kalmus, Kardamom, Mastix, Styrax, Wacholder, Weihrauch, Rotwein u. a.

Namibische Myrrhe von Commiphora wildii

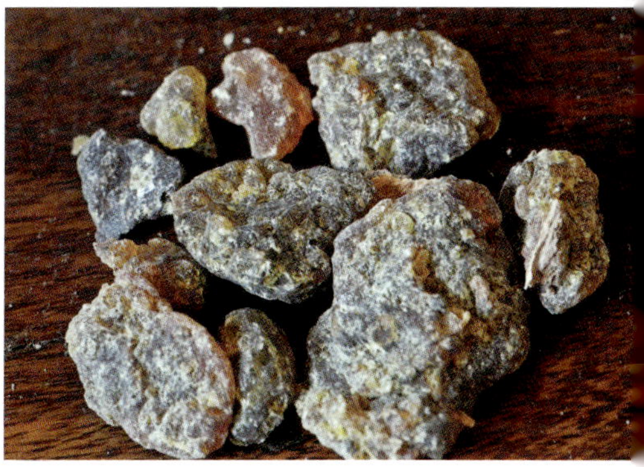

Frauen des namibischen Volkes der Ovahimba nutzen das *Omumbiri* genannte Harz seit langen Zeiten als traditionelles Parfum. Gesammelt wird Namibische Myrrhe ausschließlich in der heißen Trockenzeit, wenn der Baum das Harz von selbst ausscheidet.

Gegen Fäulnis und Verfall – Ägyptische Mumifizierungen

Im alten Ägypten war das Einbalsamieren der Toten ein komplizierter Prozess, der viele verschiedene Materialien umfasste. Darunter, ganz wichtig, die Myrrhe, deren antibakterielle Qualitäten den Leichnam vor Fäulnis und Verfall geschützt haben. Noch heute lässt sich in frisch ausgegrabenen ägyptischen Gräbern manchmal der Geruch von Myrrhe wahrnehmen.

Der Geschichtsschreiber Herodot beschrieb im 5. Jahrhundert das ägyptische Einbalsamierungsverfahren auf folgende Weise: Nach gründlicher Leichenwaschung erfolgte die Entnahme des Gehirns. Dazu wurde mit Hilfe eines Hakens, der durch die Nase gesteckt wurde, das Gehirn verquirlt, sodass dieses leichter herausfließen konnte. Das Gesicht des Leichnams durfte dabei jedoch unter keinen Umständen beschädigt und entstellt werden, da der Verstorbene beim Totengericht noch erkannt werden musste. Nachdem das Entfernen des Gehirns und der Hirnhaut, der wohl schwierigste Teil der Prozedur, erfolgreich beendet war, gossen die Ägypter erhitztes Salböl in den Schädel, welches sich aus Myrrhe, Styrax, Bienenwachs, aromatischen Pflanzenölen und manchmal auch aus Erdpech zusammensetzte. Mit einer Klinge aus Obsidian erfolgte der Aufschnitt des Bauchraums zwecks Entfernung der Eingeweide. Nach anschließender Reinigung der Bauchhöhle mit Palmwein und aromatischen Essenzen wurde diese mit Myrrhenpulver und anderen Stoffen befüllt. Der letzte Teil bestand darin, den Leichnam für rund 70 Tage in Natron einzulegen.

Myrrhe als Räucherstoff

Neben Weihrauch ist die Myrrhe der kulturträchtigste Räucherstoff der Antike. Ägypter, Assyrer, Griechen und Römer – sie alle verwendeten Myrrhe für ihre Räucherrituale. Im griechischen Delphi beispielsweise war das aromatische Harz, neben Lorbeer und Bilsenkraut, der bevorzugte Räucherstoff der wahrsagenden Pythia.

Die Wirkung geräucherter Myrrhe ist in erster Linie eine beruhigende; von einigen Personen wird sie auch als „schwer“, „dämpfend“ oder als „erdend“ umschrieben. Eine Anwendung erfolgt meist in Kombination mit anderem Räucherwerk. Beliebt ist beispielsweise eine Mischung aus Myrrhe, Weihrauch und/oder Mastix. Andere Räucherstoffe, die gut mit Myrrhe harmonieren, sind zum Beispiel Dammar, Lorbeer, Muskatnuss, Steppenraute, Wacholder und Zimt.

Opopanax

Commiphora spp.

Burseraceae (Balsambaumgewächse)

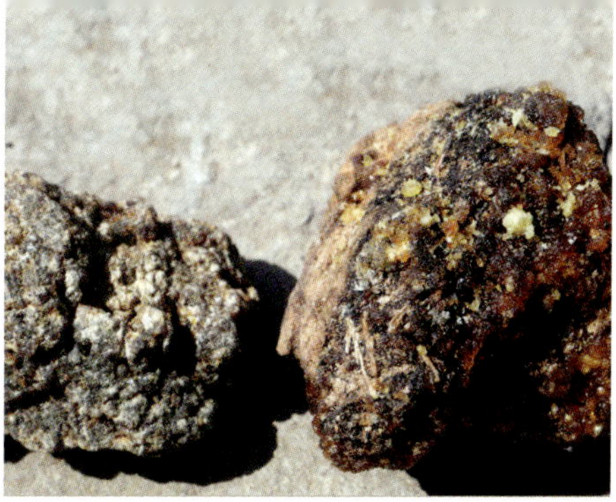

Opopanax-Sorten: links: Commiphora erythraea, rechts: Commiphora guidotti.

Früher wurde Opopanax (Syn. Opoponax) aus der Heilwurz *(Opopanax chironium)* gewonnen, einem Doldenblütler, der mit den harzliefernden Ferula-Arten verwandt ist. Heute wird diese Spezies allerdings nur noch sehr selten zur Harzgewinnung verwendet, manchmal findet das Exsudat noch als Duftstoff in der Parfumindustrie Verwendung.

Das heutzutage im Handel erhältliche Opopanax stammt von einer Myrrhenart, wobei es auch hier immer wieder zu Unklarheiten bezüglich der genauen Stammpflanze kommt. In der Literatur wird meistens *Commiphora guidotti* als Lieferant angeführt. Gleichzeitig gilt aber auch *Commpihora erythraea* als wichtige Opopanax-Stammpflanze. Das Harz von *Commiphora guidotti* ist meistens etwas heller, klebriger und aromatischer und lässt sich anhand dieser Merkmale relativ leicht von den anderen Sorten unterscheiden. Daneben existieren noch weitere Commiphora-Arten, deren Exsudate ebenfalls als Opopanax bezeichnet werden.

Obwohl Opopanax ein Myrrhenharz ist, unterscheidet es sich sowohl optisch als auch geruchlich sehr stark vom Harz der Echten Myrrhe *(Commiphora myrrha)*. Eine hochwertige und naturbelassene Qualität lässt sich beim „Guidotti"-Opopanax sowohl an der braun-gelben Farbe sowie an den kleinen, hellen und im Harz eingeschlossenen Gummikörnern erkennen. Weiterhin hat gutes Opopanax ein leicht „fettiges" oder „feucht-glänzendes" Aussehen. Befinden sich zudem am Harzbrocken noch kleine Rindenstücke, hat der Interessent die Gewissheit, dass es sich um das reine Naturprodukt handelt und nicht um eine industrielle Weiterverarbeitung, wie sie auch gelegentlich in den Handel gelangt.

Opopanax-Lieferanten

BOTANISCHER NAME	TRIVIALNAMEN	VORKOMMEN
Burseraceae (Balsambaumgewächse)		
Commiphora erythraea (EHRENB.) ENGL., Syn. Commiphora erythraea HOLM var. glabrescens ENGL.	Bisabol Myrrhe, Süße Myrrhe, Opopanax Myrrhe, Hagar Opopanax, Sweet Bdellium, Agarsuu	Äthiopien, Kenia, Somalia
Commiphora guidotti CHIOV. ex GUID.	Scented Myrrh, Bissabol, Habak Hadi, Xabak Hadi, Hadi Opopanax, Hagar Opopanax	Äthiopien, Somalia
Commiphora holtziana ENGL.	Hagar Opopanax	Äthiopien, Kenia
Commiphora kataf (FORSSK.) ENGL.	Afrikanisches Opopanax, Bursaopopanax, Burseraceen Opopanax, East indian Myrrh	Äthiopien, Eritrea, Kenia, Jemen, Saudi Arabien, Somalia, Sudan
Umbelliferae (Doldenblütler)		
Opopanax chironium (Syn. Ferula opopanax)	Echtes Opopanax, Medizinal-Opopanax, Panax, Panaxgummi, Panaxpastinak, Heilwurz, Herkules-Heilwurz, Breitblättriges Steckenkraut	Griechenland, Italien, Iran, Türkei

Opopanax von …

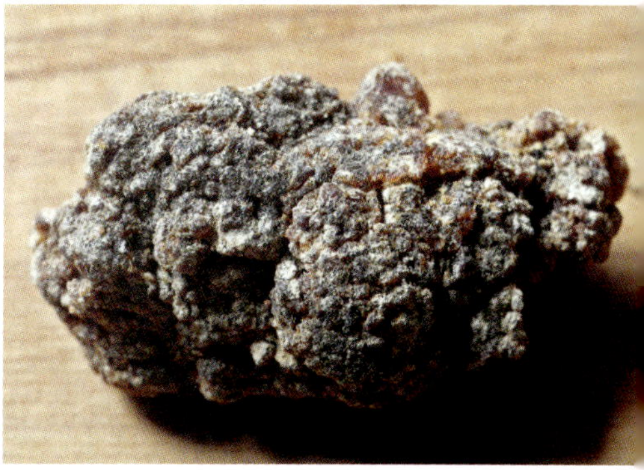

Commiphora erythtraea In Äthiopien wird das Harz *Agarsuu* genannt und zum Schutz gegen Zecken angewendet, sowohl bei Nutztieren als auch beim Menschen. Weiterhin ist es in der äthiopischen Ethnomedizin als Mittel zur Linderung von Augenentzündungen, Erkältung, Fieber und Malaria bekannt. Von den südäthiopischen Borena-Frauen wird dieses Opopanax zur Parfumierung des Körpers und der Kleider geräuchert. Das im Gummiharz vorkommende ätherische Öl enthält α-Thujen, α-Pinen, Camphen, Sabinen, β-Pinen, 3-Caren und Limonen als Hauptkomponenten (MARCOTULLIO et al. 2009: 1752).

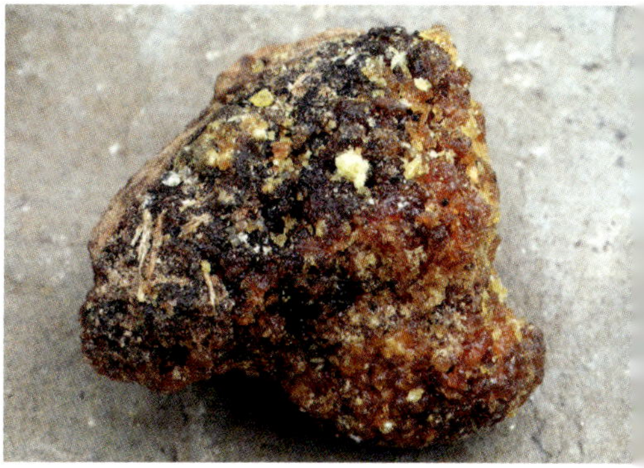

Commiphora guidotti Das heute im kommerziellen Handel erhätliche Opopanax stammt üblicherweise von dieser Art. In Somalia wird das Harz traditionell bei Bauchschmerzen, Durchfall, Wunden sowie zur Erleichterung der Nachgeburt verwendet. Außerhalb seiner Heimat wird es in erster Linie als Duftstoff in der Parfumindustrie eingesetzt; die wichtigsten Importeure sind China und Europa. Das per Wasserdampfdestillation aus dem Harz gewonnene ätherische Öl enthält unter anderem α-Santalen, α-Bisabolen und Furanodien.

Commiphora holtziana Einige Autoren beschreiben diese Myrrhen-Art als Synonym für die Spezies *Commiphora kataf,* meistens werden die beiden Arten jedoch differenziert betrachtet. Die Farbe dieses im europäischen Handel sehr seltenen Harzes variiert zwischen gelb und dunkelbraun. Eingesetzt wird es traditionell zur Abschreckung von Zecken sowie bei Schlangenbissen und Skorpionstichen.

Commiphora kataf Afrikanisches Opopanax ist in der eritreanischen Ethnomedizin ein wichtiges Heilmittel zur Linderung von Magenschmerzen. Es ist aber auch in einigen indischen Medizinsystemen bekannt, beispielsweise in der Unani- sowie der Siddha-Medizin: Innerlich wird es gegen Asthma, Erkältung, Gelenkschmerzen, Geschwüre, Krämpfe, Lepra, Menstruationsstörungen, Syphilis und Verdauungsstörungen verabreicht. Eine topische Anwendung erfährt das Harz traditionell bei Entzündungen des Mund- und Rachenraums, Furunkeln, Geschwüren, Hämorrhoiden, Juckreiz, Krätze und Wunden (QUATROCCHI 2012: 1092).

Echtes Opopanax aus Opopanax chironium

Das originäre Opopanax von der Heilwurz wird auf ähnliche Weise gewonnen wie die anderen Doldenblütler-Harze: Durch gezielte Einschnitte im Wurzelbereich quillt ein weißes Gummiharz hervor, das an der Luft getrocknet wird und währenddessen eine gelblich-braune Farbe bekommt. Volksmedizinsich eingesetzt wurde Echtes Opopanax vor allem in der Antike; heute findet es diesbezüglich kaum mehr Verwendung. Indikationen waren beispielsweise Asthma, Erregungszustände, Hypochondrie, Krämpfe und Menstruationsstörungen. Anhand des botanischen Namens lässt sich jedoch vermuten, dass Opopanax aller Wahrscheinlichkeit zudem bei vielen weiteren Krankheitsbildern angewendet wurde. Übersetzt bedeutet die Bezeichnung „Allheil- bzw. Wundermittel (*panax*) in Form eines Pflanzensaftes (*opos*)". Der Artname *chironium* verweist hingegen auf Chiron, eine mythologsiche Gestalt des antiken Griechenlands, ein Mischwesen aus Mensch und Pferd (Kentaur), bei dem es sich, entsprechend den alten Legenden, um einen sehr weisen und wissenden Pflanzenheiler gehandelt haben soll.

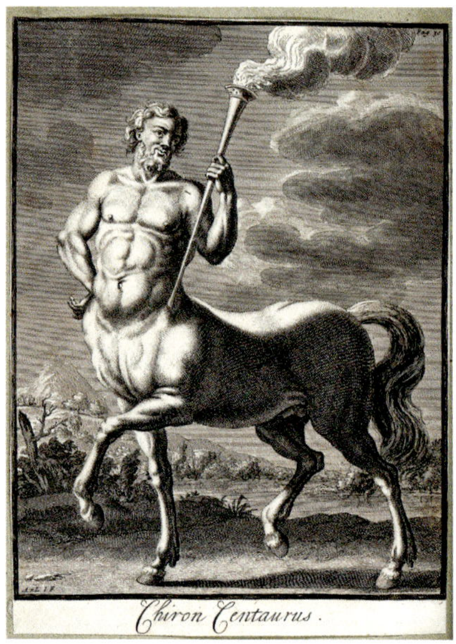

Der Kentaur Chiron, ein heilpflanzenkundiges Mischwesen aus Mensch und Pferd, ist der Namensgeber der Heilwurz. Unbekannter Künstler, Wellcome Collection CC BY.

Echtes Opopanax enthält Harz, Gummi und ätherisches Öl. Der Geruch ist sehr ansprechend. Legt der Nutzer das Harz jedoch auf glühende Kohle, riecht es aufgrund der verbrennenden Gummianteile scharf und unangenehm. Als Räucherstoff eignet sich echtes Opopanax in erster Linie als niedrig dosierte Zutat einer Räuchermischung; für Einzelräucherungen ist es ungeeignet.

Opopanax als Räucherstoff

Von den Myrrhenarten gewonnenes Opopanax duftet würzig-süß, warm, balsamisch sowie etwas holzig und wird schon lange für Räucherzwecke genutzt. Das Räucheraroma wird als deutlich „leichter" beschrieben als jenes der Echten Myrrhe. Die Wirkung umfasst primär antiseptische und beruhigende Effekte, ferner werden dem Harz aphrodisische, geistöffnende sowie mental stärkende Eigenschaften zugesprochen. Früher war Opopanax ein beliebter Räucherstoff zum Schutz vor sämtlichen unheilvollen Einflüssen.

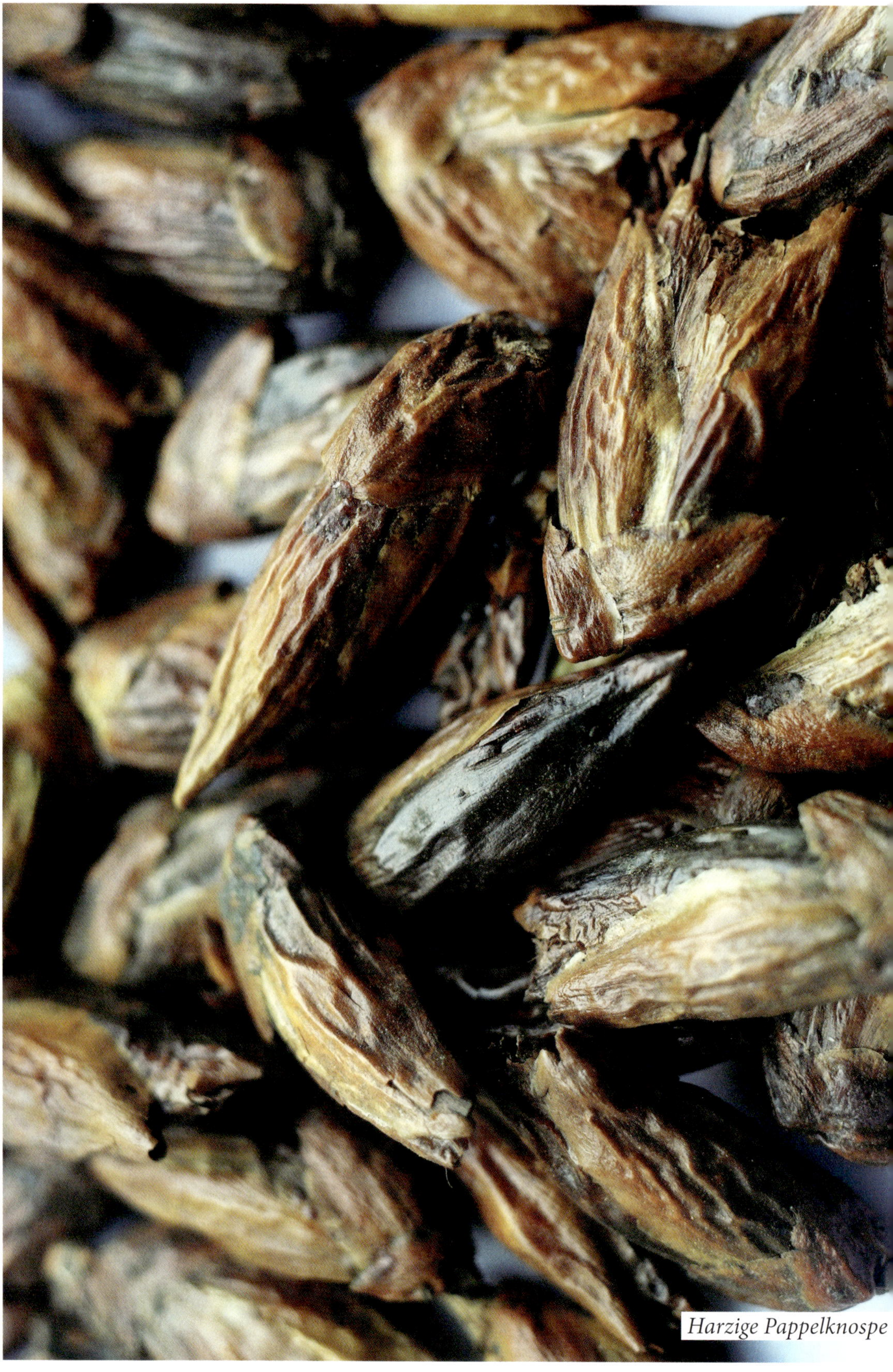

Harzige Pappelknospe

Pappel

Populus spp.

Salicaceae (Weidengewächse)

Die Pappel ist ein wahrlich besonderer Baum, der nicht nur wegen seines oftmals sehr mächtigen und imposanten Habitus beeindruckt, sondern auch aufgrund der vielseitigen Einsatzmöglichkeiten. Zudem ist die Pappel von einer spürbaren Aura des Magischen umgeben; nicht von ungefähr kommt es, dass sie in der Mythologie ein wichtiges Gewächs der Hexen- und Zaubergöttin Hekate war. Am liebsten gedeiht die Pappel in unmittelbarer Wassernähe, weshalb sie meistens an Flussufern und in Auenwäldern gefunden wird. Ihre luftige und in großer Höhe gedeihende Krone verbindet sie mit dem Element Luft, gleichzeitig wird sie jedoch aufgrund ihrer bevorzugten Standorte auch dem Element Wasser zugeordnet.

Das Harz der Pappel wird über die Winterknospen ausgeschieden und verleiht diesen eine Art antibakteriellen Schutzmantel. Im Stamm bzw. im Holz ist kein Harz enthalten. Daher ist es auch nicht möglich, reines Pappelharz zu finden. Lediglich die mit Harz überzogenen Knospen können gesammelt werden, welche sich als Salbenzutat seit langen Zeiten in der traditionellen Pflanzenheilkunde einer großen Beliebtheit erfreuen. Weiterhin eignen sich Pappelknospen (lat. *Populi gemma,* engl. *Balm of Gilead Buds*) aufgrund ihres süßlichen, balsamischen, warmen und äußerst angenehmen Duftes sehr gut als Räucherwerk. Allerdings werden die harzigen, etwa 2,5 cm großen Knospen in der modernen Räucherkultur merkwürdigerweise nur noch sehr selten ver-

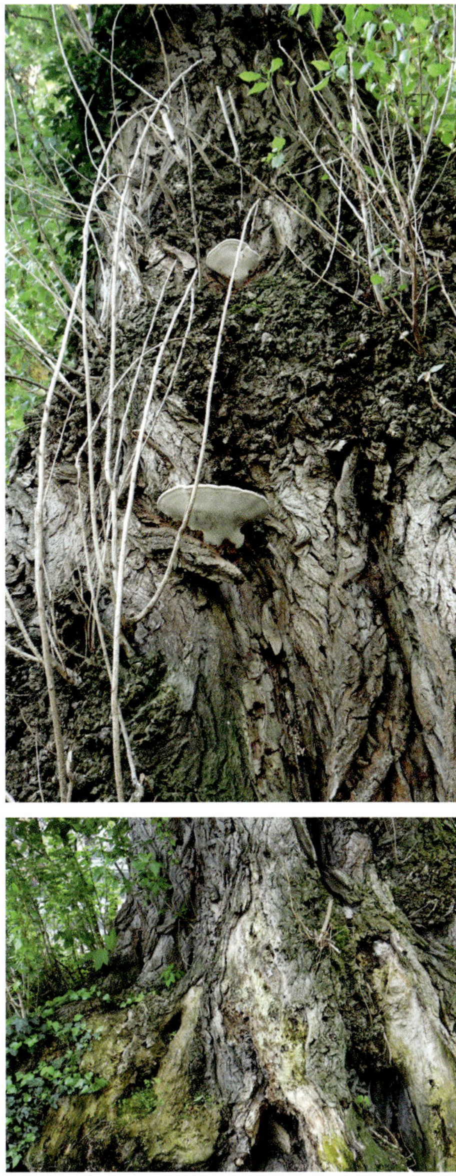

150-jährige Schwarzpappel (Populus nigra), fotografiert am Rheinufer.

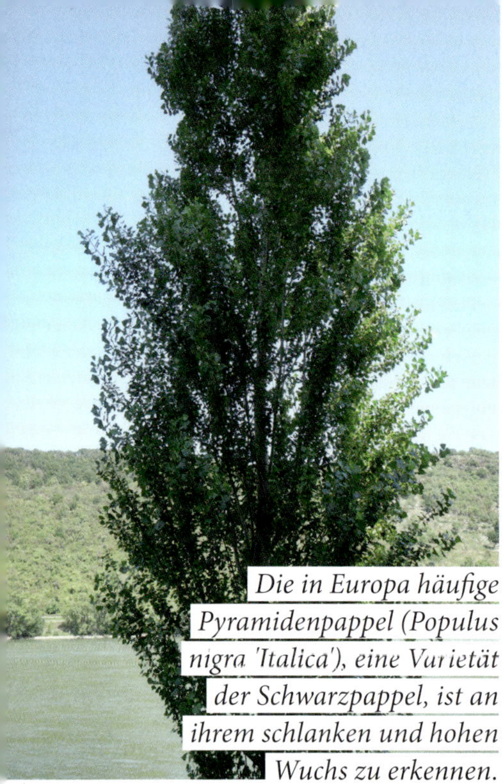

Die in Europa häufige Pyramidenpappel (Populus nigra 'Italica'), eine Varietät der Schwarzpappel, ist an ihrem schlanken und hohen Wuchs zu erkennen.

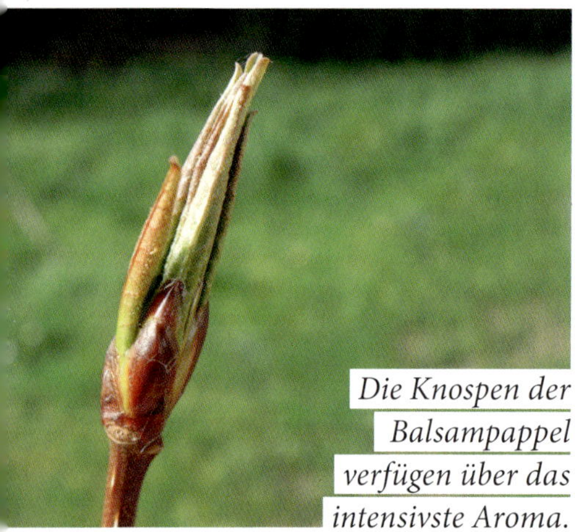

Die Knospen der Balsampappel verfügen über das intensivste Aroma.

wendet, obwohl sie den exotischen Harzen in Duft und Wirkung eigentlich absolut ebenbürtig sind. Die Farbe des Pappelharzes ist gelblich bis orange.

Über das intensivste Aroma verfügt das Harz der nordamerikanischen Balsampappel. Die harzigen Knospen der anderen Pappelarten können jedoch genauso gut genutzt werden, was auch für die in europäischen Auenwäldern häufig vorkommenden und speziell für die Holzgewinnung gezüchteten Hybriden gilt; manchmal haben diese Kreuzungen sogar größere und harzreichere Knospen als die europäischen Reinsorten. Im europäischen Naturwaren-Handel sind meistens Schwarzpappel-Knospen verfügbar.

Pappelharz ist – neben einigen weiteren Baumharzen – übrigens auch bei Bienen sehr beliebt, die daraus ihr wertvolles Propolis (Bienenkittharz) herstellen, das sie zur Desinfizierung und Isolierung des Bienenstocks benötigen. Pappelharz und Propolis können daher sowohl duft- als auch wirkspezifisch große Ähnlichkeiten haben. Auch das volksmedizinische Anwendungsspektrum dieser beiden Naturstoffe gestaltet sich weitgehend identisch. Pappelknospen enthalten Salicylderivate (z. B. Salicin), welche sich in der Leber in die entzündungshemmend und schmerzlindernd wirkende Salicylsäure umwandeln, weiterhin sind Gerbstoffe, Flavonoide sowie ätherisches Öl enthalten.

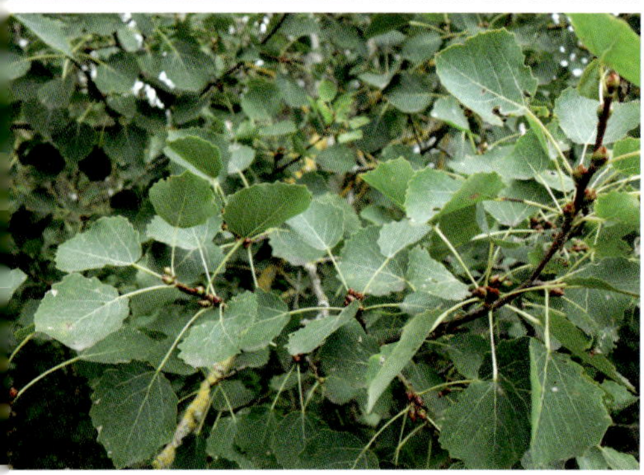

Das Rauschen der Zitterpappel-Blätter (Populus tremula) hat eine beruhigende und meditationsfördernde Wirkung.

Pappelharz-Lieferanten (Auswahl)

Insgesamt gibt es rund 30 Pappelarten, daneben existieren einige Unterarten und Zuchthybride (Kreuzungen).

ART	DEUTSCHER NAME	VORKOMMEN
Populus alba L.	Silberpappel, Schneepappel, Weißpappel	Europa, Nordafrika, Russland
Populus balsamifera L.	Balsampappel, Balsambaum, Tacamahacapappel	Nordamerika
Populus x jackii SARG.	Balm-of-gilead-Pappel	Nordamerika
Populus nigra L.	Schwarzpappel, Salbenbaum	Europa
Populus tremula L.	Zitterpappel, Espe, Aspe	Europa, Nordafrika, Westasien
Populus trichocarpa TORR et A.GRAY	Lungauer Balsampappel, Westliche Balsampappel	Nordamerika

Mythologie

In der griechischen Mythologie ist die Pappel ein wichtiges Gewächs der Göttin Hekate, der Wächterin der Unterwelt und Göttin der Hexen und Zauberer. Es hieß, dass an den Ufern des Styx – jenem Fluss, der das Land der Lebenden vom Totenreich Hades trennt – jede Menge Pappeln wuchsen. So soll am Eingang zur Unterwelt eine Schwarzpappel und an ihrem Ausgang eine Silberpappel gestanden haben. Gleichzeitig wird die Nähe der Pappel zur Anderswelt daran deutlich, dass dieser Baum sehr oft an mystischen Orten gedeiht, an Stellen, an denen sich die Pforten bzw. Eingänge in andere Gefilde befinden.

Unsere Vorfahren waren zudem davon überzeugt, dass im Blattrauschen der Zitterpappel die Stimmen der Geister und Götter zu vernehmen sind und man leicht in tranceartige, mit der Anderswelt verbindende Bewusstseinszustände gerät. Möglicherweise stammt daher auch die frühere Praxis, Pappelharzknospen als Zutat von geistbewegenden und trancevertiefenden Räuchermixturen und Salben zu nutzen.

Bei den Germanen war die Pappel entsprechend ihren besonderen Eigenschaften Freya geweiht, der zauberkundigen Göttin der Liebe und Fruchtbarkeit, gleichzeitig wird sie als die Göttin der Magie sowie der Heilkunde beschrieben. In ihrer Erscheinung als Frau Holle ist Freya – genau wie Hekate in Griechenland – eine Wächterin der Unterwelt. Diese anderweltliche Region kann gemäß der Legende über den sogenannten Urdbrunnen („Schicksalsquelle"), einer Quelle unterhalb des Weltenbaums, bestiegen und entdeckt werden.

In der Mythologie der Christen existieren ebenfalls einige Geschichten über die Pappel. So soll die Zitterpappel deshalb „zittern", weil aus ihrem Holz angeblich das Kreuz von Jesus angefertigt wurde oder weil sich Judas an diesem Baum erhängt haben soll.

Pappel, Mistel und Zunderschwamm – Eine magische Triade

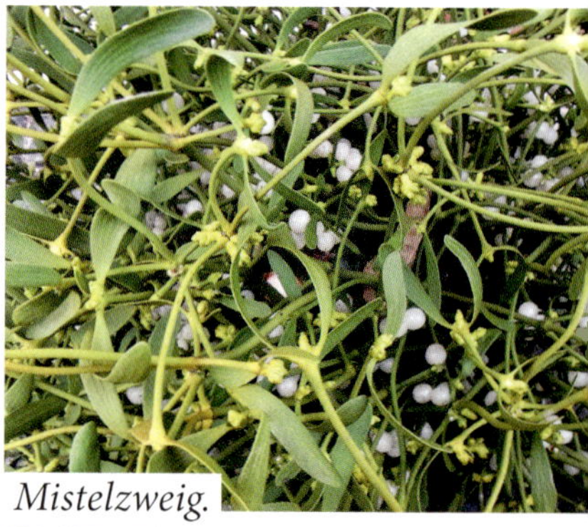

Mistelzweig.

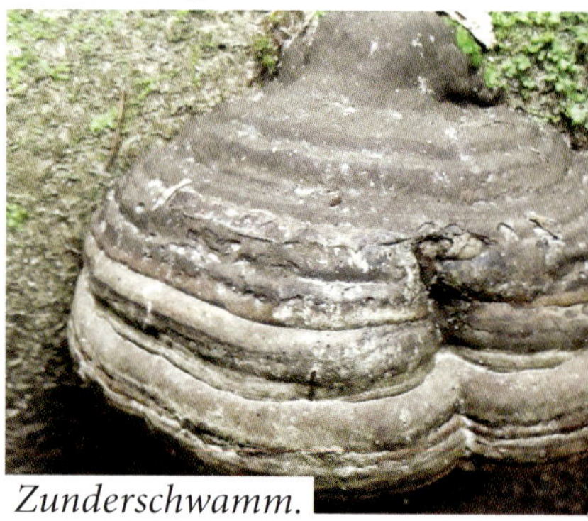

Zunderschwamm.

Sehr häufig gedeiht die Pappel in direkter Verbindung mit der Mistel sowie dem Zunderschwamm – auch hieran lässt sich ihre Verbindung zur Anderswelt erkennen.

Die Mistel *(Viscum album)* gilt seit jeher als Pflanze, die bevorzugt auf den Toren zu den anderen Wirklichkeiten gedeiht. Damals wurden aus diesem Gewächs Zauber- bzw. Wünschelruten hergestellt, mit deren Hilfe ihre eingeweihten Benutzer die Eingänge zur Unterwelt finden und auch öffnen konnten. Zudem wurde die Mistel aufgrund ihrer mystischen Eigenschaften früher sehr oft im Rahmen von Ahnenkulten geräuchert.

Auch der Zunderschwamm *(Fomes fomentarius)* gedeiht besonders gerne an der Pappel. Nicht selten wachsen gleich mehrere Exemplare dieses besonderen Pilzes direkt übereinander und sehen somit wie die Stufen einer Art Himmelsleiter aus. Eine solche „Leiter" wurde von den Schamanen in veränderten Bewusstseinszuständen hinaufgeklettert, um auf diese Weise, Stufe für Stufe, immer weiter in die himmlische Oberwelt vorzustoßen. Gleichzeit ist das Innere dieses Pilzes, nachdem es gründlich getrocknet wurde, ein ausgezeichneter Zunder und als solcher eine tolle Alternative zur gewöhnlichen Räucherkohle.

Pappelharz als Naturheilmittel

In der traditionellen Heilkunde werden die harzüberzogenen Pappelknospen zur Herstellung von Salben, Ölen und Tinkturen verwendet. Zur synergistischen Verstärkung der entspannenden und schmerzlindernden Wirkung war es damals üblich, Pappelsalben außerdem etwas Bilsenkraut, Schwarzen Nachtschatten und/oder Hanf beizugeben, was heute allerdings nicht mehr geschieht. Möglicherweise waren derartige Pappelsalben die Vorläufer sowie die Inspirationsquelle der legendären Hexen- bzw. Flugsalben, durch deren zielgerichtete Anwendung die weisen Kräuterfrauen damaliger Zeiten veränderte Bewusstseinszustände herbeiführen und in anderen Wirklichkeitsebenen „fliegen" konnten. Ferner sind in der europäischen Volksmedizin Pappelharz-Bäder und -Umschläge bekannt.

Das Wirkspektrum beläuft sich auf antimikrobielle, entspannende, entzündungshemmende und schmerzlindernde Effekte. In einer der beschriebenen Zubereitungsformen können Pappelknospen äußerlich bei Gelenk-, Glieder- und Muskelschmerzen sowie bei Frostbeulen, Furunkeln, Hämorrhoiden, Verbrennungen (auch Sonnenbrand) und entzündlichen Hauterkrankungen angewendet werden. Als Tee oder Tinktur wurden die Knospen damals auch innerlich appliziert. Traditionelle Indikationen sind Harnwegs- und Prostatabeschwerden, Bronchitis sowie Rheuma.

Die „Aspen" genannte und aus den Blüten der Zitterpappel hergestellte Bachblüte wird zur Stärkung des Urvertrauens sowie zur Lösung von unbegründeteten oder unbewussten Angstsstörungen empfohlen, beispielsweise gegen Angst vor Dunkelheit.

In der Gemmotherapie (Knospentherapie) werden Pappelknospen bei Gefäßerkrankungen und damit einhergehenden Durchblutungsstörungen sowie bei Kopfschmerzen, schlecht heilenden Wunden und Rheuma eingesetzt.

Ähnlich wie die Knospen der Schwarz- oder Silberpappel hierzulande, werden die Knospen der Balsampappel von den nordamerikanischen Ureinwohnern zu einer Salbe verarbeitet, die zur Linderung von Wunden auf die verletzten Hautpartien aufgetragen wird.

In der früher sehr weit verbreiteten sympathiemagischen Medizin wurde die Pappel analog zu ihrem schnellen Wuchsverhalten – kaum ein anderer Baum wächst schneller als die Pappel – zur Förderung des Haarwuchses verwendet. Dazu wurde in den Stamm ein kleines Loch gebohrt, das mit ein paar Haaren befüllt und anschließend mit Pappelholz wieder gut verschlossen wurde.

Pappelharz als Räucherstoff

Auf glühende Kohlen gelegt verströmen Pappelknospen ein sehr angenehmes Aroma. Der aufsteigende Rauch duftet süß und balsamisch. Das psychische Wirkspektrum umfasst in erster Linie beruhigende, entspannende und zentrierende Eigenschaften. Zudem wirkt eine Pappel-Räucherung in einer sanften Bewusstseinserweiterung, die sich durch eine Zugabe von weiteren geistbewegenden Räucherstoffen synergistisch verstärken lässt.

Räucherungen mit Pappelknospen eignen sich sehr gut für schamanische Divinationsrituale, wenn man eine Botschaft von einem Schutz- oder Hilfsgeist oder einem anderen anderweltlichen Wesen erhalten möchte. Sie können den menschlichen Geist für die spirituellen Dimensionen empfänglich machen, also für Realitätsebenen, die uns in Zuständen unseres Alltagsbewusstseins oftmals verborgen bleiben.

Es existiert eine Vielzahl an Räucherstoffen, die sich sehr gut für eine Kombination mit Pappelharz eignen, zum Beispiel Beifuß (Blüten, Kraut), Bilsenkraut (Samen [giftig]), Hanf (Blüte), Kiefer (Harz, Nadeln), Lärche (Harz, Nadeln), Mariengras (Blätter), Mistel (Kraut) und Styrax (Harz).

Perubalsam

Myroxylon peruiferum

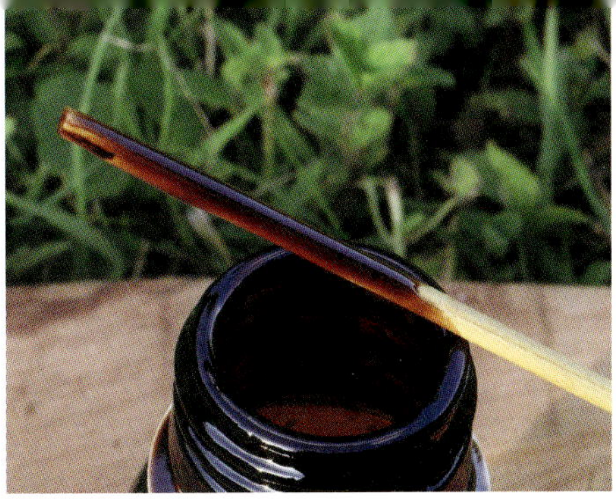

Fabaceae
(Hülsenfrüchtler)

Perubalsam ist ein herrlich duftendes Harz von viskoser Konsistenz, dunkelbrauner Farbe und bitterem Geschmack, das der mittelamerikanischen Spezies *Myroxylon peruiferum* (ehemals: *Myroxylon balsamum var. pererae*) entstammt und von den Ureinwohnern seit vielen Jahrhunderten als Heil- und Räuchermittel eingesetzt wird. Seinen Namen trägt das Exsudat deshalb, weil weite Teile des mittelamerikanischen Herkunftgebiets zur Zeit der Eroberung durch die Spanier (Conquista) dem Vizekönigreich Peru angehörten und nahezu alle damaligen Handelsgüter über Callao (Nähe Lima) verschifft wurden. Heute gilt El Salvador als das wichtigste Poduktionsland, weitere Bestände dieser Balsambaum-Art befinden sich in Costa Rica, Ecuador, Guatemala, Mexiko und Nicaragua.

Die älteste schriftliche Erwähnung findet sich in dem Buch „Historia medicinal de las cosas que se traen de nuestras Indias Occidentales“ (1565) vom spanischen Arzt und Botaniker Nicolás Monardes. Er schrieb, dass der Balsam von einem Baum stamme, den die Indianer *Xilo* nennen. Gewonnen wird Perubalsam nach den gleichen Verfahren wie auch der verwandte Tolubalsam (siehe Tolubalsam).

Die Hauptkomponente des Perubalsams bildet ein Estergemisch, bestehend aus Benzoesäurebenzylester und Zimtsäurebenzylester. Weiterhin sind Harzsubstanzen (z. B. Peruresinotannol), Vanillin, Cumarin, Nerolidol (Peruviol) sowie geringe Mengen ätherisches Öl enthalten. Einige der im Balsam vorkommenden Substanzen wirken als sogenanntes Kontaktallergen, was bedeutet, dass es im Umgang mit diesem Naturstoff zu allergischen Unverträglichkeiten kommen kann, besonders zu juckendem Hautausschlag. Interessant ist, dass Perubalsam bei Nicht-Allergikern genau entgegengesetzt wirken kann, in dem es zu einer Linderung von Juckreizen führt.

Neben seiner Verwendung als Heilmittel und Räucherstoff erfährt Perubalsam eine ganze Reihe an weiteren Einsatzgebieten: Er fungiert als aromatischer Nahrungsmittelzusatz und ist als solcher beispielsweise in Kaugummis, Softdrinks, Schokolade und Backwaren enthalten. Bis zur Entdeckung der Vanillin-Synthese gehörte das duftende Baumexsudat zu den beliebtesten Ersatzstoffen für die kostbaren Schoten der Echten Vanille. Weiterhin war

Perubalsam früher ein verbreiteter Duftstoff in der Kosmetik- und Parfumerzeugung, was aufgrund der potenziellen allergischen Nebenwirkungen heute allerdings sehr selten geworden ist. Weitaus häufiger werden gegenwärtig durch Trockendestillation erzeugte Destillate und Extrakte verwendet, die besser zu vertragen sein sollen. Von den Maya ist außerdem eine Verwendung als Mittel zur Tabakaromatisierung bekannt, wozu entweder der *Naba* genannte Balsam oder zerkleinerte Rindenstücke eine Nutzung erfahren.

In Wasser ist Perubalsam unlöslich. Er ist schwerer als Wasser und sinkt zu Boden. In Alkohol (Ethanol) löst er sich hingegen sehr gut. Ehemalige Trivialbezeichnungen sind beispielsweise auch Schwarzer Balsam, Honduras Balsam und Surinam Balsam

Perubalsam als Naturheilmittel

Als ethnopharmakologisch bedeutsamste Einsatzgebiete des antiseptisch und antiparasitär wirkenden Balsams gelten infizierte, blutende oder schlecht heilende Wunden, wozu er gleichermaßen pur oder als Salbenzubereitung angewendet wird. Ferner wird er von den Maya-Stämmen zur Behandlung von Ekzemen, Frostbeulen, Geschwüren, Juckreiz, Parasiten (z. B. Krätze, Läuse), Pilzerkrankungen und Verbrennungen aufgetragen. Der dichte, sich beim Räuchern entwickelnde Rauch wird tradtionell sparsam dosiert zur Besänftigung von Erkältungskrankheiten und Menstruationsbeschwerden inhaliert oder bei Hämorrhoidalleiden ins Rektum geblasen.

Historische Perubalsam-Produkte (Auswahl)

Balsamum Locatelli

Synonyme Balsamum italicum, Italienischer Balsam, Wundbalsam

Zutaten 30 Teile filtriertes Wachs • 40 Teile Olivenöl,
25 Teile Lärchenterpentin • 5 Teile Perubalsam
0,2 Teile Alkannin

Indikationen Äußerliche Anwendung bei Frostbeulen und wunden Brustwarzen.

China-Schokolade

Synonyme Pasta Cacao cum Cortice Chinae

Zutaten 10 Unzen Kakaobohnen • 3 Unzen Königs-Chinarinde
8 Unzen Zucker • 1 Drachme Perubalsam

Indikationen China-Schokolade galt früher als wirkungsvolles Mittel bei Fieber. Empfohlen wurde sie Patienten, denen die Einnahme der puren Chinarinde zuwider war.

Hoffmann'scher Lebensbalsam

Synonyme Mixtura oleosobalsamica, Balsamum vitae Hoffmanni

Zutaten 3 Teile Perubalsam • 1 Teil Lavendelöl • 1 Teil Gewürznelkenöl • 1 Teil Thymianöl • 1 Teil Muskatblütenöl
1 Teil Neroliöl • 1 Teil Zimtkassienöl • 1 Teil Zitronenöl
240 Teile Spiritus

Indikationen Äußerlich angewendet als belebendes Nerventonikum.

Jerusalem Balsam

Zutaten 45 g Aloe, 15 g Myrrhe, 15 g Olibanum, 15 g Styrax, 30 g Perubalsam, 30 g Angelikawurzel, 37,5 g Johanniskrautblüten, 8 g Crocus, 15 g Mastix, 1250 g Spiritus

Indikationen Äußerliche Einreibungen bei nicht blutenden Abschürfungen, Mundspülungen bei Entzündungen des Zahnfleischs

Hinweis Der sogenannte Wiener Balsam (Tinctura balsamica) hat eine nahezu identische Zusammensetzung.

Perucognac

Zutaten	1 Liter Cognac, 25 g Perubalsam
Indikationen	Perubalsam-Schnaps zur Behandlung von Tuberkulose.

Perubalsam-Pulverseife

Synonyme	Sapo Balsami peruviani pulvinaris
Zutaten	Perubalsam, Natriumcarbonat, destilliertes Wasser, Seifenpulver
Indikationen	Duftende Seife zur Hautreinigung.

Wenzel-Salbe

Zutaten	2 Teile Myrrhe, 1,75 Teile Kampfer, 1,75 Teile Weihrauch, 1,05 Teile Terpentinöl, 0,875 Teile Perubalsam, 0,875 Teile Bleiweiß, 10 Teile Olivenöl, 9,6 Teile Fett, 7 Teile Wachs, 0,01 Teile Rosenöl
Indikationen	Topische Anwendung bei Hautausschlägen und Schuppenflechte.

Was ist Perugen?

Unter dieser Bezeichnung wird ein künstlich erzeugter Perubalsam verstanden, bei dem es sich um ein Gemisch aus Harzen, Gummiharzen und Balsamen (Benzoe, Tolu, Styrax) mit künstlich hergestellten Estern (z. B. Benzoesäurebenzylester) handelt (FRERICHS et al. 1938: 621). Perugen duftet ebenfalls angenehm nach Vanille und wird als Parfumzusatz verwendet. Zudem fungiert das vergleichsweise sehr leicht zu verarbeitende Kunstprodukt als Zutat von Salben. Für Räucherzwecke ist es jedoch ungeeignet.

Perubalsam als Räucherstoff

Von den mittel- und südamerikanischen Ureinwohnern wird Perubalsam seit langen Zeiten als Räucherwerk eingesetzt, einerseits für medizinische, andererseits für rituelle Angelegenheiten. Unter der Bezeichnung *Balsamo catolico* wurde das wohlduftende Harz im 16. Jahrhundert unter der Regentschaft von Papst Pius V. auch von der katholischen Kirche genutzt, und zwar als Ersatzstoff für den zu dieser Zeit rar gewordene Mekkabalsam (*Commiphora opobalsamum*). Analog zum traditionellen Gebrauch des Mekkabalsams fand Perubalsam als Räucherwerk sowie als Zutat des Salböls Verwendung. Bedenken wir nun, dass die katholische Kirche die Ausrottung und Unterdrückung der süd- und mittelamerikanischen Naturvölker maßgeblich zu verantworten hat und die entsandten Missionare die heiligen Pflanzen der Indianer zutiefst dämonisierten und ihnen jeglichen Gebrauch untersagten, erscheint die Verwendung des indianischen Perubalsams als Substitut für „Kirchenweihrauch" in höchstem Maße „unstimmig". Der Ethnopharmakologe Christian Rätsch spricht in diesem Zusammenhang von „historischem Zynismus" (RÄTSCH 2004: 56).

Zum Räuchern wird ein Tropfen des Balsams auf glühende Kohle gegeben – etwa durch die Zuhilfenahme eines kleinen Holzstäbchens – worauf augenblicklich ein dichter Dampf aufsteigt. Er eignet sich aber auch sehr gut zum Mischen mit anderen Räucherstoffen; zudem ist er ein gutes Bindemittel bei der Herstellung von Räucherkegeln. Synergistische Kombinationen bieten sich mit Benzoe, Copal, gemahlenen Kakao- und Tonkabohnen sowie mit Palo-Santo-Pulver an.

Das sich ausbreitende Aroma erinnert sehr an Vanille mit einem Hauch Schokolade und verbleibt recht lange im Raum. Anfänglich duftet es möglicherweise leicht beißend und lackartig, weshalb dieser Räucherstoff grundsätzlich nur in niedriger Dosierung eingesetzt werden sollte.

Die psychische Wirkung des geräucherten Perubalsams ist eine beruhigende, entspannende, herzöffnende, inspirationsfördernde und stimmungsaufhellende. Sein besonderer Duft vermittelt auf olfaktorischem Weg Harmonie und Geborgenheit.

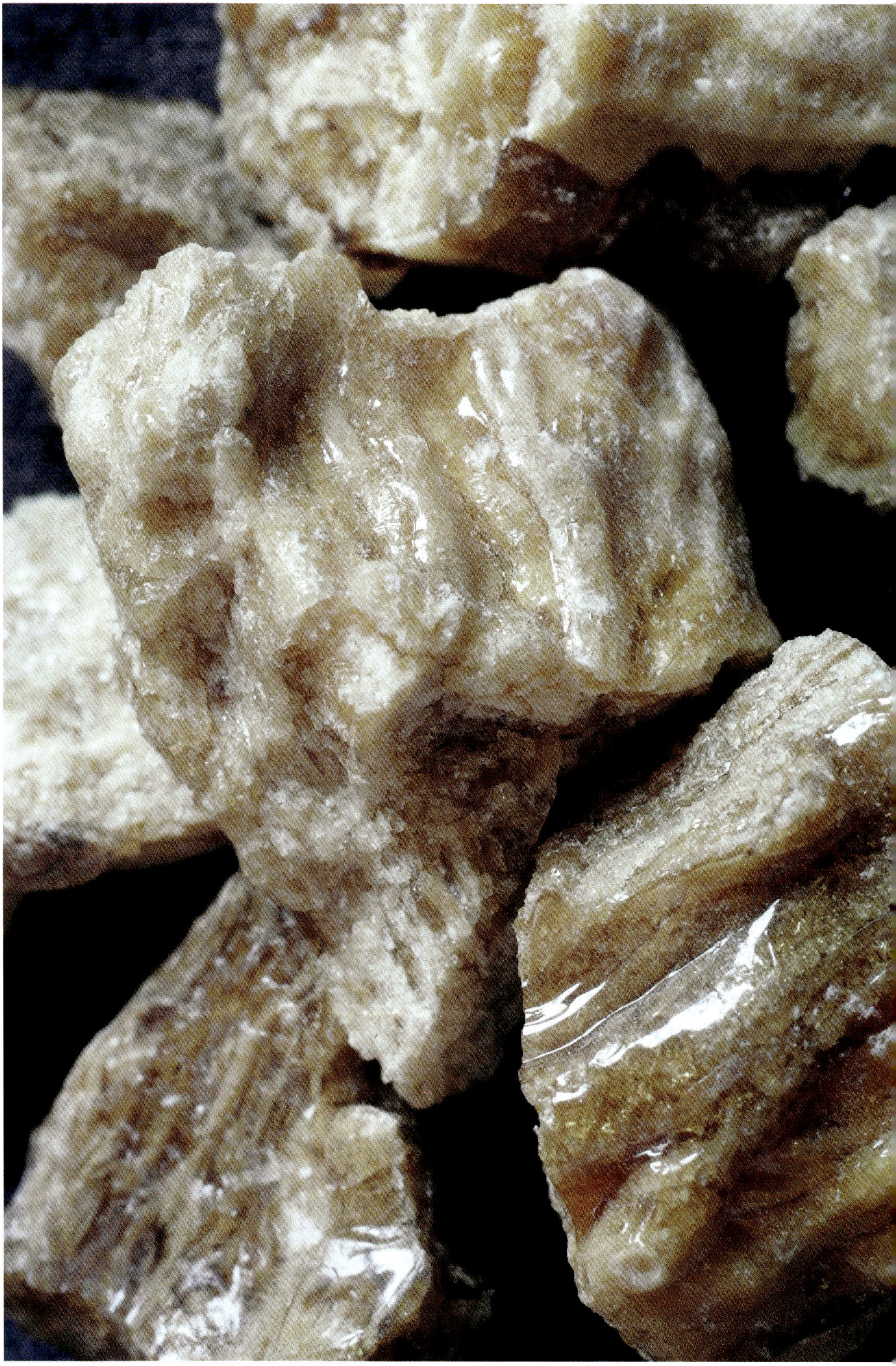

Sal

Shorea robusta C.F.GAERTN.

Dipterocarpaceae (Flügelfruchtgewächse)

Der in Nordindien, Nepal, Bhutan und Bangladesch vorkommende Salbaum liefert ein Harz, das zu den wichtigsten Heil- und Räuchermitteln der lokalen Heiler und Heilerinnen gehört. Bei der Stammpflanze handelt es sich um ein bis zu 30 Meter hohes Flügelfruchtgewächs mit großen eiförmigen Blättern, einem harten Kernholz sowie in Rispen erscheinenden Blütenständen, das sich durch ein breites ethnobotanisches Anwendungsspektrum auszeichnet: Die Blätter fungieren als Einwegteller für sogenannte *prasads* (Opferspeisen), das ätherische Blattdestillat ist ein beliebtes Parfum, das aus den Samen gepresste Öl (Salbutter) ist essbar, aus dem Holz werden schamanische Geisterdolche (*phurbas*), Götterfiguren und andere Ritualgegenstände geschnitzt und das Harz ist ein im Himalayaraum weitläufig eingesetztes Naturheilmittel. Es wird geräuchert, äußerlich aufgetragen oder peroral eingenommen.

Salharz enthält zahlreiche Substanzen aus der Triterpenoid-Gruppe, unter anderem Ursolsäure, β-Amyrin, Mangiferonsäure, Uvaol und Benthamsäure (MISRA/AHMAD 1997: 575).

TRIVIALNAMEN DER STAMMPFLANZE	TRIVIALNAMEN DES HARZES
Salbaum, Salharzbaum, Saulbaum (dt.), Borsal, Indra chatra, Shala, Shal (hind.), Ashvakarna, Chiraparna, Sala (sansk.), Common sal, Sal tree, Shala tree (engl.), Damar de l'Inde (franz.), Sakhu (bengal.), Sara Noki (jap.), Sakwa (nepal.), Suo Luo Shuang (chin.)	Raal-Weihrauch, Sal, Salharz, Tibetischer Weihrauch (dt.) Dhup, Sal dhupa (hind.), Indian dammar, Sal dammar (engl.), Rla (sansk.), Seral (punj.)

Gewinnung

Zur Harzgewinnung werden Rillen in den Stamm geritzt, aus denen eine weiße Flüssigkeit austritt. Diese erhärtet an der Luft schnell zu einer gelblichbraunen Masse, wobei dieser Vorgang mehrmals im Jahr wiederholt wird. Unter den Schamanen ist es üblich, dass sie für die Harzsammlung unbekleidet in die Sal-Haine gehen und zunächst durch das Rezitieren spezieller Mantras den richtigen Lieferanten ausfindig machen (RÄTSCH 2004: 63).

Mythologie

In Indien, Bangladesch und Nepal, wo der Salbaum gleichermaßen für Hindus, Buddhisten und einige animistische Stammesgemeinschaften eine wichtige Sakralpflanze ist, existiert eine Vielzahl unterschiedlicher Legenden über die Pflanze. Für die Hindus ist der Baum deshalb heilig, weil er zu den Lieblingsgewächsen des Gottes Vishnu gehört; daneben wird der Salbaum aufgrund seiner mächtigen Baumkrone mit der vedischen Wettergottheit Indra in Verbindung gebracht (*Indra chatra*, „Schirm des Indra"). Buddhisten hingegen verehren den Baum, weil unter seinen Zweigen die Königin Mahamaya einstmals ihren Sohn Siddhartha Gautama (Buddha) zur Welt brachte, der auch unter einem Salbaum gestorben sein soll. Seine Erleuchtung fand er allerdings im Schatten eines Bodhibaumes (Pappelfeige). Vielfach wird der Baum auch deshalb als heilig erachtet, weil er eine beliebte Wohnstätte der guten Geister ist. Nicht selten werden aus diesem Grund unter den Salbäumen Gebetsschreine errichtet, auf denen die Einheimischen Opfergaben (z. B. Blumen oder Speisen) ablegen. Für die bengalischen Stammesgruppen der Bagdi und Bauri ist *Shorea robusta* ein wichtiger Glücksbaum, unter dessen Zweigen geheiratet und Segen für die Kinder erbeten wird.

Salharz als Naturheilmittel

Salharz verfügt über ein antimikrobielles, entzündungshemmendes, fiebersenkendes, geschwürlinderndes, immunmodulierendes und wundheilendes Wirkspektrum und ist ein wichtiges Heilmittel in den indigenen Medizinsystemen. Als Salbenzutat wird es von traditionellen Heilern zur Linderung von Arthrose, Geschlechtskrankheiten, Geschwüren, Hautausschlägen, Hämorrhoiden, Knochenbrüchen, Schmerzen, Verbrennungen und Wunden empfohlen. Innerlich, meist in Kombination mit etwas Honig oder Zucker, findet das Harz ethnomedizinisch auch zur Behandlung von Diabetes und Durchfall eine Verwendung.

Salharz als Räucherstoff – Ein Trancemittel der Schamanen

Auf glühender Kohle erzeugt Salharz einen dichten und kräftigen Rauch, der von einigen nepalesischen Schamanen als bewusstseinserweiterndes Trancemittel zum Einsatz kommt. Dazu muss der aromatische Rauch lange und tief inhaliert werden. Daneben wird es zur Vertreibung schädlicher Geistwesen, zur Abwehr von Moskitos sowie zur Stärkung der Psyche geräuchert. In Indien ist Sal ein sehr beliebtes Räucherwerk für hinduistische Pujas und andere religiöse Zeremonien, pur sowie als Zutat von Räucherkegeln und Räucherstäbchen.

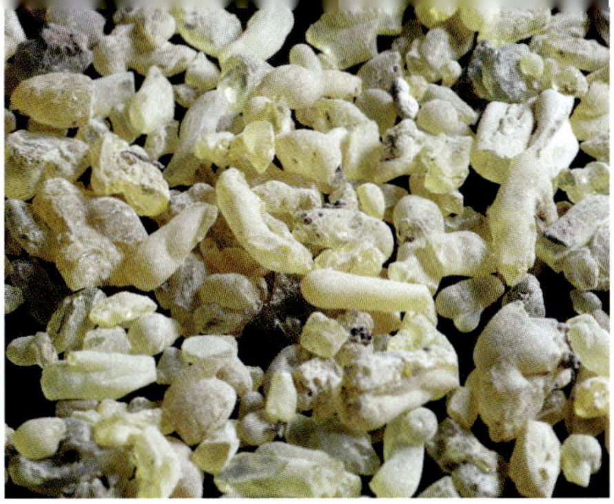

Sandarak

Tetraclinis articulata (VAHL) MAST.

Cupressaceae (Zypressengewächse)

Das aus Nordwestafrika stammende Sandarakharz (Sandarakgummi, Sandarac, Sandarach) gehörte noch bis vor gar nicht allzu langer Zeit zu Marokkos wichtigsten Exportprodukten. Es entstammt dem Nadelbaum *Tetraclinis articulata* (Syn. *Callitris quadrivalvis*) aus der Familie der Zypressengewächse, der hierzulande auch als Beberthuja oder Gliederzypresse bekannt ist. Der dunkelholzige Stamm des bis zu 17 Meter hohen Baumes hat einen Umfang von etwa einem Meter und verfügt über eine Rinde, die von einer Vielzahl lysigener Harzkanäle durchzogen ist.

Von ethnobotanischer Relevanz sind gleichermaßen das Holz sowie das Harz des Sandarakbaumes. Gesammelt wird der vollständig getrocknete, harte, hellgelbe bis orangefarbene und tränenförmige Ausfluss entweder infolge natürlicher Exsudation oder nach gezielten Einschnitten im Stamm. Eingesetzt wird Sandarak traditionell als Zusatz für Lacke, Klebstoffe, Radierer und Farben. Weiterhin erfährt es in Nordafrika eine lange Anwendungstradition als Räucherstoff sowie als antibakteriell wirkendes Heilmittel.

Sandarak enthält Harzsäuren (z. B. Sandaracolsäure, Sandaracopimarsäure, Oxysandaracopimarsäure, Sandaracinsäure, Sandaricinolsäure, Callitrisinsäure), Phenole (z. B. Ferruginol, Manool, Totarol) und ätherisches Öl (z. B. α- und β-Pinen, Limonen, Thymochinon) (BLASCHEK et al. 1998: 656).

Sandarak als Naturheilmittel

In der Ethnomedizin der marokkanischen Berber-Stämme wird pulverisiertes Sandarakharz zusammen mit Henna auf schmerzende Kopfstellen gegeben. Weitere Indikationen sind Appetitlosigkeit, Bauchschmerzen, Bluthochdruck, Diabetes, Durchfall, Erkältung, Fieber, Gallenleiden, Gicht, Lungenkrankheiten, Ödeme, Sonnenbrand, Übelkeit, Rheuma, Schwindel und übermäßiges Schwitzen (MONTANARI 2014: 395). Äußerlich wird Sandarak als Pflaster oder Kompresse appliziert, während es für einen innerlichen Gebrauch üblicherweise in Milch gelöst wird. Daneben ist das medizinische Inhalieren des durch Räucherung aufsteigenden Rauchs bzw. Dampfes verbreitet. In der Pharmazie wird Sandarak als Pillenüberzug sowie als Zutat von Zahnkitts (provisorische Füllmaterialien) eingesetzt.

Nicht verwechseln: Sandarak und Wacholderharz

In älterer botanischer Literatur wird Sandarak gelegentlich als *Juniper gum* oder als *Juniper resin* bezeichnet, wodurch die Annahme entstehen könnte, dass es sich um das Harz des Wacholders (*Juniperus* spp.) handelt. Umgekehrt wird das Harz des Wacholders und anderer Zypressengewächse bisweilen als Sandarak bezeichnet. So wird Wacholderharz auch „Deutscher Sandarak“ und das Exsudat einiger australischer *Callitris*-Arten „Australischer Sandarak“ genannt. Der Grund für die gleiche Benennung liegt aller Wahrscheinlichkeit in ihren Ähnlichkeiten bezüglich des Aussehens, der Konsistenz sowie der chemischen Beschaffenheit.

Sandarak als Räucherstoff

Für die indigenen nordafrikanischen Stämme ist Sandarak seit langen Zeiten ein wichtiger Räucherstoff für Rituale. Das Aromaspektrum umfasst balsamische und leicht fruchtige Nuancen – alles in allem sehr unaufdringlich. Die Wirkung der geräucherten „Tränen“ ist eine entspannende, emotional wärmende, harmonisierende und reinigende. Dabei gilt Letzteres auch für die Atemwege, besonders dann, wenn Sandarak in Kombination mit Kampfer zur Anwendung kommt. Da das Harz als Duftfixativ wirkt, eignet es sich sehr gut als Zutat von Räuchermischungen. Die Räucherdüfte der anderen Zutaten verfliegen dank dem Sandarak nicht so schnell und bleiben wesentlich länger im Raum erhalten.

Australischer Sandarak (Callitris spp.)

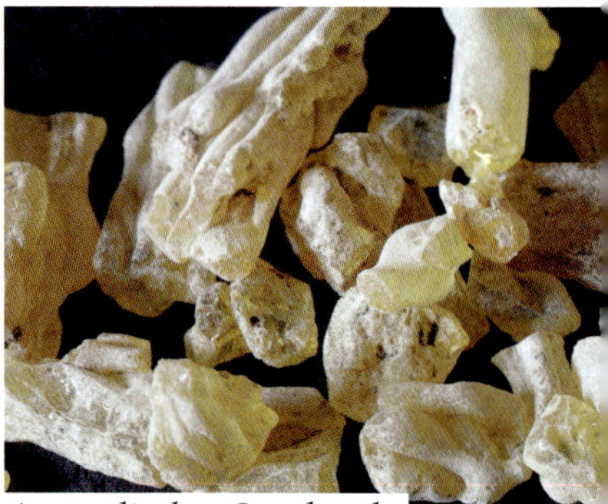

Australischer Sandarak.

Australischer Sandarak (engl. *Pine gum*) wird aus verschiedenen Arten der Gattung *Callitris* (Schmuckzypressen) gewonnen und galt bei der australischen Urbevölkerung als wichtiges Heil- und Ritualmittel. Zur Herstellung von Pflastern und Salben, die man bei Schmerzen und Wunden applizierte, nutzten es sowohl die Aborigines als auch die europäischen Siedler. Das Holz des Baumes war einstmals ein beliebtes medizinisches Räucherwerk zur Linderung von Erkältungskrankheiten und Schüttelfrost (WILLIAMS 2011: 131). Wichtige Inhaltsstoffe sind cis-Communsäure, trans-Communsäure, Isocummunsäure, Callitrisinsäure und Sandaracopimarsäure. Die wichtigsten Lieferanten sind Callitris columellaris, Callitris endlicheri, Callitris glaucophylla, Callitris intratropica sowie Callitris preissii.

Styrax (Storax)

Diverse Arten

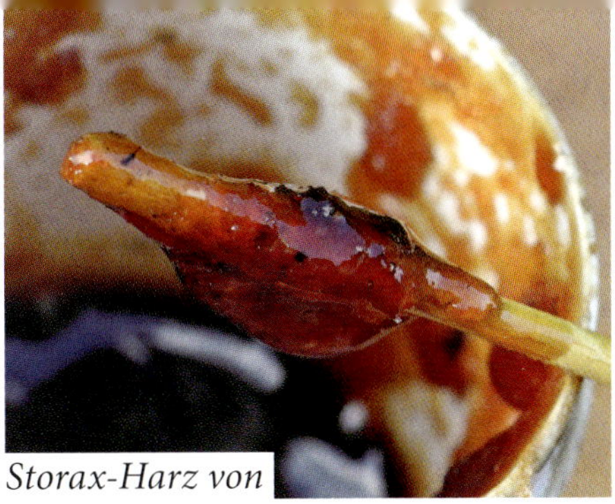

Storax-Harz von Liquidambar styraciflua.

Oft werden die Bezeichnungen Styrax und Storax als Synonyme für Exsudate aus den Gattungen *Liquidambar*, *Styrax* und *Altingia* verwendet. Streng genommen müsste im Zusammenhang mit den beiden Trivialnamen jedoch eine strikte Trennung vorgenommen werden, wonach sich die Bezeichnung „Storax" auf das Harz von *Liquidambar*- und *Altingia*-Arten und „Styrax" auf jenes der *Styrax*-Vertreter bezieht.

Styrax-Lieferanten

ART	DEUTSCHER NAME	VORKOMMEN
Altingiaceae		
Altingia excelsa NORONHA	Burmesisches Storax (dt.), Jutili (hind.), Rasamala (indon.), Sob (thai.)	Bhutan, China, Indien, Myanmar
Liquidambar formosana HANCE	Formosischer Amberbaum dt.), Chinese sweet gum, Formosan gum (engl.)	China, Taiwan, Vietnam
Liquidambar orientalis MILL.	Asiatisches Storax, Orientalischer Amberbaum, Storax (dt.), Levant storax, Oriental sweet gum, Turkish sweet gum (engl.), Sığla ağacı (türk.)	Türkei, Rhodos
Liquidambar styraciflua L.	Amerikanischer Amberbaum, Amerikanisches Storax, Seesternbaum, Flüssiges Amber, Flüssiger Bernstein, Storax Honduras (dt.), Balsamo copalme, Copalillo (span.), buluch kaán (maya. „Himmlischer Erguss"), xochicotzatl (mex.), Red gum, Sweet gum (engl.)	Nordamerika

ART	DEUTSCHER NAME	VORKOMMEN
Styracaceae (Storaxbaumgewächse)		
Styrax pavonii A.DC	Estoraque, Incienso (span.), Mirra Indio (bol.)	Peru
Styrax officinalis L.	Styraxbaum, Echtes Styrax (dt.)	Griechenland, Israel, Jordanien, Türkei, Zypern
Styrax ovatus (RUIZ. et PAV.) A.DC.	Incienso (span.)	Bolivien
Styrax tessmannii PERKINS	Utsupa cacao (Peru)	Brasilien, Ecuador, Guayana, Kolumbien, Peru, Venezuela

Storax von Amberbäumen (Liquidambar)

Der Gattungsname *Liquidambar* ist aus dem lateinischen *liquidus* (dt. flüssig) und dem arabischen *ambar* (dt. Amber, Ambra) zusammengesetzt; beide Begriffe weisen auf das aromatische Flüssigharz hin. Heimisch sind die Amberbaum-Arten in Asien und Nordamerika. Allerdings konnten Wissenschaftler anhand von *Liquidambar-lievenii*-Fossilien herausfinden, dass Amberbäume vor rund 2,5 Millionen Jahren natürlicherweise auch in Mitteleuropa vorkamen.

Liquidambar orientalis

Das gelblich-braune, dickflüssige und angenehm duftende Harzbalsam des bis zu 15 Meter hohen Orientalischen Amberbaums wurde im antiken Griechenland mit der Hexen- und Zaubergöttin Hekate assoziiert und ihr zu Ehren als rituelles Räucherwerk verbrannt. In der modernen Räucherkultur dient es als Zusatz für aphrodisische Liebesräucherungen sowie zur Schaffung einer wohligen Wohnraumatmosphäre. Die alten Ägypter nutzten *Liquidambar-orientalis*-Harz für Mumifizierungen und in Anatolien, wo die Pflanze ihren geografischen Ursprung hat, ist es seit langen Zeiten ein wichtiges Hausmittel zur Behandlung von Husten, parasitären Infektionen, nächtlichem Einnässen,

Magengeschwüren, rissigen Lippen, Verbrennungen und Wunden (ALIJESRI et al. 2014: 572). In der Traditionellen Chinesischen Medizin wird Storax aus *Liquidambar orientalis* bei Schlaganfällen, Bauch-und Brustschmerzen sowie bei Epilepsie empfohlen. Nach aktuellem Forschungsstand beruht das Wirkprofil auf antibakteriellen, antifungalen, antioxidativen, antiparasitären, antiulzerogenen, entzündungshemmenden und juckreizlindernden Effekten (Ebd.: 573 f.).

Als Hauptinhaltsstoffe sind die Verbindungen Terpinen-4-ol, α-Terpinol, Sabinen, Cinnamylcinnamat, Phenylpropylcinnamat, Essigsäurezimtester, Zimtsäuremethylester, Zimtaldehyd und Zimtalkohol nachgewiesen (HAFIZOGLU 1982).

Liquidambar styraciflua

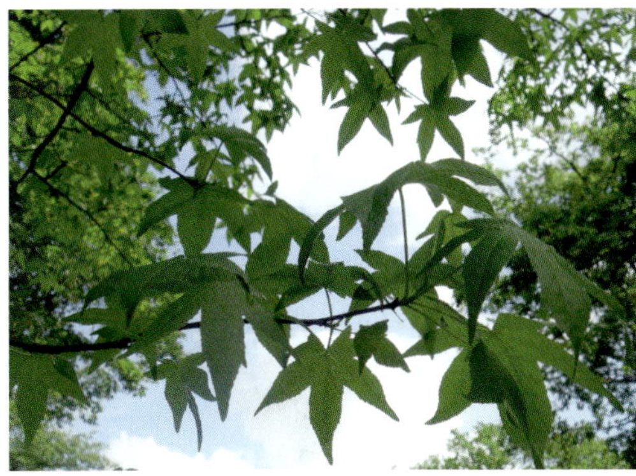

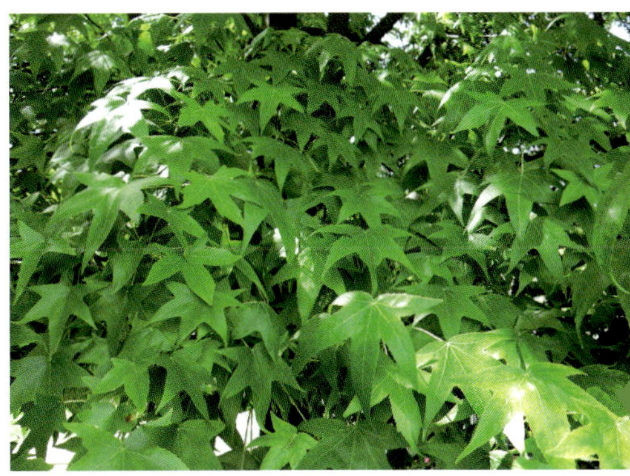

Diese Spezies stammt aus Nordamerika. Immer öfter findet man sie als Zierpflanze aber auch in europäischen Parkanlagen. Die fünfzählig gelappten Blätter des Amerikanischen Amberbaums sind vor allem für ihre schöne Herbstfärbung bekannt, die mitverantwortlich für den sogenannten „Indian Summer“ in den USA ist.

Das Harz von *Liquidambar styraciflua* ist ethnobotanisch gleichermaßen als Heil- sowie als sakrales Räuchermittel von Bedeutung. Vom nordamerikanischen Stammesvolk der Cherokee wurde es innerlich gegen Durchfall und äußerlich gegen Wunden appliziert (MOERMAN 2009: 276), während es die Medizinmänner der Maya zur Behandlung von Hauterkrankungen verwenden (RÄTSCH 2004: 19).

Ferner ist das amerikanische Amberbaumharz eine Zutat des sogenannten *friar's balsam*. Eine Tinktur, die 1760 vom englischen Pharmazeuten Joshua Ward (1685–1761) entwickelt wurde und neben Benzoe als Hauptkomponente zusätzlich Amerikanisches Storax sowie Kap- oder Barbados-Aloe enthält. Angewendet wird die Tinktur bei grippalen Infekten und Hauterkrankungen.

Was die rituelle Verwendung als Räucherwerk betrifft, so heißt es über die Azteken, dass sie das dickflüssige braune Harz zusammen mit Tabakblättern *(Nicotiana rustica)* und Yauhtli *(Tagetes lucida)* zur Intensivierung des nächtlichen Traumerlebens genutzt haben. Zudem wurde dieser Storax zur Vertreibung von Insekten geräuchert.

Liquidambar formosana

In China wird ausschließlich das Harz solcher Exemplare gesammelt, die mindestens zwanzig Jahre alt sind. Volksmedizinisch angewendet wird das Exsudat bei blutigen oder eitrigen Beulen, Bauchschmerzen, Bluthochdruck, Taubheitsgefühlen, Tuberkulose, Windfeuchtebeschwerden und Zahnschmerzen. Das Harz enthält Zimtsäure, Zimtalkohol, Borneol sowie ein Vielzahl an flüchtigen Terpenen, zum Beispiel α- und β-Pinen sowie Camphen (IVANOV et al. 1969).

Storax von Altingia excelsa

Das Harz der bis zu sechzig Meter hoch gedeihenden *Altingia excelsa* wird in Indien und Südostasien als Medizin, Räucherwerk sowie als Parfum genutzt. Das medizinisch relevante Wirkspektrum des gelben Harzes umfasst antiseptische, antiskorbutische, auswurffördernde, entzündungshemmende, karminative, schmerzlindernde und stimulierende Eigenschaften. Traditionelle ayurvedische Indikationen sind Halsschmerzen, Hauterkrankungen, Kinderkoliken und Orchitis (KAPOOR 2001). Das Harz aus dem *Rasamala* genannten Baum ist ein beliebtes Substitut für Benzoe und Liquidambar-Storax.

Styrax von Styraxbäumen (Styrax)

Die Gattung der Styraxbäume umfasst etwa 150 gesicherte Arten. Das Harz von *Styrax benzoin* und *Styrax tonkinensis* wird umgangssprachlich nicht als Styrax, sondern als Benzoe bezeichnet (siehe Benzoe).

Styrax officinalis

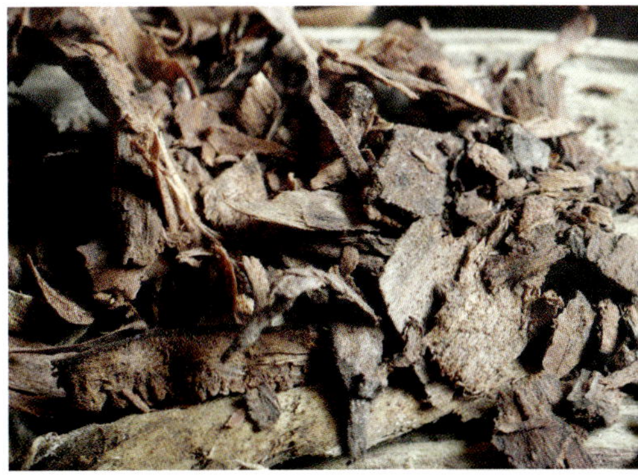

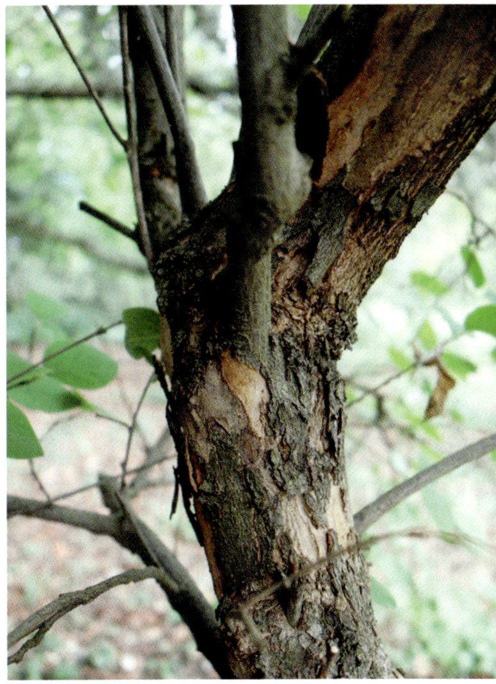

In älterer Literatur findet man häufig noch den Hinweis, dass es sich beim Styraxbaum um die originäre bzw. echte Quelle von Styrax handelt und dass dieses Harz von den alten Griechen, unter anderem von Herodot, Hippokrates und Theophrastus, als Heilmittel zur Behandlung unterschiedlicher Leiden empfohlen wurde. Dass es sich hierbei jedoch tatsächlich um das Harz von *Styrax officinalis* gehandelt hat, darf dem aktuellen Wissensstand entsprechend angezweifelt werden. Wahrscheinlicher ist es, dass es sich bei dem im alten Griechenland genutzten Harz um jenes von *Liquidambar orientalis* oder um das eines Phänotyps handelte. Wie es der Apotheker Alexander Tschirch schon im Jahre 1925 vermutete (TSCHIRCH 1925) und wie es auch durch Necmettin Zeybek bestätigt wurde, scheidet *Styrax officinalis* überhaupt kein Harz aus. In seinen Versuchen, in denen er den Bäumen auf unterschiedlichste Weise Verletzungen zufügte, konnte er weder eine Harzbildung noch die Existenz von lysigenen Harzkanälen nachweisen (ZEYBEK 1970: 193). Im internationalen Handel ist deshalb ausschließlich die aromatische Rinde von *Styrax officinalis* erhältlich; auch sie eignet sich hervorragend als Räucherwerk.

Styrax tessmannii (syn. Styrax guyanensis)

Das Harz dieser *Styrax*-Art wurde von amazonischen Medizinleuten entlang des Río Vaupés als magisches Räuchermittel verwendet (SCHULTES/RAFFAUF 1990). Die Ticuna-Indianer am Rio Loretoyaku lindern mit dem Harz die Schmerzen von kariösen Zähnen, indem sie es in offene Zahnlöcher stecken.

Styrax als Räucherstoff

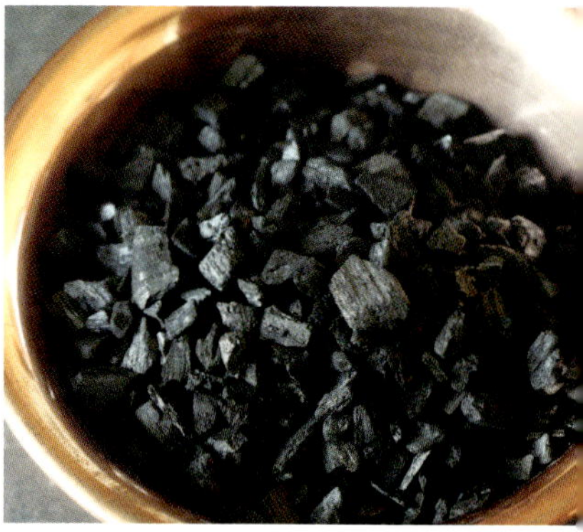

Styrax gehörte zu den wichtigsten Räucherstoffen des alten Orients und fand vorwiegend im Rahmen feierlicher Anlässe, als beruhigende abendliche Einschlafhilfe sowie für aphrodisische Liebeszwecke seinen Einsatz. Die Wirkung des stets sparsam zu dosierenden Harzes wird von den meisten Personen als betörend, bezaubernd, erotisierend sowie als sinnlich beschrieben. Das Aroma als solches ist sehr blumig und erinnert entfernt an eine Kombination aus Vanille und Zimt – mit gewissen Ähnlichkeiten zum Peru- und Tolubalsam. Styrax eignet sich hervorragend für eine Einzelräucherung; es kann aber auch mit anderen Räucherstoffen gemischt werden. Die alten Ägypter schätzten beispielsweise den aromatischen und wirkspezifischen Synergismus zwischen Styrax und der Kalmuswurzel (*Acorus calamus*). Weitere Räucherstoffe, die gut zu Styrax passen, sind Jasmin, Myrrhe und Weihrauch. Im Handel ist es entweder als gereinigtes Flüssigharz oder in Form kleiner, in Styrax getränkter Holzkohleplättchen erhältlich.

Tolubalsam

Myroxylon balsamum (L.) HARMS

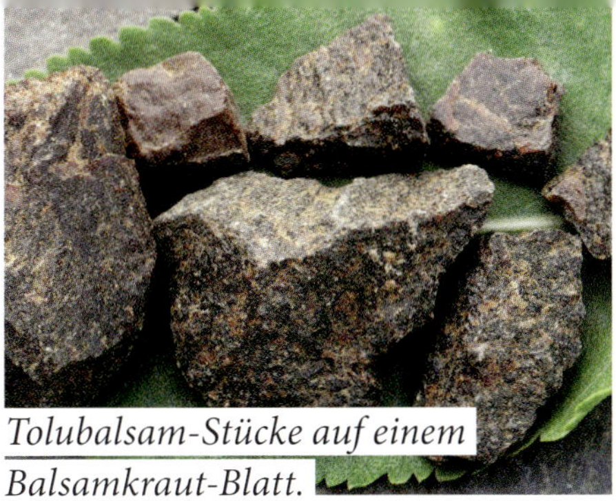

Tolubalsam-Stücke auf einem Balsamkraut-Blatt.

Fabaceae (Hülsenfrüchtler)

Das aromatische Exsudat des über zwanzig Meter hohen und aus dem Norden Südamerikas stammenden Tolubalsambaums kommt entweder als sprödes Rohharz oder als dunkelfarbiges und weiches Resinoid in den Handel. Benannt wurde Tolubalsam nach einer kleinen kolumbianischen Hafenstadt namens Santiago de Tolu. Die etymologische Herkunft des botanischen Gattungsnamens *Myroxylon* findet sich im Griechischen: *Myron* bedeutet süßes sowie duftendes Öl, *Xyron* heißt übersetzt Holz.

Der Tolubalsambaum ist ein enger Verwandter des Perubalsambaums *(Myroxylon peruiferum)*, die gemeinsam als einzige Spezies der Balsambaum-Gattung (*Myroxylon*) zugeordnet werden. Die Gattung wiederum ist der Familie der Hülsenfrüchtler (*Leguminosae*) untergliedert, und nicht, wie man es aufgrund des deutschen Namens zunächst annehmen könnte, den Balsambaumgewächsen (*Burseraceae*). Bis vor wenigen Jahren wurden die Balsam liefernden *Myroxylon*-Exemplare noch als zwei Varietäten einer Art klassifiziert. Seit einer Revision aus dem Jahre 2015 werden sie jedoch als eigenständige Arten beschrieben (BAGNATORI SARTORI et al. 2015).

Die medizinische und rituelle Verwendung des Tolubalsams lässt sich bis hinein in die Inkazeit zurückverfolgen. So wurde bei Ausgrabungen in der Nähe des peruanischen Lima eine etwa 3200 Jahre alte Mumie gefunden, neben der ein Korb mit Tolubalsam platziert war – sehr wahrscheinlich fand das Harz zur damaligen Zeit für die Einbalsamierung der Toten eine Nutzung. In Europa ist Tolubalsam seit dem 16. Jahrhundert bekannt und wird seit dem Jahr 1882 bis heute als offizinelle Droge in den Apothekenlisten geführt. Der medizinische Gebrauch hat inzwischen allerdings stark nachgelassen.

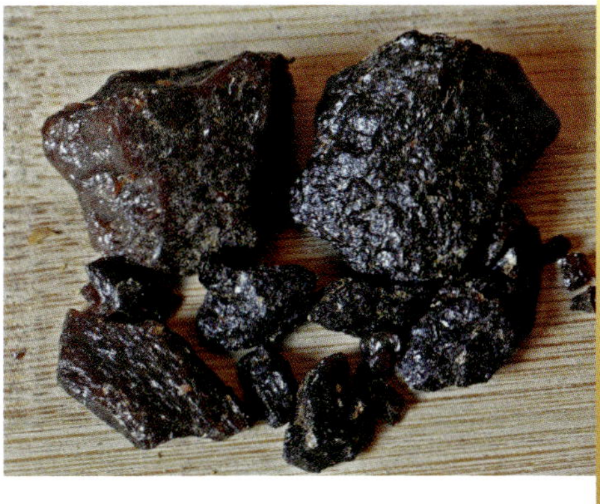

Hauptbestandteile des Tolubalsams sind Zimt- und Benzoesäure sowie deren Benzyl- und andere Ester, Toluresinotannol, Vanillin, Zimtaldehyd, Eugenol sowie ätherisches Öl (WAGNER 1993: 97). Das antimikrobiell wirkende Öl enthält α-Pinen, α-Muurolen, γ-Cadinen, α-Curcumen, Styren, α-Bourbonen, β-Elemen, Farnesol, Phellandren sowie andere Substanzen.

BOTANISCHE SYNONYME DER STAMMPFLANZE	UMLÄUFIGE VOLKSNAMEN DES HARZES
Myrospermum toluiferum DC. Myroxylon balsamum var. balsamum Myroxylon toluiferum A.RICH. Toluifera balsamum L.	Balsam von Tolu, Tolubalsam, Tolutanischer Balsam (dt.), Balsamo, Oleo vermelho (bras.), Balsamo de San Salvador, Balsamo de Tolu (span.), Balsamum tolutanum (lat.), Baume de Tolu (franz.), Kina-kina, Quino-quino (peru.), Tolu Balsam (engl.)

Gewinnung

Zur Gewinnung von Tolubalsam wird die Stammrinde des Balsambaums mehrfach V-förmig eingeschnitten, worauf der anfänglich gelblich-braune, zähflüssige und transparente Balsam ausfließt und mit einer Vase (häufig aus Kürbis) aufgefangen wird. Bei einer anderen Technik werden kurz über dem Boden etwa 20 cm große Rindenstücke entfernt, worauf die Baumwunde mit einem Baumwolltuch umschlossen wird. Das Tuch saugt sich voll, sodann wird es in Wasser ausgekocht und anschließend kräftig ausgepresst. Gesammelt wird Tolubalsam zwar ganzjährig, bevorzugt jedoch in der Trockenzeit von Dezember bis April, wenn der Harzausfluss am stärksten ist. Sobald sich der Harzfluss nach der ersten Ernte abschwächt, werden durch mehrfaches Erhitzen bzw. Anschwelen des Stammes erneute Harzflüsse provoziert. Große Bäume liefern pro Jahr bis zu 2,5 Kilogramm Balsam.

Tolubalsam als Naturheilmittel

Die wichtigsten volksmedizinischen Anwendungsgebiete sind Atemwegsentzündungen, Halsschmerzen und Husten. Dazu wird das antimikrobiell wirkende Harz als Zusatz von Hustenpastillen und -sirups verwendet oder es wird der beim Räuchern aufsteigende Dampf inhaliert. Dabei muss jedoch berücksichtigt werden, dass die tiefe Inhalation unangenehme Reizungen im Hals verursachen kann. Äußerlich wird Tolubalsam von süd- und mittelamerikanischen Völkern zur Blutstillung sowie bei Abszessen, Geschlechtskrankheiten, Geschwülsten, Kopfschmerzen, Rheuma und Verstauchungen angewendet. In modernen pharmazeutischen Präparaten wird der Naturstoff nur noch selten genutzt; weitaus häufiger kommen heute synthetisch erzeugte Benzoe- und Zimtsäurederivate zum Einsatz.

Tolubalsam in Nahrungsmitteln

Als Nahrungsmittelzusatz ist Tolubalsam in diversen Erfrischungsgetränken, Konfekten, Eiscremes und Kaugummis enthalten. Das ätherische Öl dient der Aromatisierung von Backwaren.

Tolubalsam als Räucherstoff

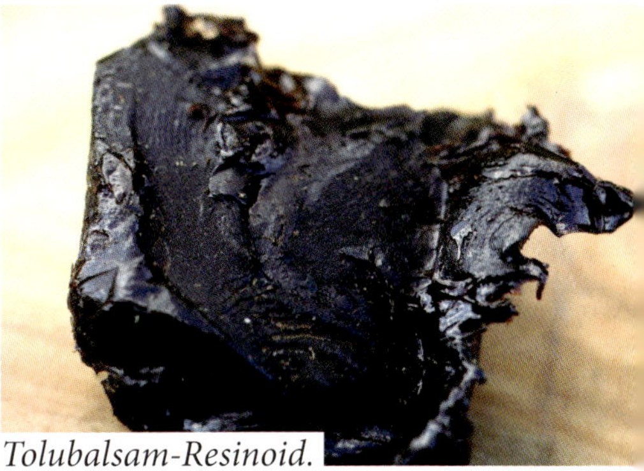

Tolubalsam-Resinoid.

In Süd- und Mittelamerika wird Tolubalsam seit vielen Jahrhunderten als Räucherwerk im Rahmen von traditionellen Ritualen und Heilanwendungen genutzt. Der sich beim Räuchern entwickelnde Duft ist zwar sehr angenehm, gleichzeitig aber auch intensiv, weshalb grundsätzlich nur kleine Mengen des Harzes auf die glühende Kohle oder das Stövchen gegeben werden sollten. Das Aroma gestaltet sich sehr vielfältig, vor allem aber sinnlich und betörend, mit einem unverkennbaren Hauch von Vanille und Zimt sowie großen Ähnlichkeiten mit Perubalsam und Styrax. Das Wirkspektrum umfasst aphrodisierende, beruhigende, erdende, fantasieanregende und harmonisierende Effekte. Geräucherter Tolubalsam vermittelt dem Gemüt Gefühle von Ruhe und Geborgenheit und eignet sich gleichermaßen als Einzelräucherung sowie als Bestandteil einer Räuchermischung. Persönlich wird das Räucheraroma aus der Kombination von Tolubalsam und Maidi-Weihrauch (*Boswellia frereana*) favorisiert. Es passt aber auch gut zu Copal, Damiana, Mariengras, Myrrhe, Sandelholz und Styrax.

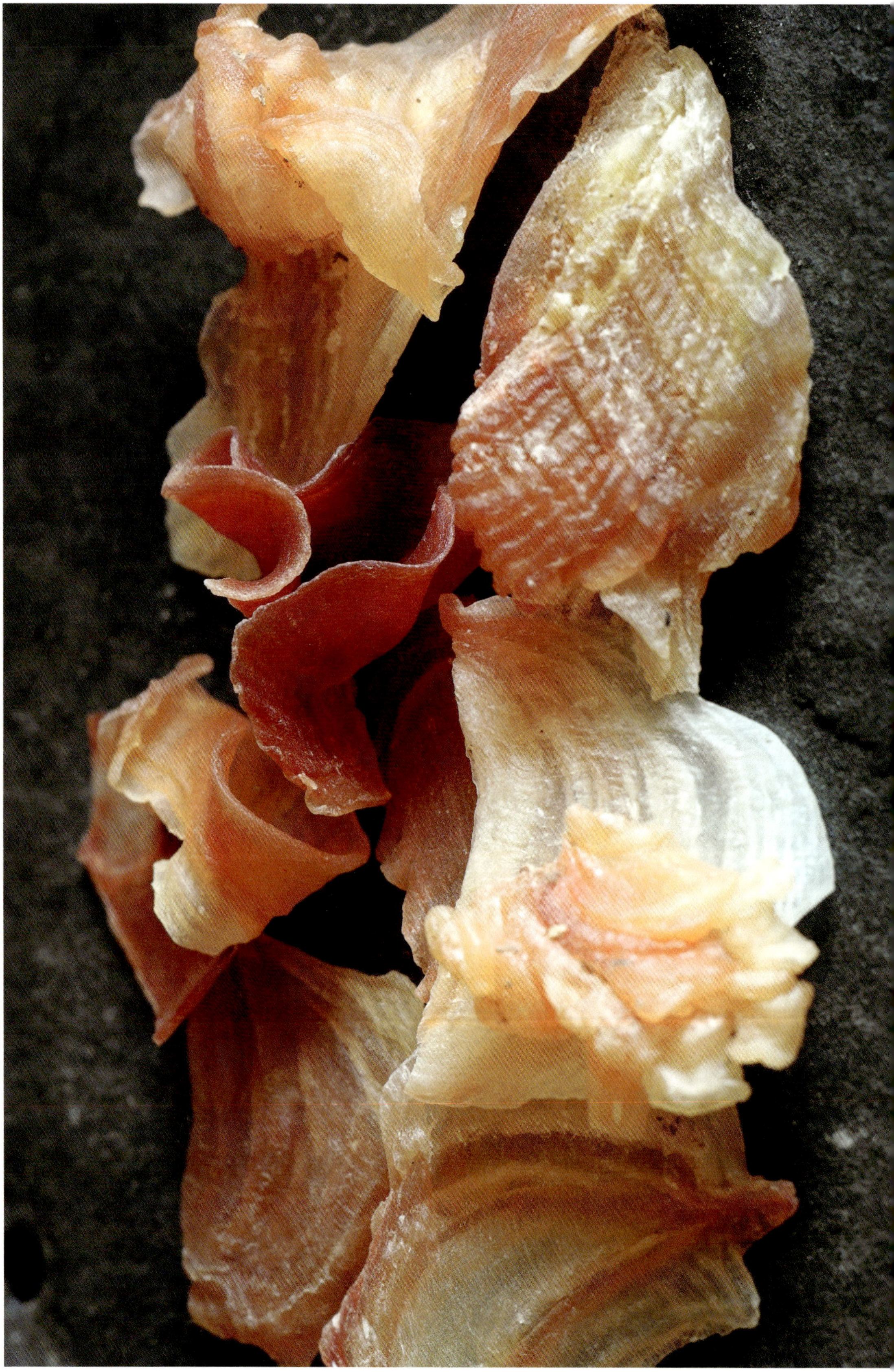

Traganth

Astragalus gummifer LABILL.

Fabaceae (Hülsenfrüchtler)

Traganth, auch Tragantgummi, Tragant oder Tragacanth genannt, – aus den griechischen Begriffen *tragos* (dt. Ziege) und *akantha* (dt. Dorn, Stachel) zusammengesetzt – ist die Bezeichnung für das getrocknete Ausscheidungsprodukt einiger westasiatischer *Astragalus*-Arten. Der bedeutsamste Lieferant ist die aus dem Iran sowie der Türkei stammende und strauchartig gedeihende Spezies *Astragalus gummifer* (dt. Traganthstrauch, Ziegendorn). Insgesamt umfasst die Gattung *Astragalus* bis zu 3000 botanisch gesicherte Arten, womit sie zu den größten Gattungen innerhalb der botanischen Klasse der Angiospermen (Bedecktsamer) gehört. Das Verbreitungsgebiet erstreckt sich über die gesamte nördliche Hemisphäre, wobei der Iran ihr geografisches Zentrum ist. Allein dort kommen rund 800 unterschiedliche Traganth-Arten vor; in China sind hingegen 400 und in Indien 90 Arten heimisch.

Obschon das Exsudat auch spontan und natürlich aus der Pflanze austritt, gelten solche Ausscheidungen, die durch Einschnitte in der Nähe der Wurzel gewonnen werden, als die bessere Qualität. Eine natürliche Exsudation liegt darin begründet, weil das Mark der Pflanzen verschleimt und bei Wasseraufnahme aufquillt. Dabei üben die gequollenen Schleimzellen einen derart starken Druck auf das umliegende Gewebe aus, dass bereits kleinste und auf natürlichem Wege entstandene Verletzungen am Stamm ausreichen, um das schleimige Pflanzensekret nach außen zu befördern. Zur Verstärkung des Gummiflusses sowie gleichzeitig auch im Sinne einer Qualitätserhöhung wird der Stamm während der Trockenzeit zusätzlich mit vielen kleinen Einschnitten versehen. Daraufhin sickert die schleimige Masse entweder in Form von Flocken (zweiter Grad) oder Bändern (erster Grad) nach außen und kann, nachdem sie getrocknet ist, geerntet werden. Interessant ist, dass Traganth bis heute ausschließlich aus Wildbeständen gewonnen wird. Sämtliche Versuche, das begehrte Exsudat von Kulturpflanzen zu ernten, führten bislang nicht zum gewünschten Erfolg. Als höchste Qualitätstufe gelten Traganth-Bänder, die geschmacklos, lichtdurchlässig sowie weiß, gelb, rot oder braun gefärbt sind. Weiterhin ist Tragantgummi nahezu geruchlos. Wird es zu einem feinen Pulver gemahlen und mit etwas Wasser vermischt, bildet es ein Gel, welches zu einer Paste gerührt werden kann.

Das häufigste Einsatzgebiet von Traganth ist die Verwendung als emulgierende, verdickende und stabilisierende Zutat in Lebensmitteln (E 413). Daneben ist es ein beliebter Hilfstoff bei der Erzeugung von pharmazeutischen und kosmetischen Produkten. Überdies wird Traganth in Farben, Klebstoffen, laborischen Nährböden sowie in Räuchermischungen verarbeitet.

Chemisch betrachtet handelt es sich beim Tragantgummi um ein Gemisch aus Polysacchariden und diversen Estern, wobei als Hauptbestandteil zwei Fraktionen nachgewiesen wurden: einerseits das wasserunlösliche, jedoch aufquellende Bassorin, andererseits das wasserlösliche Tragacanthin. Zudem sind etwa 3 % Stärke enthalten.

Bluttraganth

Aus der Spezies *Astragalus gummifer* gewonnene Traganth-Bänder und -Stücke, die mit rötlichen Einschlüssen versehen sind, werden als Bluttraganth bezeichnet. Diese Variante kommt in der Natur weitaus seltener vor als andere Traganth-Sorten und ist im Handel daher üblicherweise etwas teurer.

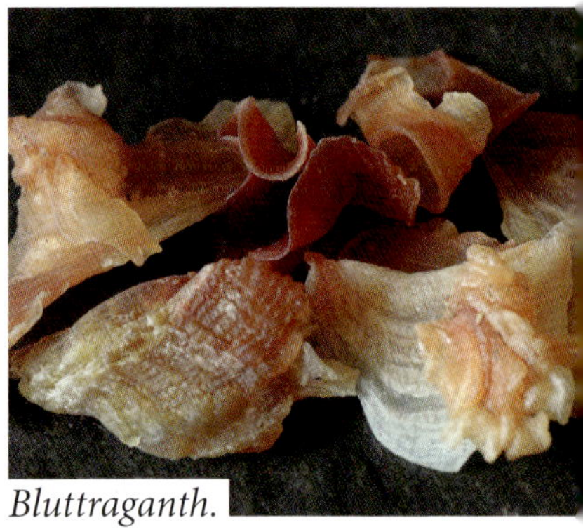

Bluttraganth.

Indischer Traganth

Indischer Traganth (Karaya Gummi) wird nicht von einer *Astragalus*-Art gewonnen, sondern von einem Vertreter der Stinkbäume (*Sterculia*). Die häufigste Quelle ist die in Indien verbreitete Spezies *Sterculia urens*. In der Lebensmittelindustrie wird Indischer Traganth unter dem Kürzel E 416 auf vergleichbare Weise wie das originäre *Astragalus*-Gummi eingesetzt. Volksmedizinisch ist er als Abführmittel bei Verstopfung sowie Mittel zur Appetitminderung von Relevanz.

Andere Traganth-Lieferanten

ART	VORKOMMEN
Astragalus adscendens BOISS. & HAUSSKN.	Irak, Iran, Türkei
Astragalus brachycalyx FISCH. ex BOISS.	Iran, Irak, Türkei
Astragalus gossypinus FISCH.	Iran, Irak, Libanon, Syrien, Türkei

ART	VORKOMMEN
Astragalus heratensis BUNGE	Afghanistan, Irak, Iran, Indien, Pakistan, Turkmenistan
Astragalus microcephalus WILLD.	Irak, Iran, Türkei, Turkmenistan
Astragalus tragacantha L.	Frankreich, Portugal, Spanien, Tunesien

Traganth als Naturheilmittel

Tragantgummi ist eine alte Naturarznei und nicht nur als bindender und konsistenzgebender Hilfsstoff für die Herstellung von Tabletten, Pillen, Lotionen, Cremes oder als Zahnprothesenhaftmittel von medizinischer Bedeutung. Es wurde früher auch zur gezielten Behandlung von unterschiedlichen Beschwerdebildern eingesetzt: innerlich gleichermaßen bei Durchfall sowie bei Verstopfung, topisch hingegen zur Schmerzlinderung von Brandwunden. Dazu wurde aus Traganth und Wasser eine schleimige, geleeartige Paste erzeugt und diese großzügig, aber vorsichtig, auf die verletzten Hautstellen aufgetragen.

Eine weitere Einsatzmöglichkeit ist aus Saudi-Arabien bekannt, wo eine Mischung aus Traganth *(Astragalus gossypinus)* und dem gemahlenen Syrischen Christusdorn *(Ziziphus spina-christi)* als natürliches Shampoo verwendet wird. Einigen Quellen zufolge reinigt dieses Shampoo nicht nur, es kann zudem auch eine Förderung des Haarwuchses bewirken (GOLMOHAMMADI 2013).

Traganth als Räucherstoff

Nur selten wird Traganth als Einzelsubstanz geräuchert. Weitaus häufiger findet es als Bindemittel für Räucherprodukte (Stäbchen, Kegel, Platten, Spiralen) Verwendung. Dazu wird das Traganthpulver mit etwas Wasser angesetzt und mehrere Stunden ruhen gelassen. Anschließend wird die gelartige Masse mit Harzen, Kräutern und Hölzern vermischt, worauf man sie an der Luft trocknen und aushärten lässt. Traganth kann auf gleiche Weise angewendet werden wie Gummi arabicum.

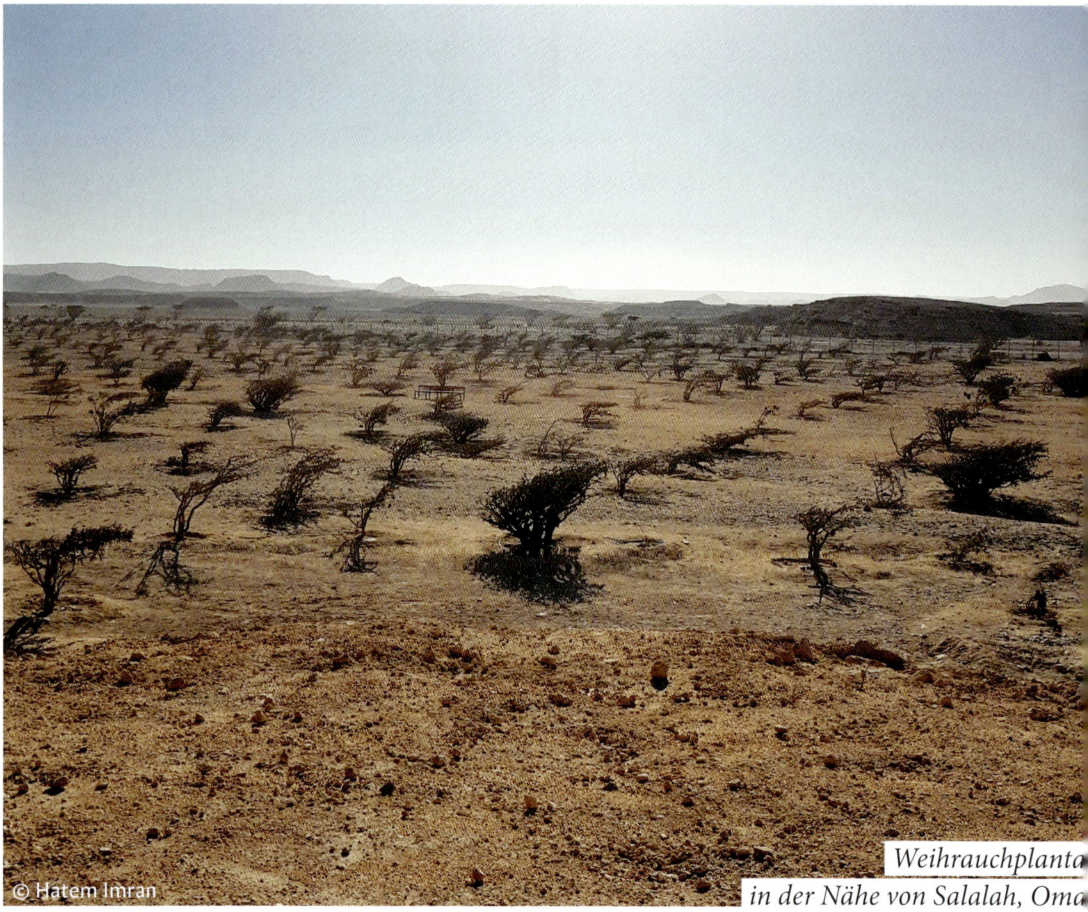

Weihrauchplanta in der Nähe von Salalah, Oma

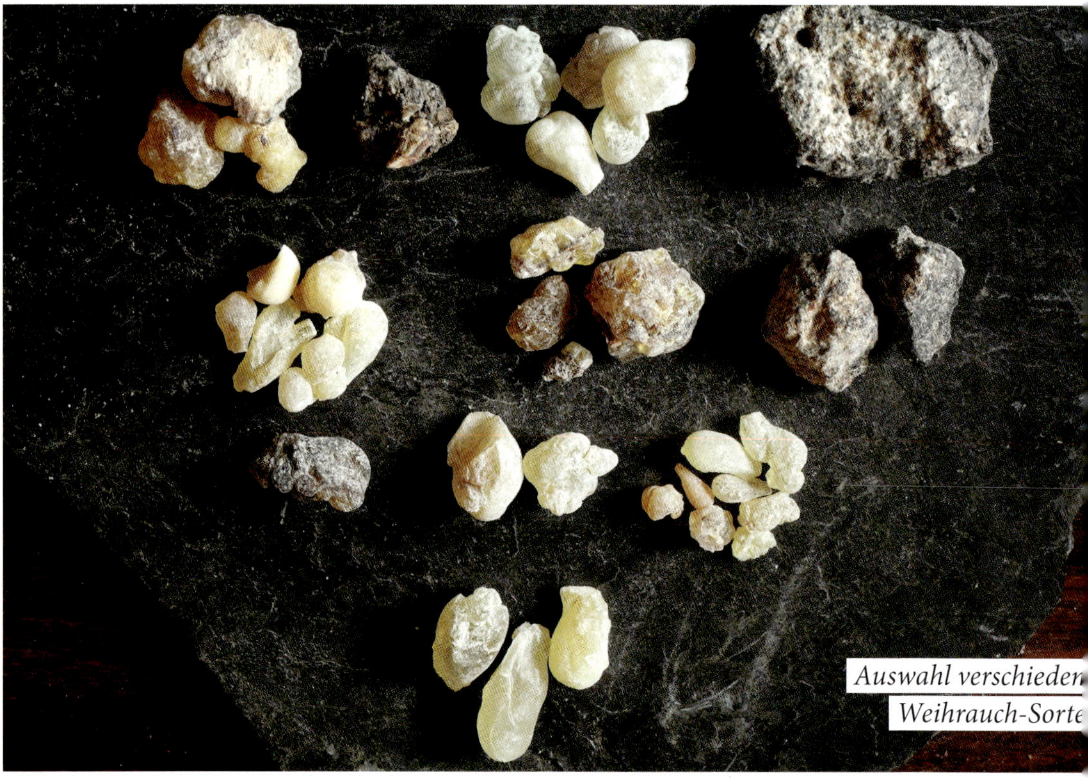

Auswahl verschieden Weihrauch-Sorte

Weihrauch (Olibanum)

Boswellia spp.

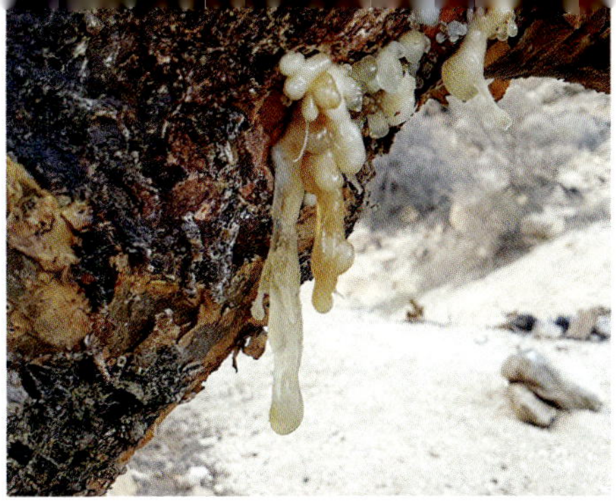

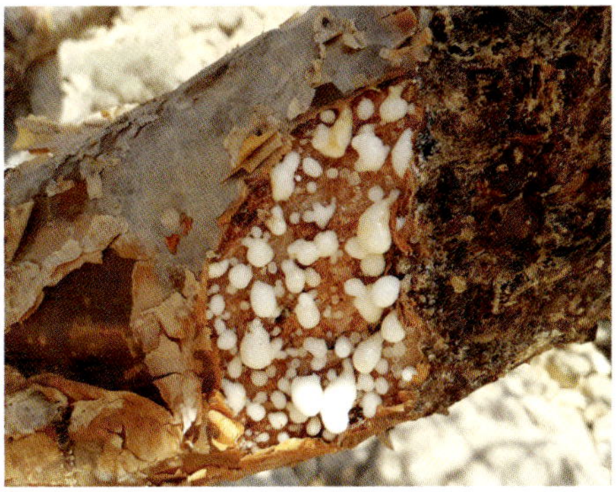

Boswellia sacra, frischer Harzausfluss.

Burseraceae (Balsambaumgewächse)

Im volkstümlichen Sprachgebrauch wird die Bezeichnung Weihrauch (= heiliger Rauch, der zur Weihung eingesetzt wird) vereinzelt auch heute noch als Sammelbezeichnung für alle geläufigen Räucherharze verwendet. Tatsächlich bezieht sie sich jedoch ausschließlich auf das gehärtete Gummiharz der in Arabien, Afrika und Indien heimischen *Boswellia*-Bäume (Weihrauchbäume). Diese Gattung umfasst insgesamt rund 25 Arten. Von großer wirtschaftlicher Bedeutung sind davon im Besonderen *Boswellia sacra (Boswellia carterii), Boswellia papyrifera, Boswellia serrata* und *Boswellia frereana*.

Zweifelsohne handelt es sich beim Weihrauch um den bekanntesten und am häufigsten verwendeten Räucherstoff, dessen kultische und ökonomische Bedeutung als ebensolcher bis hinein in die frühe Antike zurückverfolgt werden kann: Bereits vor über 4000 Jahren importierten die alten Ägypter Weihrauch und andere Schätze (z. B. Ebenholz, Elfenbein, Gold, Myrrhe, Salz, Silber und Zedernholz) aus dem „Goldland" Punt. Legendär ist diesem Zusammenhang jene Puntreise, die von der einstigen Pharaonin Hatschepsut (Regierungszeit: 1479 bis 1458 v. Chr.) in Auftrag gegeben wurde und deren Verlauf man damals auf einem Relief an ihrem Totentempel verewigte. Das erste schriftliche Zeugnis einer Punt-Expedition ist jedoch sehr viel älter und stammt aus der 5. Dynastie, als der Pharao Sahure (Regierungszeit: 2490 bis 2475 v. Chr) das ägyptische Reich regierte. Wo genau das sagenumwobene Puntland gelegen hat, lässt sich, trotz vieler archäologischer Untersuchungen, allerdings nur noch spekulieren. Vermutlich lag es am Horn von Afrika, also im heutigen Somalia (das auch aktuell noch als wichtigstes Land für Weihrauch-Exporte gilt), in Äthiopien oder in Eritrea. Einige Forscher vermuten allerdings auch, dass es sich im Jemen befunden haben könnte, also auf der rechten Seite des Roten Meeres.

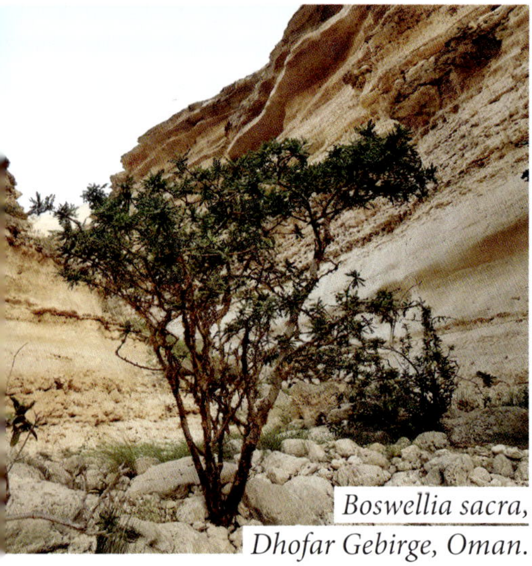

Boswellia sacra, Dhofar Gebirge, Oman.

Auch die Römer haben zu Beginn der christlichen Zeitrechnung riesige Mengen Weihrauch eingeführt und als Tempelräucherwerk verwendet. Da die wohlduftenden „Tränen" ihrer Herkunftsregion, dem südwestlichen Teil der arabischen Halbinsel (Oman und Jemen), zu großem Ruhm und Wohlstand verhalfen, bezeichneten die Römer dieses Gebiet als *Arabia Felix* („glückliches Arabien").

Heute kaum mehr vorstellbar, ist dieses Baumharz zur damaligen Zeit derart wertvoll gewesen, dass es mit Gold aufgewogen wurde. Sicherlich auch deshalb, weil es neben seiner Verwendung als Räucherstoff über eine ganze Vielzahl an heilsamen und wohltuenden Eigenschaften verfügt, die zu einem großen Teil auch schon bei den alten Hochkulturen bekannt waren. Dabei decken sich die frühen medizinischen Anwendungen interessanterweise nahezu gänzlich mit den Erkenntnissen aus der modernen Wissenschaft.

Das Aroma der jeweiligen Weihrauch-Sorten ist aufgrund ihrer botanischen Verwandtschaft zwar sehr ähnlich, dennoch verfügt jeder Weihrauch über duft- und wirkspezifische Eigenheiten. Manchmal überwiegt der klassische Weihrauchgeruch, einige Sorten verströmen aber auch ein Aroma, das an Zitrus erinnert, wieder andere duften ein wenig nach Minze, Eukalyptus oder gar nach Nadelwäldern. Auch das Räucherverhalten gestaltet sich abhängig von den vorliegenden Öl-Harz-Gummi-Verhältnissen deutlich verschiedenartig. Zudem ist das Aussehen der Weihrauch-Harze nicht immer identisch, auch wenn dies für eine Anwendung als Heil- oder Räuchermittel zunächst einmal absolut unwesentlich ist. Es gibt weiße, gelbe, grünliche, orangene, graue, braune, schwarze, transparente und milchig-trübe Sorten.

Die etymologische Herkunft des früher geläufigen und heute noch vereinzelt in medizinischen Kontexten verwendeten Terminus Olibanum (= Weihrauchharz) findet sich in der Bezeichnung „Laban" (dt. Weiß, Reinheit), aus der das griechische „Libanos" und später „Olibanum" hervorgingen. Selbige Wortherkunft hat übrigens die Länderbezeichnung Libanon, mit dem Unterschied, dass hier nicht auf das weiße Weihrauchharz Bezug genommen wird, sondern auf die schneeweißen Berggipfel. In der arabischen Sprache wird das Harz „Luban" („Milchsaft") genannt. Der botanische Gattungsname *Boswellia* geht hingegen auf den schottischen Botaniker James Boswell zurück.

Inhaltsstoffe – Boswelliasäuren

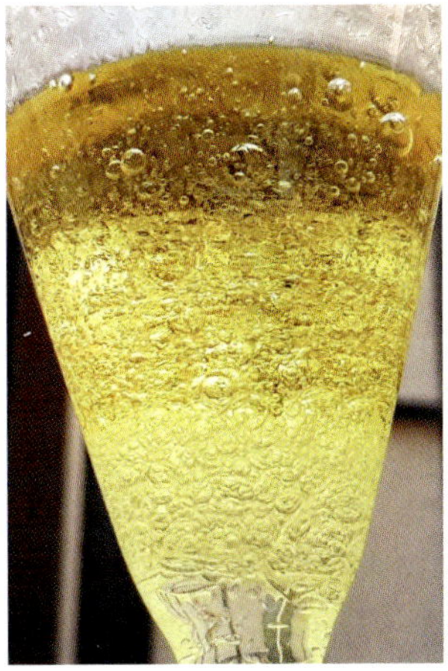

Destillation des ätherischen Weihrauch-Öls.

Chemisch betrachtet handelt es sich beim Weihrauch um ein komplex zusammengesetztes Stoffgemisch, bestehend aus 30 bis 60 % alkohollöslichen Harzen, 20 bis 25 % wasserlöslichen Gummen (Polysaccharide) und 5 bis 10 % ätherischem Öl. Die für medizinische Zwecke bedeutsamen Boswelliasäuren (z. B. 3-O-Acetyl-11-keto-β-Boswelliasäure) befinden sich mit einem Gehalt von bis zu 50 % (ca. 25 % des Gesamtvolumens) im Harzanteil des Weihrauchs. Ihre pharmakologische Qualität besteht darin, dass sie vereinfacht erklärt das Enzym 5-Lipoxigenase hemmen und auf diese Weise eine Bildung der entzündungsfördernd wirkenden Leukotrien reduzieren. Daneben sind für die Boswelliasäuren antibakterielle, antitumorale, cholesterinsenkende, immunmodulierende und schmerzlindernde Eigenschaften bestätigt.

Boswelliasäuren sind schwere und in Öl unlösliche Moleküle, die sich beim Destillierungsprozess nicht vom ursprünglichen Öl-Harz-Gemisch trennen und folglich auch nicht im ätherischen Öl vorkommen, auch wenn das von Händlern (fälschlicherweise) gelegentlich so angegeben wird. Wenn überhaupt, sind im ätherischen Weihrauchöl maximal sehr geringe Spuren enthalten. Gleiches gilt für Wasserauszüge aus Weihrauch, die ebenfalls keine oder zumindest nur sehr geringe Quantitäten von ihnen enthalten. Letztlich wurden die höchsten Konzentrationen der wertvollen *Boswellia*-Verbindungen im rohen Naturharz sowie in mit bestimmten Lösungsmitteln gewonnenen Extrakten nachgewiesen. Am stärksten vertreten sind Boswelliasäuren im Harz von *Boswellia papyrifera, Boswellia sacra* und *Boswellia serrata.*

Trotz der positiven Forschungsergebnisse über die Boswelliasäuren darf nicht vergessen werden, dass im Weihrauch auch eine Vielzahl sonstiger Inhaltsstoffe mit gesundheitsfördernden und aromatherapeutisch wertvollen Eigenschaften vorkommt; wir denken beispielsweise an die zahlreichen im ätherischen Öl verfügbaren Terpene. Somit lässt sich auch das destillierte Öl gleichermaßen zur Schaffung eines angenehmen Wohnraumduftes, als Kosmetikzutat sowie als Aromatherapeutikum nutzen. Für medizinische Zwecke werden jedoch bevorzugt Weihrauchkapseln verwendet, da in ihnen das pulverisierte Rohharz und damit auch das volle Spektrum an heilsamen, in synergistischer Interaktion wirkenden Inhaltsstoffen enthalten ist.

Mythologie

In der Mythologie der alten Hebräer galt das Harz der Weihrauchbäume als wichtige Symbolik für den Aspekt der Göttlichkeit. Ähnlich im alten Ägypten, wo das Harz mit dem Sonnengott Ra in Verbindung stand und jeden Morgen, bei Sonnenaufgang, in großzügigen Mengen ihm zu Ehren als rituelles Rauchopfer eingesetzt wurde. Die Sabäer aus dem alten Arabien haben das *Boswellia*-Exsudat hingegen dem Sonnengott Sabis geweiht und es durfte nur in dessen Sonnentempeln aufbewahrt werden.

In der griechischen sowie der ägyptischen Mythologie wird das Harz vielfach mit dem für die Ewigkeit des Lebens stehenden Feuervogel Phönix assoziiert. Dieser soll sich gemäß einiger alten Überlieferungen ausschließlich von Weihrauchtränen ernährt haben. Außerdem hat er sein Nest aus Weihrauch, Zimt und anderen duftenden Gewürzen errichtet und soll auch eingebettet im Dunste dieser Wohlgerüche gestorben sein. Phönix verbrannte unter den Strahlen der durch seinen Gesang herbeigerufenen Sonne zu Asche, ließ allerdings ein aus Weihrauch entstandenes Ei zurück, aus dem er kurze Zeit später wieder zu neuem Leben erwachte. Es existieren aber noch viele weitere Versionen. In Ägypten heißt es weiterhin über den legendären Feuervogel, dass er in seinen Klauen einstmals den Weihrauchbaum nach Punt gebracht haben soll. Jenes Land, das die wichtigste Quelle des im ägyptischen Altertum verwendeten Weihrauchs war.

Gemäß christlichen Erzählungen kam der erste Weihrauch zusammen mit Adam auf die Erde, der bei seiner Vertreibung aus dem Paradies um die Erlaubnis bat, einen Weihrauchbaum mitzunehmen.

Weihrauch-Lieferanten und -Sorten

ART	SORTEN UND HANDELS-BEZEICHNUNGEN	VORKOMMEN/ HERKUNFT
Boswellia ameero BALF.F.	Sokotra-Weihrauch	Sokotra
Boswellia bullata THUL. & GIFRI	Sokotra-Weihrauch, Semanu	Sokotra
Boswellia carterii BIRDW.	Aden	Somalia
	Bejo	Somalia
	Luban (Dakar)	Somalia
	Moxor	Somalia

ART	SORTEN UND HANDELS-BEZEICHNUNGEN	VORKOMMEN/ HERKUNFT
Boswellia dalzielii HUTCH.	Kamerun-Olibanum, Englischer Weihrauch	Kamerun
	Niger-Weihrauch, Fula Fulfude, Harrabi	Nigeria
	Crikognimu	Burkina Faso
	Janawhi	Burkina Faso
	Senegal-Olibanum, Senegal Weihrauch	Senegal
Boswellia elongata BALF.F.	Sokotra-Weihrauch, Hamma-deroh	Sokotra
Boswellia frereana BIRDW.	Maidi, Maydi, Dhidin, Königs-weihrauch, Koptischer Weih-rauch, Mushaad (1. Grad), Mujarwal (2. Grad), Fas Kabir (3. Grad), Fas Sakir (4. Grad)	Somalia
	Yebahar	Äthiopien
Boswellia neglecta S.MOORE	Borena	Äthiopien
	Dakkara, Schwarzer Weihrauch	Kenia
	Muqlo	Somalia
	Thurimel	Somalia
	Mirafur	Somalia

Hinweis Botanisch betrachtet sind *Boswellia sacra* und *Bosweilla carterii* identisch. Nicht selten werden sie anhand ihres Vorkommens sowie des leicht verschiedenartigen Duftes allerdings als unterschiedliche Arten beschrieben. So wird der Lieferant des Oman-Weihrauchs als *Boswellia sacra* bezeichnet, während das Gummiharz selbiger Spezies aus Somalia von *Boswellia carterii* stammt.

ART	SORTEN UND HANDELS-BEZEICHNUNGEN	VORKOMMEN/ HERKUNFT
Boswellia papyrifera (DEL.) HOCHST.	Betekristian (1. Grad), Messer (2. Grad), Äthiopisches Olibanum, Äthiopischer Weihrauch, Gold-Weihrauch	Äthiopien
	Eritrea-Olibanum	Äthiopien, Eritrea
	Sudan-Olibanum	Sudan
Boswellia rivae ENGL.	Ogaden, Süßer Weihrauch	Äthiopien
	Qadhoon	Somalia
Boswellia sacra FLUECK.	Al Hojari, Hougari (1. Grad) • Grüner Hojari, grüner Weihrauch, Green Hojari • Weißer/silberner Hojari, Silver Hojari, Superior Hojari • Amberfarbiger Hojari, Amber Hojari, Amber Weihrauch, Standard Hojari	Oman
	Najdi, Annajdi (2. Grad)	Oman
	Shazri, Ahashazri (3. Grad)	Oman
	Shaabie, Asha bi (4. Grad)	Oman
	Saaf (5. Grad)	Oman
	Hadramaut	Jemen
	Somalischer Weihrauch, Somalia-Olibanum, Afrikanischer Weihrauch	Somalia
	Arabisches Olibanum, Arabischer Weihrauch	Oman, Jemen
Boswellia serrata ROXB.	Indischer Weihrauch, Lobhan, Kundur, Loban, Salai, Salai Guggal, Shallaki	Indien
Boswellia socotrana BALF.F.	Sokotra-Weihrauch, Zama´ano	Sokotra

Ethnobotanik der Weihrauchharze

Weihrauch von ...

Boswellia carterii

Die größten Populationen dieser Art können in Somalia gefunden werden, daneben gedeiht *Boswellia carterii* in Äthiopien, Eritrea und dem Sudan. In seinen Heimatländern ist *Carterii*-Weihrauch einer der wichtigsten Räucherstoffe für Zeremonien und Feierlichkeiten. Er wird geräuchert, um schädliche Geister zu vertreiben, um Wohnstätten zu reinigen oder um einen Menschen von Krankheiten zu befreien. In der Ethnomedizin wird er, bevorzugt in der Darreichung eines wässrigen Auszugs (Weihrauchwasser), zur Behandlung von Entzündungskrankheiten und Verdauungsbeschwerden eingesetzt. Da dieser Weihrauch schon früh in andere Länder exportiert wurde, ist er bisweilen auch in anderen traditionellen Medizinsystemen etabliert. So wird er im Iran, neben seinem Gebrauch als Räucherstoff, beispielsweise als entzündungshemmende und wundheilende Zutat von Pflastern oder als Mittel zur Stärkung der Erinnerungsfähigkeit eingesetzt (HOOPER 1937: 92). In der Aromaindustrie wird er besonders gerne zur Destillation des ätherischen Öls verwendet, welches ebenfalls für medizinische Zwecke, aber auch als Zutat von Parfums oder Kosmetikprodukten genutzt werden kann. Beim Räuchern verströmt das Harz einen sanften und balsamischen Wohlgeruch, der manchmal mit einer leichten und subtilen Kiefernnote daherkommt. Aufgrund der geistfokussierenden Eigenschaften eignet

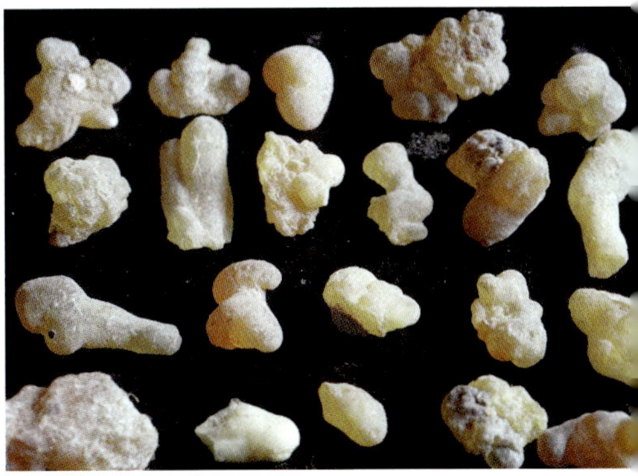

„Aden" Hinweis: Aufgrund der oftmals brüste- oder phallusartigen Form, wie es auf diesem Foto unschwer zu erkennen ist, werden die Harztränen vielerorts auch in weiblich und männlich unterschieden.

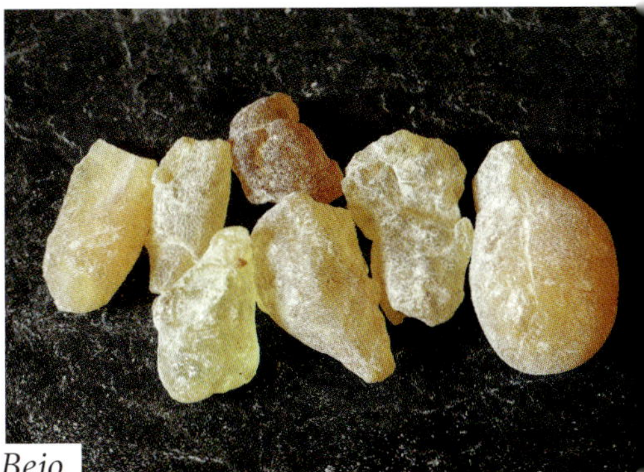

Bejo.

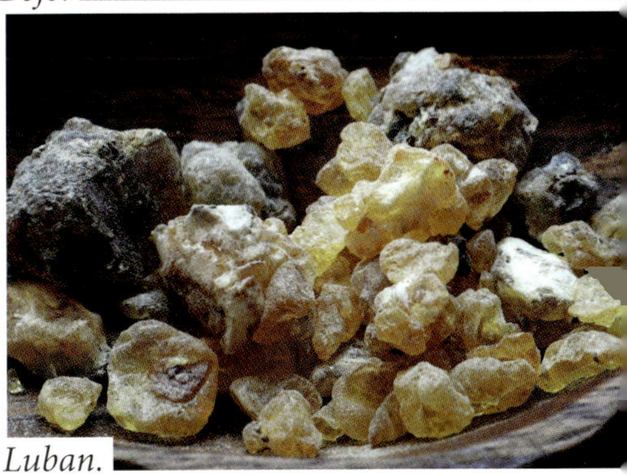

Luban.

sich eine Räucherung sehr gut für Gebete, Meditationen und schamanische Rituale.

Hinweis Die Sortenbezeichnung „Aden“ weist nicht, wie zunächst angenommen werden könnte, auf die jemenitische Hafenstadt Aden hin. Auch wurde das Harz nicht im Jemen geerntet. Der Ursprung dieser Bezeichnung für eine bestimmte Sorte *Carterii*-Weihrauch liegt vielmehr im Golf von Aden begründet, über den sich die Verschiffung des Harzes von Somalia ausgehend nach Jemen und den Oman vollzog.

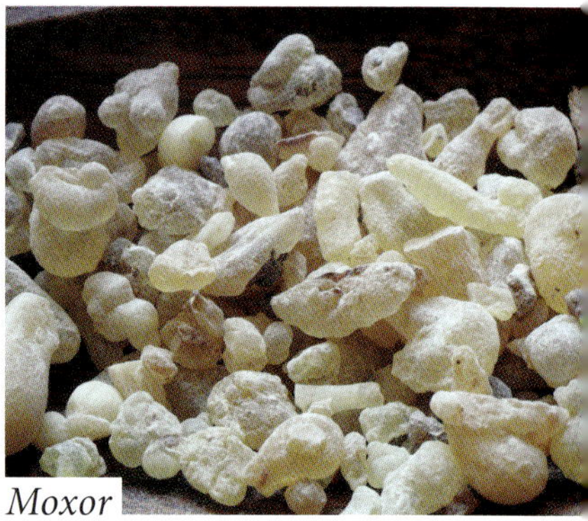

Moxor

Boswellia dalzielii

Im Handel ist das gelbe Harz dieser in Burkina Faso, Kamerun, Mali, Nigeria, Sudan und Senegal heimischen und eine Wuchshöhe von bis zu 13 Metern erreichenden *Boswellia*-Art eher selten. In seinen Herkunftsländern erfährt dieser Weihrauch allerdings ein breites Anwendungsspektrum. Er ist als Mittel zur Linderung von Hautentzündungen, Geschlechtskrankheiten, Leberbeschwerden und Magenschmerzen anerkannt. Daneben wird *Dalzielii*-Weihrauch, allein oder in Kombination mit anderen aromatischen Pflanzenharzen, in weiten Teilen Westafrikas als Räucherwerk eingesetzt, etwa zur Beduftung oder reinigenden Ausräucherung von Wohnräumen und Kleidungsstücken oder auch zur Vertreibung von Insekten. Neben dem Harz ist weiterhin die Rinde von *Boswellia dalzielli* von ethnomedizinischer Bedeutung, welche für die Ureinwohner eine wichtige traditionelle Medizin bei Magen-Darmbeschwerden, Fieber, Lepra, Rheuma und Wunden darstellt. Ferner wird sie als Abortivum sowie als Gegenmittel bei Giftpfeil-Verletzungen verwendet (ALEMIKA et al. 2018).

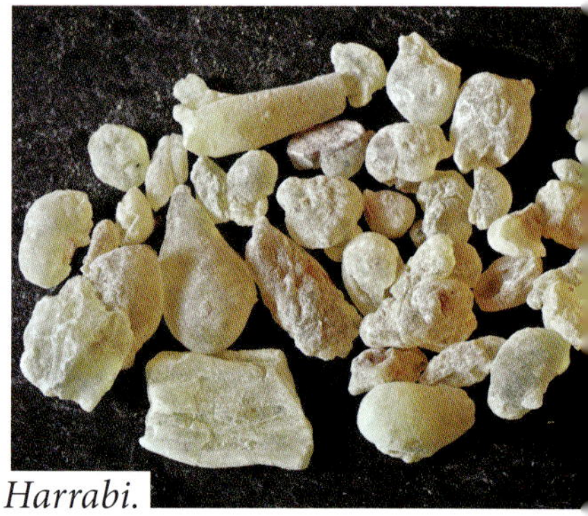

Harrabi.

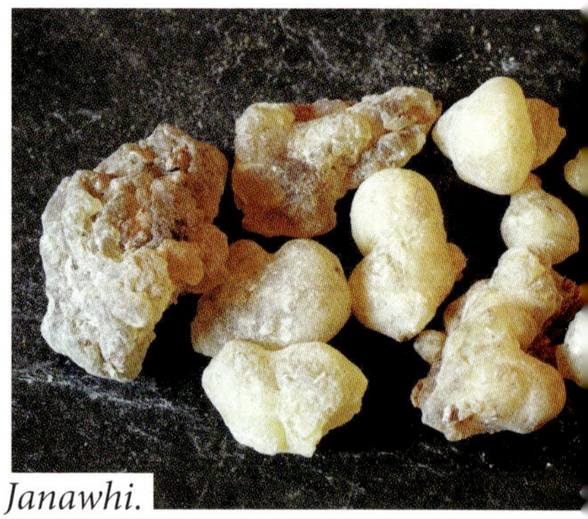

Janawhi.

Das Harz von Boswellia dalzielii enthält erstaunlich hohe Konzentrationen an ätherischem Öl, wodurch sich auch das intensive Aroma erklärt. Der sich beim Räuchern verbreitende Duft ist erfrischend und alles in allem typisch weihrauchartig, jedoch mit einer leichten Minz- und/oder Zitrusnote versehen. Die Wirkung ist eine stark reinigende, sowohl auf der physischen wie auch auf der psychischen Ebene.

Boswellia frereana

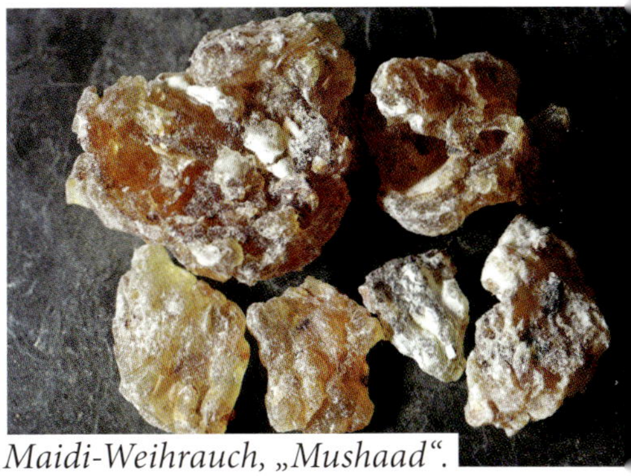

Maidi-Weihrauch, „Mushaad".

Maidi- oder Königsweihrauch von der somalischen Art *Boswellia frereana* lässt sich dadurch erkennen, dass er begründet durch den geringen Gummianteil auf Kohle oder einem Weihrauchbrenner vollständig schmilzt. Der sich verbreitende Räucherduft ist in seiner Vielfältigkeit absolut einzigartig. Duftbestimmend ist zwar eine deutliche Frucht- bzw. Orangennote, daneben offenbaren sich aber auch zahlreiche andere feine Nuancen. Wirkspezifisch zeichnet sich geräucherter Maidi-Weihrauch, der abhängig von seiner Größe in verschiedenen Qualitäten erhältlich ist, in erster Linie durch geistöffnende und emotional wärmende Eigenschaften aus. Er eignet sich daher besonders gut für Meditationen und andere Bewusstseinsrituale.

Ein weiteres Erkennungsmerkmal des echten, goldfarbigen Maidi-Weihrauchs ist seine Form, denn er erscheint nicht in den gewöhnlichen Weihrauchtropfen bzw. -tränen. Bevor es härtet, fließt das bei seinem Austritt flüssige Harz zunächst den Stamm hinab, von dem es die Sammler sodann vorsichtig abschaben. Die Fließstrukturen sind im Harz, sofern es nicht stark zerkleinert wurde, üblicherweise noch deutlich sichtbar und ein typisches Maidi-Merkmal. Da der Baum nicht kultiviert wird und bevorzugt auf schwierig zu erreichenden Plätzen gedeiht, etwa in steilen Felshängen, ist das Sammeln folglich mit einigen Beschwerlichkeiten und Risiken verknüpft. Daher wird Maidi-Weihrauch üblicherweise zu höheren Preisen gehandelt als andere aus Somalia stammende Weihrauch-Sorten.

Ethnomedizinisch ist Königsweihrauch zur Linderung von Arthritis, Hautentzündungen, Infektionskrankheiten und Verdauungsbeschwerden bekannt. Kleine Stücke sind zudem sehr gut als Kaugummi einsetzbar. Maidi-Weihrauch hat einen besonderen Wohlgeschmack, erfrischt den Atem und hilft auch bei Mundinfektionen. Da es sich um den bevorzugten Räucherstoff der koptischen Kirche in Ägypten handelt, wird das Harz gelegentlich unter der Handelsbezeichnung „koptischer Weihrauch“ angeboten.

Boswellia neglecta

Boswellia neglecta ist ein strauchartig gedeihender Weihrauchbaum aus Äthiopien, Kenia, Somalia und Tansania, der sich morphologisch von den anderen Weihrauchbäumen deutlich unterscheidet. Interessant ist, dass das entweder spontan oder durch gezielte Einschnitte ausfließende Gummiharz abhängig vom Erntezeitpunkt sowohl von schwarzer als auch von heller Farbe sein kann. Im Handel ist jedoch meist die dunkle, gräulich-schwarze Variante erhältlich, im Besonderen die Sorte „Dakkara“ aus Kenia, bei der es sich zumindest auf den ersten Blick auch um einen dunklen Stein handeln könnte. Von der indigenen afrikanischen Bevölkerung, für die das Sammeln dieses Weihrauchs aufgrund internationaler Nachfrage inzwischen einen wichtigen Einkommenszweig darstellt, wird er seit langen Zeiten vorwiegend als ritueller Räucherstoff genutzt. Ferner als Parfum, zur Insektenabwehr und gelegentlich auch als Geschmackgeber für traditionelle Speisen. Die Rinde dieser Spezies ist ethnomedizinisch als Wundheilmittel bekannt.

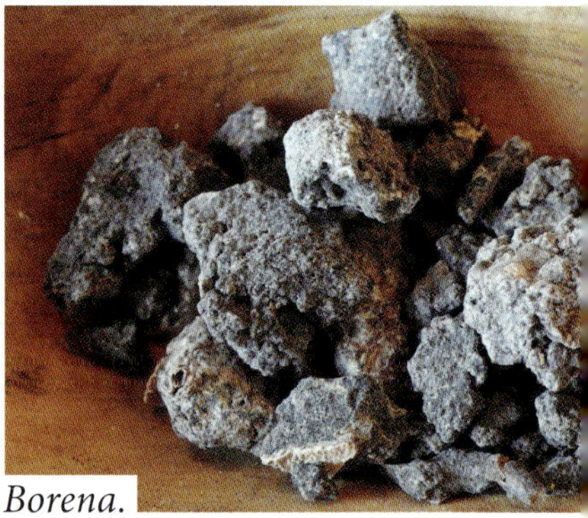

Borena.

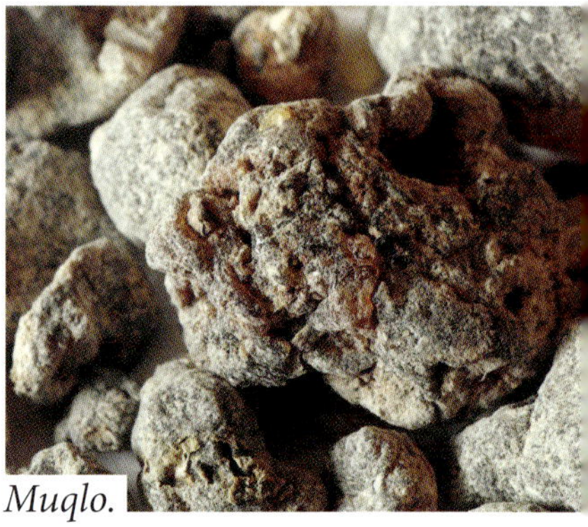

Muqlo.

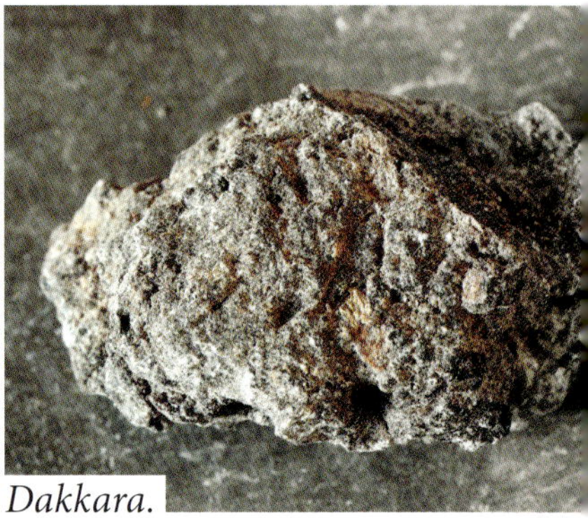

Dakkara.

Der Duft des *Neglecta*-Harzes ist vergleichsweise ziemlich mild. Beim Räuchern verströmt es ein harziges, erdiges und leicht süßliches Aroma. Die dunkelfarbigen Variationen sind ein sehr gutes Mittel zur Reinigung, gleichzeitig eignen sie sich aufgrund ihrer beruhigenden Wirkung als Ingredienz entspannender Abendräucherungen.

Boswellia papyrifera

Boswellia papyrifera stammt aus den kargen Landschaften des äthiopischen Hochlands. Weitere Vorkommen dieser Art liegen in Eritrea, Tschad sowie im Sudan. Das Harz ist der am häufigsten gehandelte Weihrauch; kein anderer wurde im letzten Jahrhundert in derart großen Mengen exportiert wie dieser.

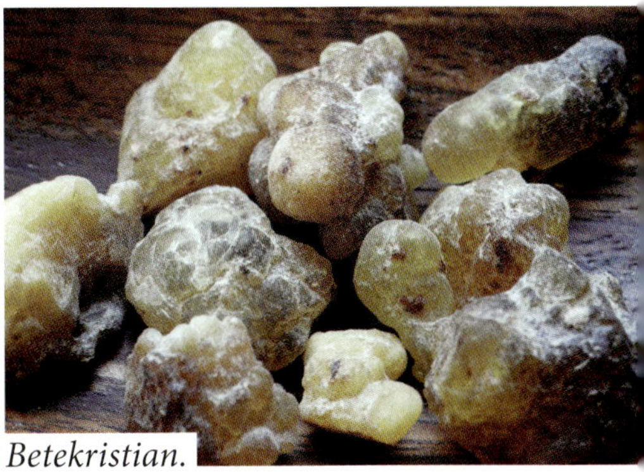

Betekristian.

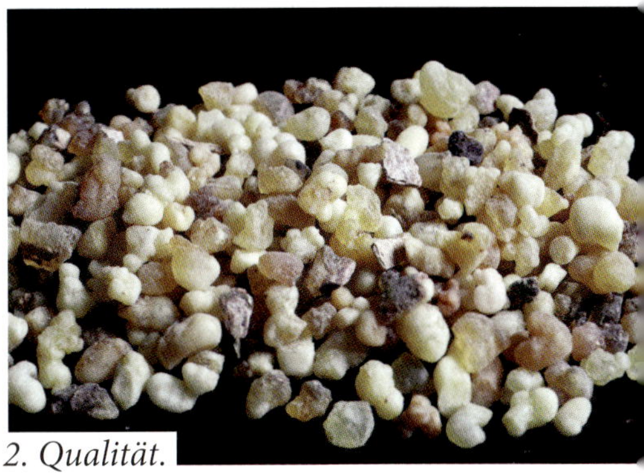

2. Qualität.

Papyrifera-Weihrauch ist gelblich, seltener auch orange, und wird unter den Handelsbezeichnungen „Betekristian" oder „Messer" auf den Markt gebracht. Differenziert wird zwischen zwei Qualitätsstufen, die sich allerdings weniger durch ihren Duft als durch ihre Größe voneinander unterscheiden. Die Tränen der besseren Qualität haben eine Größe von etwa einem Zentimeter (oder mehr), während die zweite Qualität nur wenige Millimeter groß ist. Diese winzigen Stückchen gehören aufgrund ihres vergleichsweise sehr niedrigen Preises zu den weltweit am häufigsten eingesetzten Räucherstoffen. Sie sind Bestandteil zahlreicher im Handel erhältlicher Räuchermischungen und werden in großzügigen Mengen auch von der katholischen Kirche verwendet.

In Äthiopien wird das allgegenwärtige Harz besonders gerne geräuchert, wenn auf rituelle Weise das Kaffeetrinken zelebriert wird. Aber auch, um unangenehme Gerüche zu übertünchen oder um nächtlich umherstreifende Geistwesen zu vertreiben. In der äthiopischen Ethnomedizin ist der aufsteigende Rauch hingegen als Fiebermittel bekannt.

Aufgrund extensiver Ernte und anderer Faktoren, wie zum Beispiel Überweidung und Befall von Pflanzenschädlingen, wird die Art inzwischen als gefährdet eingestuft. In Äthiopien hat sich in den letzten Jahren allerdings ein Umdenkungsprozess vollzogen und es wurden zahlreiche Erhaltungsmaßnahmen initiiert, die es sich zur Aufgabe machen, nachhaltige Erntemethoden zu etablieren und dadurch die Lebensräume des Baumes zu schützen.

Das Räucheraroma ist harzig, herb, etwas süßlich und mit einer leichten Orangennote versehen. Letztere wird von einer Substanz namens Essigsäureoctylester verursacht, die sich nicht nur im Weihrauch nachweisen ließ, sondern auch in Grapefruit, Orangen und anderen Zitruspflanzen. Daneben enthält dieser Weihrauch hohe Konzentrationen des geistbewegenden Moleküls Incensol, dem eine angstmindernde, antidepressive und beruhigende Wirkung zugesprochen wird.

Boswellia rivae

Das Harz dieses Weihrauchbaums wird als „Qadhoon" oder entsprechend seiner Herkunft als „Ogaden" bezeichnet; eine Region zwischen Äthiopien und Somalia. Weiterhin ist es als „süßer Weihrauch" bekannt, denn das Aroma ist im Vergleich zu anderen Weihrauch-Sorten in der Tat sehr süßlich, gelegentlich mit einem leichten Hauch von Palo Santo, Zimt und Vanille. Der Grundton des Duftes ist jedoch harzig und erdig. Optisch erinnert das Harz – ein wenig vergleichbar mit dem Neglecta-Weihrauch – an einen Stein. Die Farbe ist gräulich bis braun-schwarz, seltener auch rötlich-orange bzw. honigfarben. Die Konsistenz lässt sich zumeist als spröde und brüchig einstufen. Es sei denn, das Harz ist noch frisch. In diesem Fall ist es innen meistens noch klebrig. Die Wirkung geräucherten Rivae-Weihrauchs ist beruhigend, harmonisierend und stimmungsaufhellend. Es eignet sich sehr gut als Abendräucherung, ebenso aber auch zur Ausräucherung von Wohnräumen.

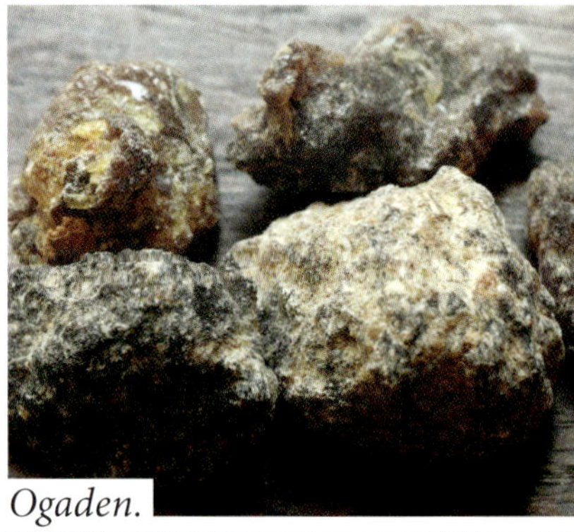

Ogaden.

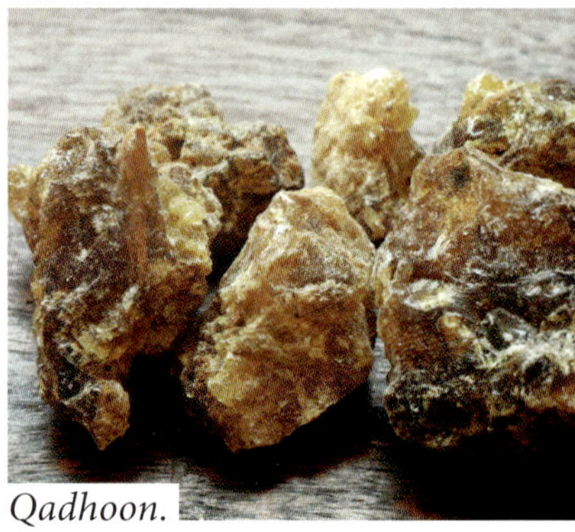

Qadhoon.

Boswellia sacra

Der aus dem omanischen Dhofar-Gebirge stammende Weihrauch der Spezies *Boswellia sacra* gilt als ausgesprochen rein und wird durch gezielte Einschnitte mittels eines als „Mengaf" bezeichneten Ernte-Utensils gewonnen. Das Harz erscheint daraufhin in mehr oder minder großen Tränen am Stamm und wird nach seiner Erhärtung abgesammelt. Differenziert werden insgesamt fünf Qualitätsstufen.

In der arabischen Ethnomedizin wird das Harz zur Linderung einer ganzen Reihe unterschiedlicher Beschwerden angewendet, wozu die Tränen meist als Kaumittel oder als Weihrauchwasser Anwendung finden. Es wird für medizinische Zwecke in geräucherter oder in pulverisierter Form, aber auch äußerlich zur Anwendung gebracht. Tradtitionelle Indikationen sind unter anderem Asthma, Bronchitis, Gelenkschmerzen, Hautkrankheiten, Mundgeruch, Knochenbrüche, Verdauungsbeschwerden, Vergiftungen und Wunden (DIVAKAR et al. 2016), zudem ist er ein wichtiges Kosmetikprodukt in der weiblichen Schönheitspflege.

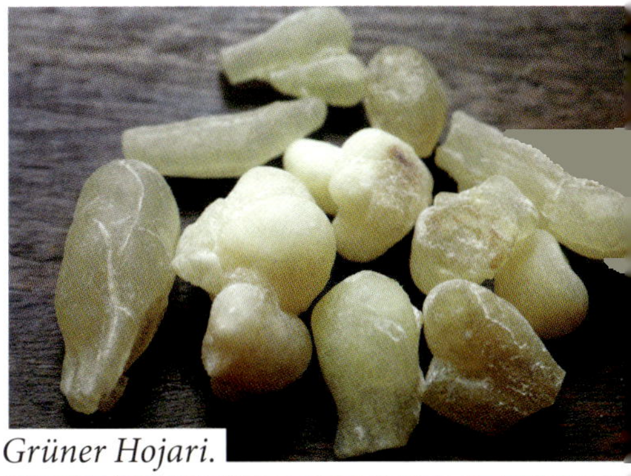

Grüner Hojari.

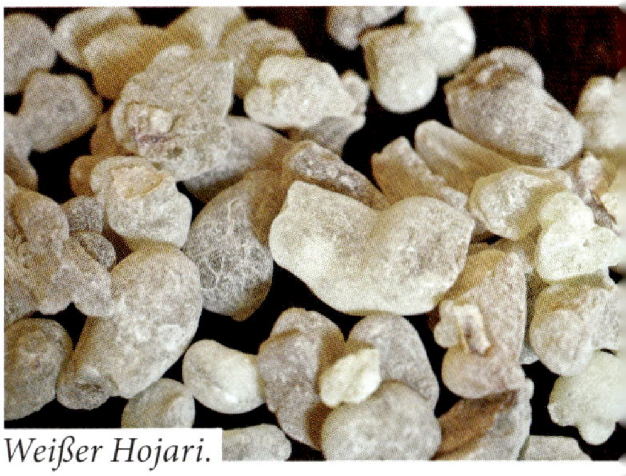

Weißer Hojari.

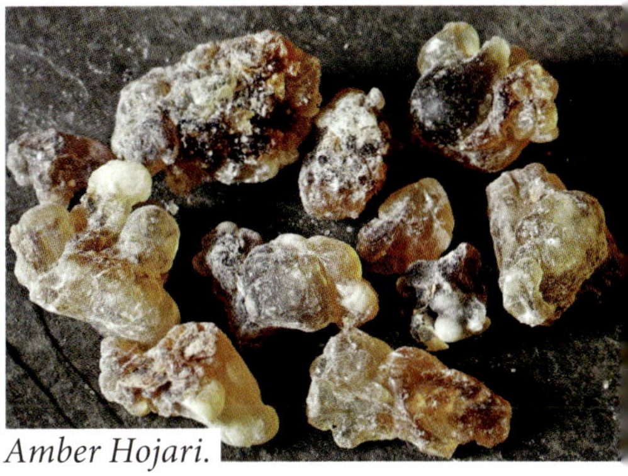

Amber Hojari.

Der beim Räuchern aufsteigende Rauch ist eines der wichtigsten traditionellen Parfums, wozu das Räuchergefäß (Mabkhara) von den Einheimischen für einige Zeit unter den traditionellen Gewändern platziert wird. Der aromatische Rauch durchzieht daraufhin das Stoffgewebe und bleibt daran haften. Allerdings sorgt diese Praxis, für die es sogar spezielle und damals aus Palmrippen erzeugte Kleiderständer gibt, nicht nur für einen angenehmen Kleiderduft. Dem Volksglauben enstprechend schützt das Weihraucharoma den Menschen auch vor unheilbringenden Dschinns (Geistwesen), über die es heißt, dass sie von den normalen menschlichen Körpergerüchen angezogen werden.

Natürlich ist dieser Weihrauch in Arabien auch von kultischer Bedeutung. Als Zeichen der Gastfreundschaft ist es traditionell beispielsweise üblich, dass ein Gastgeber beim Empfang das duftende Räuchergefäß mehrmals um die Körper seiner Gäste führt. Daneben wird Weihrauch vor dem Gang zur Moschee oder während des Betens geräuchert, aber auch während Hochzeiten und anderen Feierlichkeiten. Schließlich ist eine Weihrauch-Räucherung, üblicherweise in Kombination mit ekstatischem Tanz und Trommelrhythmik, im arabischen Raum eines der gängigsten Mittel, um tiefe Trancezustände herbeizuführen. Eine weitere lebendige

Tradition ist das Räuchern von Weihrauch gegen ungewollt eindringende Schlangen und Echsen, was auf der Annahme gründet, dass sich dämonische Geister temporär in Reptiliengestalt manifestieren, um sich auf diese Weise leichter an die Menschen heranpirschen zu können.

Das Räucheraroma ist fein, harzig und erfrischend. Je nach Sorte ist es zudem mit leichten Eukalyptus-, Minz-, Nadelbaum- oder Zitrusnuancen versehen. Die reinigende Wirkung zeigt sich gleichermaßen auf der körperlichen und mentalen Ebene. Zugleich wirkt dieser Weihrauch anregend, emotional wärmend und geistöffnend.

Boswellia serrata

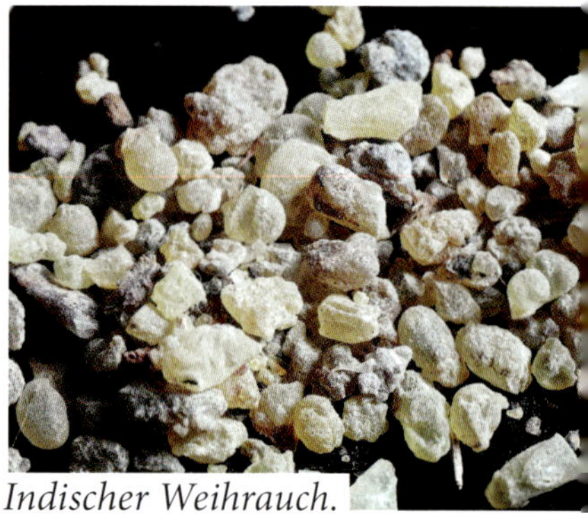

Indischer Weihrauch.

Boswellia serrata gedeiht in den Trockengebieten Indiens, beispielsweise in Andhra Pradesh, Karnataka, Punjab und Rajasthan, und liefert den derzeit am intensivsten erforschten Weihrauch. Das *Serrata*-Harz ist der einzige Weihrauch, der als Heilmittel auch in den europäischen Arzneibüchern aufgeführt wird. In der ayurvedischen Schrift *Bhavapraksha* und anderen traditionellen Medizintexten wird indischer Weihrauch seit Jahrhunderten als vielseitig einsetzbares Heilmittel beschrieben, dessen Indikationsspektrum Arthritis, Blutungen, Durchfall, Dysenterie, Fieber, Gelbsucht, Geschwüre, Harnwegsbeschwerden, Hautleiden, Hodenentzündung, Husten, Kopfschmerzen, Magen-Darm-Erkrankungen, ausbleibende Menstruation, Leberkrankheiten, Lungenerkrankungen, Rheuma, Syphilis, Wunden und Zahnschmerzen umfasst. In der Ayurveda wird es zum Ausgleich aller drei Doshas verwendet (SCHROTT/AMMON 2012: 174). Die medizinisch relevante Wirkung wird als antiarthritisch, antiseptisch, beruhigend, blutdrucksenkend, entzündungshemmend, menstruationsanregend und schmerzlindernd beschrieben.

In Europa wird das Harz vorranging für medizinische Zwecke eingesetzt, obschon es sich gleicherweise um ein sehr gutes Räucherwerk handelt. In Indien wird solches im Rahmen von Pujas und anderen religiösen Gottesandachten verwendet. Ebenso zur Beschleunigung des Genesungsprozesses bei Kranken sowie aus schutzmagischen Gründen zur Abwehr von schädlichen Einflüssen. Außerdem eignet sich Indischer Weihrauch für sämtliche Reinigungsrituale sowie zur Abwehr von Insekten. Das Räucheraroma ist herbwürzig und balsamisch.

Die wichtigsten traditionellen Indikationen für Weihrauch-Anwendungen (Übersicht)

- Arthritis und Rheuma
- Augeninfektionen
- Ausbleibende Menstruation
- Depressionen und Angstzustände
- Erkältung (Husten, Schnupfen)
- Hauterkrankungen (Akne, Ekzeme, Entzündungen, Geschwüre)
- Insekten-Abwehr
- Konzentrations- und Erinnerungsschwierigkeiten
- Kopfschmerzen
- Magen-Darm-Erkrankungen (Durchfall, Magenschmerzen)
- Mundgeruch und Mundinfektionen
- Wunden

Was ist Kirchenweihrauch?

Im Handel werden unter dieser Bezeichnung (oftmals künstlich) aromatisierte Weihrauchkörner der Spezies *Boswellia papyrifera* angeboten. Es existieren die unterschiedlichsten Duftrichtungen. Zusätzlich werden die aromatisierten Harzstückchen nicht selten eingefärbt, beispielsweise in Gold, Grün oder Schwarz. Doch ganz gleich, ob es sich dabei um lebensmittelechte oder um synthetische Farbe handelt, ist von einem Einsatz gefärbten Weihrauchs für Räucherzwecke und erst recht für medizinische Angelegenheiten abzuraten. Ungefärbter Aroma-Weihrauch kann, sofern er ausschließlich mit hochwertigen ätherischen Ölen (z. B. Rosenöl) angereichert ist, in der Räucherpraxis durchaus interessant sein. Grundsätzlich ist jedoch bei der Weihrauchauswahl fast immer eine Verwendung der unbehandelten Naturware zu bevorzugen.

Incensol und Incensol-Acetat – Die Psychoaktivität von Weihrauch

Im Grunde genommen zeigen zwar alle Räucherstoffe eine gewisse geistbewegende Wirkung. Bei den Weihrauchharzen wird eine solche aber auffallend häufig beschrieben; besonders von Messdienern und Kirchenbesuchern, die den dichten, aus dem Weihrauchschwenker aufsteigenden Rauch mal mehr und mal weniger freiwillig inhalieren. Es wurde sogar schon angenommen, dass Weihrauch möglicherweise das berauschende Cannabis-Molekül Tetrahydrocannabinol (THC) enthält, was aber bislang nicht nachweisbar ist. Hingegen scheint es nach aktuellem pharmakologischem Forschungsstand so zu sein, dass die im Weihrauchharz (besonders *Boswellia papyrifera*) verfügbaren Substanzen Incensol und Incensol-Acetat für die Psychoaktivität verantwortlich sind. Diese Verbindungen können den Ionenkanal TRPV3 im Gehirn aktivieren (MOUSSAIEFF et al. 2008), wodurch sie nicht nur ein warmes Körperempfinden herbeiführen, sondern auch auf der psychischen Ebene aktiv wirksam sind. Das Wirkspektrum umfasst angstlindernde, antidepressive und beruhigende Eigenschaften.

Weihrauch als Räucherstoff

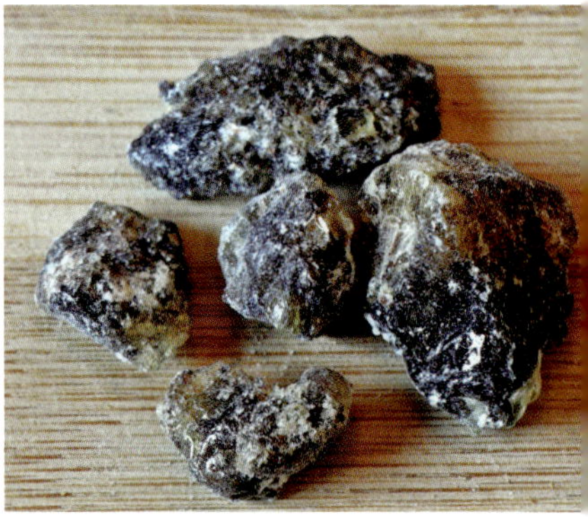

Der von Sokotra stammende Weihrauch der Spezies Boswellia elongata ist sehr selten und ein wahrhaftiger Räucherschatz.

Grundsätzlich gilt, dass sich der besondere Duftakkord des Weihrauchs am besten und zuverlässigsten auf einem Weihrauchbrenner oder einem Stövchen mit Räuchersieb offenbart. Diese Utensilien ermöglichen ein sanftes Erhitzen, ohne dass das Harz dabei verbrennt. Hingegen wird für Rituale, aufgrund der stärkeren Rauchentwicklung, bevorzugt Räucherkohle als Hitzequelle verwendet. Das sich verbreitende Räucheraroma ist üblicherweise erfrischend, würzig und sortenabhängig mit zahlreichen feinen Duftnuancen gespickt.

Das Räucherverhalten gestaltet sich je nach Sorte und der jeweilig vorliegenden Komponenten-Verhältnisse sehr variabel. Das Harz von *Boswellia frereana* beispielsweise schmilzt und verflüssigt sich beim Erhitzen. Andere Weihrauchsorten haben diese Eigenschaft nicht und riechen auf Räucherkohle spätestens dann verbrannt, wenn alle flüchtigen Aromastoffe verdampft sind und der harte, übrig gebliebene Gummianteil sich schon schwarz verfärbt hat. Dann empfiehlt sich das Wenden der kleinen Stückchen mit einem Räucherlöffel, bevor sie schließlich gänzlich von der Kohle zu entfernen sind.

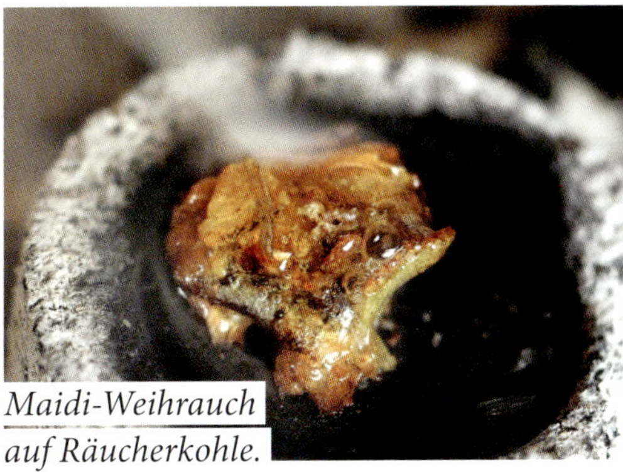

Maidi-Weihrauch auf Räucherkohle.

Räucherungen mit Weihrauch eignen sich für zahlreiche rituelle Angelegenheiten. Besonders beliebt sind sie traditionell im Rahmen von Feierlichkeiten, Gebeten, Meditationen, Reinigungen, Segnungen und Übergangsritualen.

Exkurs: Falscher Weihrauch – Plectranthus coleoides

Dieser aus Ostindien stammende Harfenstrauch (*Plectranthus*) aus der Familie der Lippenblütler hat weißrandige Blätter, die bei leichten Berührungen ein unverkennbares weihrauchähnliches Aroma verströmen. Im Blumenhandel wird *Plectranthus coleoides* deshalb sehr häufig unter der Bezeichnung „Weihrauchpflanze“ oder schlicht als „Weihrauch“ angeboten; nicht zu verwechseln mit den echten Weihrauch-Arten der Gattung *Boswellia*. Andere deutsche Trivialnamen des „Falschen Weihrauchs“ sind Mottenkönig, Elfengold, Weihrauchkraut und Weihrauchnessel.

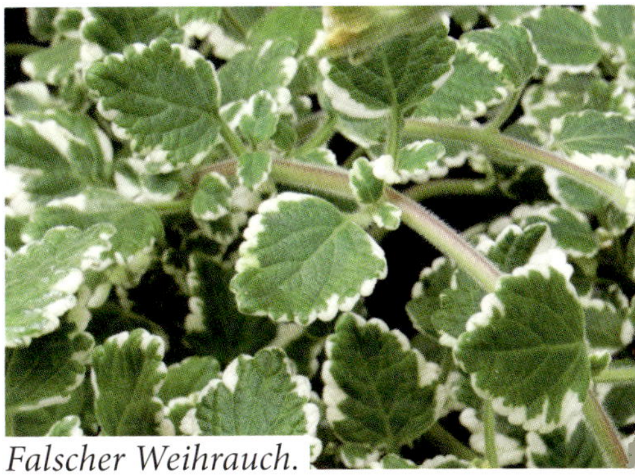

Falscher Weihrauch.

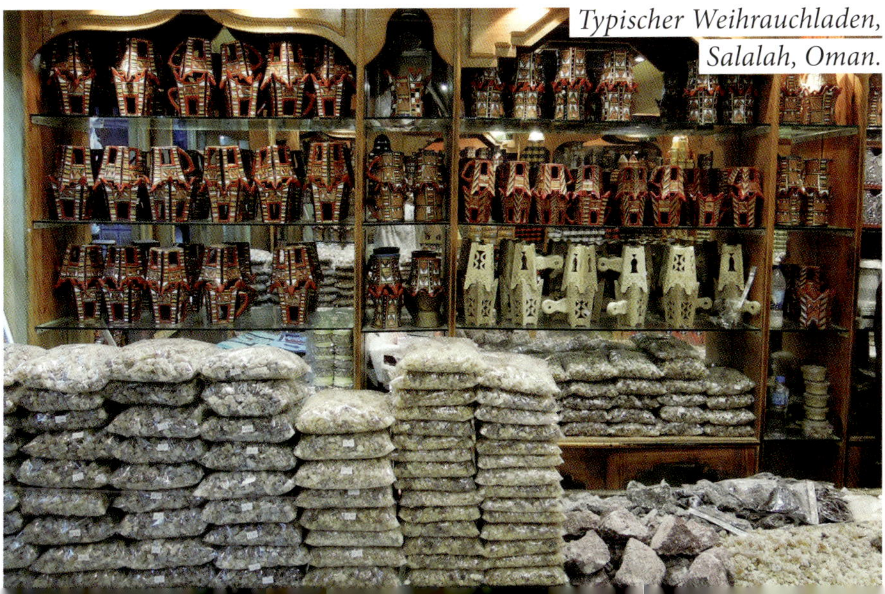

Typischer Weihrauchladen, Salalah, Oman.

Sonstige Pflanzenexsudate

Sonstige Pflanzenexsudate

Abitong (*Dipterocarpus grandiflorus BLANCO*)

Das Balau genannte Ölharz dieses Flügelfruchtgewächses wird in Südostasien zur Herstellung von Lacken sowie zum Abdichten von Papier, Körben und Booten eingesetzt. Als Heil- oder Räuchermittel ist es von keiner ethnobotanischen Bedeutung.

Adlerholz (*Aquilaria malaccensis LAM.*)

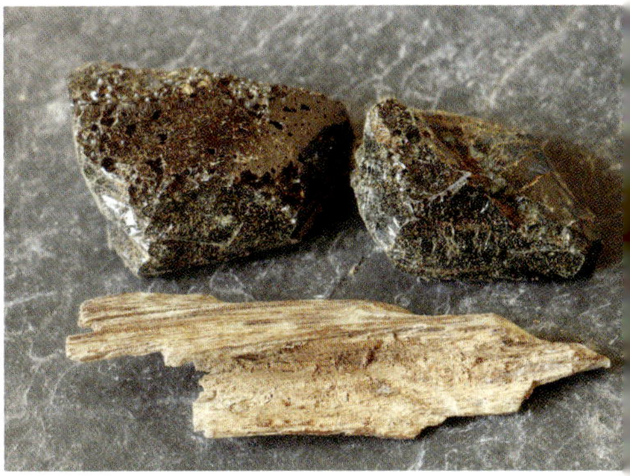

Ein Stück originäres Adlerholz sowie das Harz von Aetoxylon sympetalum.

Das Harz des södostasiatischen Adlerholzbaums wird nur dann produziert, wenn das Holz von Pilzen infiziert wurde, die von cinem bestimmten Insekt übertragen werden. In diesem Fall ist das Holz nach mehreren Jahren derart mit Harz durchtränkt, dass es so hart wie ein Stein werden kann. Aufgrund der besonderen Entstehungsumstände ist das wohlduftende Adlerholz (Aloeholz, Agarwood, Jinko, Oud) der teuerste pflanzliche Räucherstoff der Welt und in seinen höchsten Qualitätsgraden sogar kostbarer als Gold. Geräuchert wird es zur rituellen Reinigung sowie zur Unterstützung der Meditation und anderer Techniken der inneren Einkehr. Ethnomedizinisch ist Adlerholz in Südost-Asien, Japan, Indien sowie in China von Bedeutung. Traditionelle Indikationen sind Angstzustände, Asthma, Blähungen, Brustfellentzündung, Depressionen, Durchfall, Gelbsucht, Hauterkrankungen, Herzschwäche, Leberzirrhose, Lungenbeschwerden, Rheuma, Schmerzen und Übelkeit.

Adlerholz-Harz kann zu einer öligen, knetbaren und dunkelbraunen bis schwarzen Masse extrahiert werden, die nahezu frei von Holzrückständen ist – aufgrund des sehr hohen Preises geschieht das allerdings nur sehr selten.

Deutlich günstiger sind Produkte der ebenfalls als Adlerholz bezeichneten Spezies *Aetoxylon sympetalum* (Gaharu Buaya), bei der es sich ebenso wie beim originären Adlerholzbaum um einen Vertreter aus der Seidelbastgewächs-Familie handelt. Das Harz dieser verwandten Spezies verströmt beim Räuchern einen sehr angenehmen, süßlich-holzigen Duft.

Ahorn *(Acer saccharum MARSHALL)*

Der in Kanada sowie den USA verbreitete Zucker-Ahorn ist der Lieferant des als Zuckersubstitut verwendeten Ahornsirups. Der Saft enthält bis zu 10 % Saccharose, danaben ist er reich an Kalzium, Magnesium und Zink. In der traditionellen Küche wird Ahornsirup zum Süßen von Pfannkuchen, Porridge und anderen Speisen genutzt. Ahornsirup hat eine leicht blutdrucksenkende, immunstimulierende und verdauungsanregende Wirkung. Äußerlich aufgetragen soll er auch gut für die Haut sein. Für medizinische Zwecke wird er allerdings selten pur, sondern meist in Kombination mit heilsamen Kräutern zur Anwendung gebracht.

Akaroid *(Xanthorrhoea spp.)*

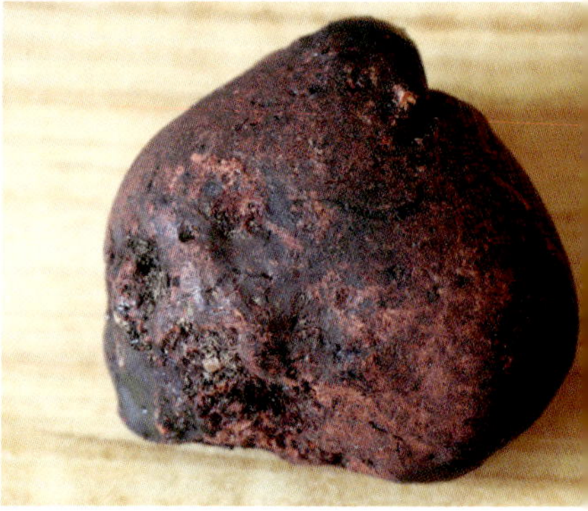

Das gelbe oder rötlich-braune *Xanthorrhoea*-Harz (Erdschellak, Yakka, Black Boy Resin) aus den Blättern einiger australischer Grasbaumarten wurde von den Aborigines dazu verwendet, um Pfeilspitzen auf Speeren zu fixieren. Daneben wurden Holz- sowie Lederlacke, Farben, Papierleime und Parfums aus dem Harz erzeugt. Gleichzeitig eignet sich Akaroid aufgrund des fruchtigen und balsamischen Duftaromas sehr gut als Räucherwerk. Die Wirkung ist vorrangig eine beruhigende und reinigende. Das im internationalen Handel sehr seltene Exsudat der Spezies *Xanthorrhoea resinifera* fand als Zusatz diverser traditioneller Naturarzneien einen Einsatz. Eine weitere australische Grasbaum-Art, die traditionell zur Harzgewinnung eingesetzt wird, ist *Xanthorrhoea preissii* (Fire tree).

Balsampflaume *(Spondias spp.)*

Mehrere Arten der Gattung *Spondias* (Balsampflaumen) produzieren Gummis, die in Süd-und Mittelamerika als Heilmittel geschätzt sind. Das Exsudat der Roten Mombinpflaume *(Spondias purpurea L.)* ist ein traditionelles Heilmittel zur Behandlung von Mundgeschwüren, Mundsoor und offenen Wunden.

Brea (*Parkinsonia praecox* (RUIZ & PAV.) J.A. HAWKINS

Der Ausfluss des „Palo Brea" genannten und in Nord- und Südamerika vorkommenden Baumes wird in Argentinien als Substitut für Gummi arabicum, als Zutat für Farben und Klebstoffe sowie als Emulgator und Stabilisator in der Nahrungsmittelerzeugung genutzt.

Buschmannskerze (*Sarcocaulon mossamedense HEIM, Sarcocaulon patersonii* (DC.) G.DON)

Diese in der namibischen Wüste heimische Sukkulente ist der Familie der Storchschnabelgewächse (*Geraniaceae*) zugehörig. Die Rinde der als Zwergstrauch gedeihenden Pflanze enthält fettlösliches Wachs sowie alkohollösliches Harz und ätherisches Öl. Es ist daher relativ unkompliziert möglich, mit Alkohol oder einem anderen Lösungsmittel das Harz vom ursprünglichen Pflanzenmaterial zu extrahieren. Im traditionellen Gebrauch wird jedoch meist die rohe Rinde verwendet, die vom Stammesvolk der Himba seit langen Zeiten wegen ihrer guten Brennbarkeit als Kerze eingesetzt wird. Da die Rinde sehr angenehm duftet, ist sie überdies ein beliebtes Parfum und wird zudem als Räucherwerk genutzt, Letzteres im Idealfall in pulverisiertem Zustand. Das Räucheraroma lässt sich als süßlich, holzig und weihrauchähnlich umschreiben. Die beruhigende Wirkung ist ideal für einen Einsatz in den Abendstunden.

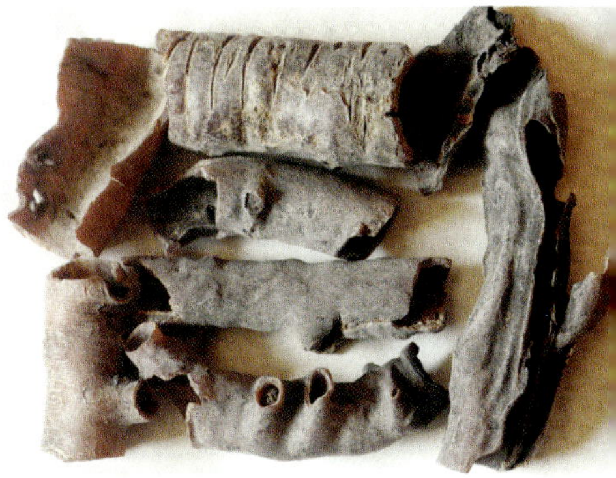

Buschmannskerze – Sarcocaulon mossamedense – Harzige Rinde.

Cashew (*Anacardium occidentale L.*)

In Nordbrasilien wird Cashew-Gummi (Acajou-Gummi) als Mittel gegen Durchfall sowie als Ersatzstoff für Gummi arabicum genutzt. Weiterhin werden in Südamerika Bücher mit dem Harz eingerieben, um diese wirksam vor dem Befall mit Motten und Ameisen zu schützen.

Cassia *(Cassia tora L.)*

Das aus den Samen der Chinesischen Senna extrahierte Gummipulver ist ein wichtiger Zusatzstoff (E427) in der Herstellung von Nahrungsmitteln (z. B. Käse, Fleisch und gefrorene Milchprodukte) und Tierfutter. In der Ayurveda wird Cassia-Gummi („panwar gum") als Emulgator in Salben genutzt.

Cativo *(Prioria copaifera GRISEB.)*

Cativobalsam (Balsamum Cativo) stammt aus Kolumbien, Panama, Nicaragua und Venezuela und wurde zu Beginn des 20. Jahrhunderts in Europa als Ersatz für Copaiba gehandelt. Es hat eine dunkle Farbe, ist extrem klebrig, zähflüssig und setzt sich aus Harzsäuren (ca. 80 %), Resen (ca. 15 %) und ätherischem Öl (ca. 2 %) zusammen. Geringspuriger sind zumeist Verunreinigungen und Asche enthalten. Eingesetzt wird es zur Herstellung von Fliegenleim, Klebstoffen, Harzseifen und Papier.

Cebil *(Anadenanthera colubrina (VELL.) BRENAN)*

Das Gummi dieses südamerikanischen Hülsenfrüchtlers wird in Brasilien zur Behandlung von Lungenerkrankungen, als Ersatz für Gummi arabicum sowie als Gerbmittel verwendet.

Chironji *(Buchanania lanzan SPRENG.)*

Das aus Schnittwunden des Chironji-Baums gesammelte Gummi ist bei den indischen Stammesgemeinschaften aus Andhra Pradesh ein verbreitetes Mittel zur Linderung von Nervenschmerzen und Rheuma. Eingenommen wird das wasser- und fettlösliche Exsudat, indem es in Ziegen- oder Kuhmilch aufgelöst und anschließend getrunken wird. Außerdem wird es als Fälschungsmittel für Guggul *(Commiphora mukul)*, als Aromazusatz für Tabak sowie als Zutat von Getränken und Speisen eingesetzt. Die Samen schmecken nach Mandeln und sind in Indien eine beliebte Nahrungsquelle.

Copaiba *(Copaifera spp.)*

Copaibabalsam (Kopaiva-Balsam) wird aus unterschiedlichen südamerikanischen *Copaifera*-Arten gewonnen, darunter *C. brasiliensis, C. officinalis, C. reticulata* und *C. langsdorffii* u. a. Er enthält 30 bis 60 % ätherische Öle, in Einzelfällen sogar bis zu 80 %. Dieser Ölanteil enthält unter anderem das als Cannabisrezeptor-Agonist wirkende Terpen β-Caryophyllen. Das Farbspektrum des transparenten Exsudates variiert abhänging vom Öl-Harz-Verhältnis zwischen gelb und dunkelbraun.

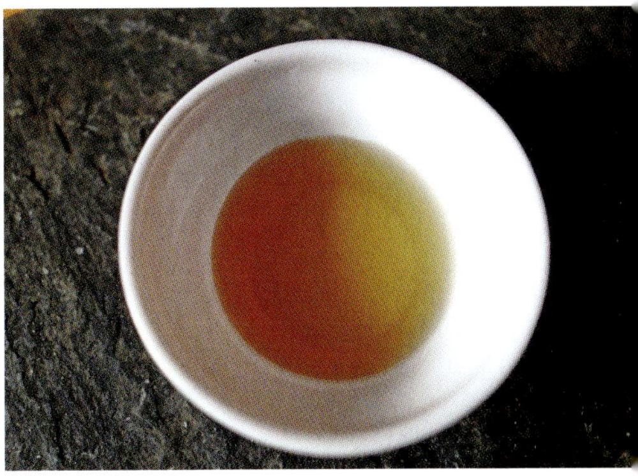

Ethnomedizinische Einsatzgebiete des antiseptisch, entzündungshemmend, krampflösend und schmerzlindernd wirkenden Balsams sind Atemwegserkrankungen, Hauterkrankungen, Hämorrhoiden, Herz-Kreislaufschwäche, Insektenstiche, Immunschwäche, Nervenleiden, Verdauungsstörungen und Wunden. Daneben wird er als Zutat für Kosmetikprodukte, als magisches Abwehrmittel sowie zur Herstellung von Lacken und Ölfarben eingesetzt.

Wird Copaiba als Räucherstoff verwendet, wozu man es entweder auf Räucherkohle gibt oder in einem Weihrauchbrenner erhitzt, offenbart sich ein würzig-harziges Aroma. Die Räucherwirkung umfasst desinfizierende, geistklärende, stärkende und stressmindernde Effekte.

Im europäischen Handel ist das rohe Copaibabalsam sehr selten. Weitaus häufiger wird das destillierte Öl angeboten, das jedoch genauso riecht und die gleichen Eigenschaften aufweist.

Dikamali *(Gardenia gummifera L.f.)*

Das Gummi dieses indischen Rötegewächses ist ein wichtiges Heilmittel in der Ayurveda. Es wirkt antiseptisch, blähungstreibend, insektenabwehrend, schleimlösend und wurmtötend. Eingesetzt wird es traditionell bei Asthma, Durchfall, Hauterkrankungen, Husten, Schluckauf, Verdauungsstörungen und Wurmerkrankungen.

Douglasie (*Pseudotsuga menziesii* (MIRBEL) FRANCO)

Das ölige Harz der Gewöhnlichen Douglasie wird in Amerika als „Oregon Balsam“ (Oregon fir balsam) bezeichnet und in der indianischen Ethnomedizin bei Brust- und Herzschmerzen, Geschwüren, Schnittwunden, Verbrennungen sowie bei Tumoren eingesetzt, weitaus häufiger werden allerdings die Nadeln medizinisch verwertet. Das Harz erscheint in Form von weißen oder hellgelben Schlieren am Stamm, allerdings immer nur in kleinen Mengen. Es kann abgeschabt werden und benötigt zur vollständigen Trocknung ungefähr ein Jahr. Als Räucherwerk zur Anwendung gebracht, verströmt es ein an Fichtenharz und Zitrusfrüchte erinnerndes Aroma.

Die aus den USA stammende Blaue Douglasie bzw. Gebirgs-Douglasie *(Pseudotsuga menziesii var. glauca)*, die in Mitteleuropa gelegentlich in Botanischen Gärten gedeiht, liefert größere und festere Harzstücke als ihre in Europa eingebürgte Verwandte.

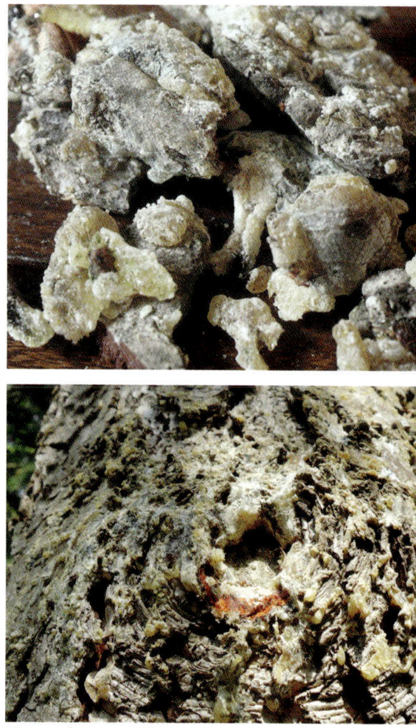

Douglasie, Blaue – Harz am Stamm.

Euphorbium (*Euphorbia resinifera* O.BERG)

Auch Euphorbion ist der ausgehärtete Latex der in Marokko heimischen Harz-Wolfsmilch (Syn. Maghrebinische Säulenwolfsmilch). Der Milchsaft hat eine stark reizende Wirkung, weshalb die Bewohner der Atlas-Region den begehrten Naturstoff nur unter Einhaltung höchster Vorsichtsmaßnahmen sammeln. Früher war es sogar üblich, die sukkulente Pflanze aus sicherer Entfernung mit Wurfspeeren zu verwunden und den ausfließenden Saft direkt in Schaf- und Ziegenmägen zu sammeln. Traditionelle, von Dioskurides beschriebene Indikationen waren beispielsweise unterlaufene Augen, wozu das brennende Euphorbium mit Honig vermischt und unterhalb des Auges auf die Haut gestrichen wurde, außerdem Ischiasleiden, Knochenbrüche und Schlangenbisse.

Gamboge (Garcinia spp.)

Das harte und spröde Gummiharz der *Garcinia*-Arten (z. B. *G. hanburyi, G. morella* und *G. xanthochymus)* wurde früher in der Human- und Veterinärmedizin als stark wirksames Abführ- und Wurmmittel empfohlen. Aufgrund der potenziellen Toxizität, die sich in Folge erhöhter Dosierungen in Entzündungen der Darm- und Magenschleimhäute äußern kann, wird heute jedoch von einer medizinischen Anwendung abgesehen. In pulverisierter Form findet Gamboge *(Syn. Gummigutta, Gummiresina guttae)* als hellgelbes Farbpigment für Goldverzierungen, Farben und Lacke Verwendung. Zusammengesetzt ist es aus 70 % Harz und 30 % Gummi.

Ghattitree (*Anogeissus latifolia* (ROXB. Ex DC.) WALL. ex GUILL. et PERR.)

Das Ghatti-Gummi (engl. *Ghatti gum*) genannte Exsudat des in Indien, Nepal, Pakistan und Sri Lanka heimischen Baums ist ein wichtiger Zusatzstoff in Nahrungsmitteln und medizinischen Tabletten. Daneben wird es als Stabilisator in Öl-Wasser-Emulsionen sowie als Bindemittel in Lacken und Glasuren verarbeitet. Zusammengesetzt ist Ghatti-Gummi aus L-Arabinose, D-Galactose, D-Mannose, D-Xylose und D-Glucuronsäure. Die Farbe variiert zwischen weiß und dunkelbraun, wobei die helleren Sorten als die bessere Qualitätsstufe gelten.

Gumweed (*Grindelia spp.*)

Die als Gummikraut bekannten Korbblütler sind wichtige Heilpflanzen der nordamerikanischen Ureinwohner, was besonders auf die beiden Spezies *Grindelia camporum* und *Grindelia squarrosa* zutrifft. Stängel, Blätter und Hüllblätter sind mit einem klebrigen Harz überzogen, das die Cheyenne zur Behandlung von Hauterkrankungen sowie bei Schneeblindheit einsetzen. Dafür wird es mit einem Finger von der Pflanze abgestreift und anschließend auf die Augenlider gestrichen. Ethnomedizinische Indikationen für eine Verwendung des harzhaltigen Krauts sind Atemwegsbeschwerden, Blutkrankheiten, Bronchitis, Knochenbrüche, Magenschmerzen und Schnittwunden. In der Homöopathie wird *Grindelia* zur Linderung von Husten empfohlen.

Gurjunbalsam (*Dipterocarpus spp.*)

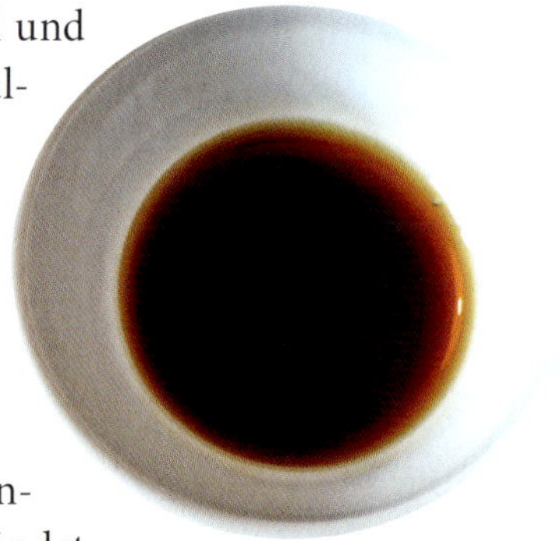

Gurjunbalsam besteht bis zu 80 % aus ätherischem Öl und wird auch als Holzöl, Ostindischer Kopaivabalsam, Balsamum Gurjunae oder als Balsamum Dipterocarpi bezeichnet. In der südostasiatischen Ethnomedizin wird er schon lange als Mittel gegen Ekzeme, Lepra und schlecht heilende Wunden genutzt. Daneben ist er ein beliebter Duftstoff in der Parfum-Herstellung. Für Räucherzwecke wird er entweder in ein Stövchen gegeben oder sparsam auf glühende Kohle getropft. Das angenehme Aroma ist harzig und holzig. Im Handel befindet sich meistens das aus dem flüssigen Balsam destillierte ätherische Öl (Gurjunbalsamöl).

Halmaddi (*Alianthus malabarica, Alianthus triphysa*)

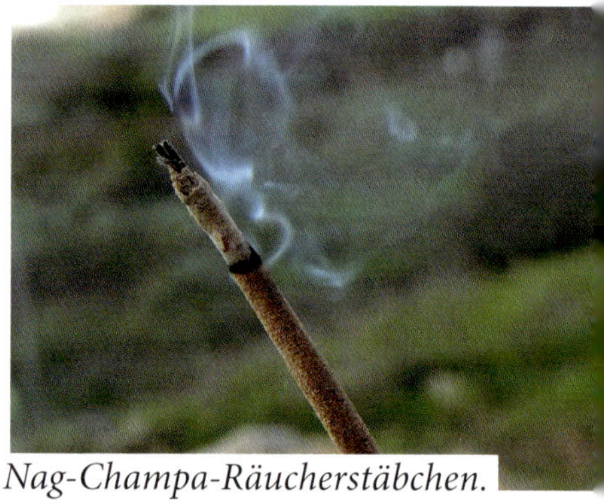

Nag-Champa-Räucherstäbchen.

Das aus diesem Baum gewonnene Harz wird in Indien, genau wie der als „Himmelsbaum" bezeichnete Lieferant, Halmaddi genannt. Es verströmt ein warmes und balsamisches Aroma und ist für die typisch graue Farbe sowie die bisweilen leicht feuchte Textur der berühmten Masala-Räucherstäbchen (Nag Champa u.a.) verantwortlich. Letzteres lässt sich durch die hygroskopischen (Luftfeuchtigkeit aufnehmenden) Eigenschaften dieses Naturstoffes erklären. Zudem erfüllt es bei der Herstellung eines „Räucherstäbchen-Teigs" die Funktion eines Bindemittels. Halmaddi eignet sich aufgrund seines angenehmen Duftakkords zudem sehr gut für Einzelräucherungen. Die Wirkung ist vorrangig eine reinigende und Moskitos vertreibende. Volksmedizinisch eingesetzt wird Halmaddi zur Linderung einer Bronchitis sowie bei Dysenterie.

Hanf (*Cannabis sativa L.*)

Das – durch Reiben, Schütteln, Sieben oder den Einsatz von Lösungsmitteln – aus den sogenannten Trichomen der weiblichen Hanfblüten gewonnene und angenehm duftende Harz, auch Haschisch oder Charas genannt, ist in Asien seit vielen Jahrhunderten als beruhigend, krampflösend und schmerzlindernd wirkendes Heilmittel sowie als Entspannungsdroge in Gebrauch. Darüber hinaus wird Haschisch im asiatischen Raum, besonders in Indien, zur

Vertiefung von meditativen oder ekstatischen Bewusstseinszuständen verwendet.

Hinweis Trotz wissenschaftlich vielfach bestätigter Forschungsergebnisse zur medizinischen Anwendbarkeit und des diesbezüglich bereits stattgefundenen Paradigmenwechsels, ist allein der Besitz von Haschisch (und anderen THC-haltigen Hanferzeugnissen) in den meisten Staaten noch immer der Illegalität unterlegen.

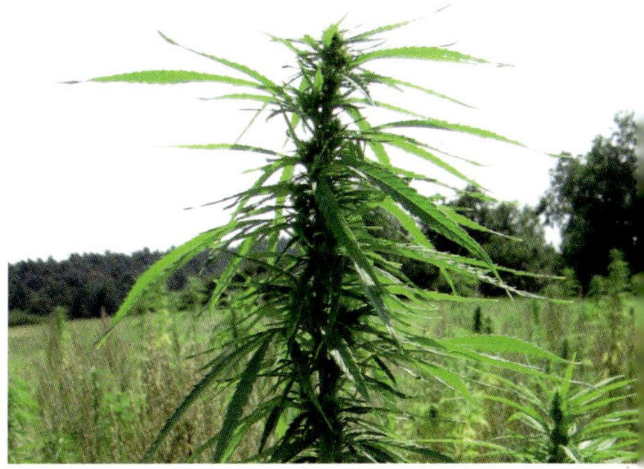

Hemlocktanne (*Tsuga spp.*)

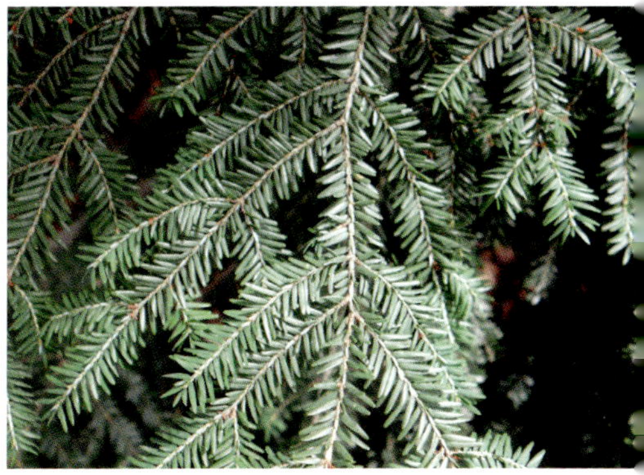

Die in Ostasien und den gemäßigten Regionen Nordamerikas verbreiteten Hemlocktannen produzieren ein Harz, das über ein sehr feines und erfrischendes Aroma verfügt. Es ähnelt ein wenig dem Geruch des verwandten Kiefernharzes, hat aber eine deutlich ausgeprägtere Zitrusnote. Hemlocktannenharz ist sehr selten, da es im Stamm nur in sehr geringen Mengen produziert wird. Von ethnobotanischer Relevanz ist in erster Linie deshalb das Holz (Baumaterial). Für medizinische Zwecke wurden von den Ureinwohnern Nordamerikas die Rinde, die Nadeln und seltener auch die Wurzeln appliziert: zur Linderung von Arthritis, Hautausschlägen, Husten und Rheuma.

Hopfen (*Humulus lupulus L.*)

Hopfenharz bzw. „Lupulin" wird durch Ausklopfen der weiblichen Dolden („Hopfenzapfen") gewonnen, in denen es mit Anteilen von etwa 20 % vorliegt. Die Farbe des herausrieselnden und würzig duftenden Harzes ist meist grünlichgelb, seltener rötlich.

Von ethnobotanischer Relevanz sind die Humulon- und Lupulon-haltigen Hopfenzapfen insbesondere als aromatisierendes und konservierendes Bier-Additiv. Von Braumeistern werden sie auch als die „Seele des Bieres" bezeichnet. Daneben gehören sie zu den wichtigsten beruhigend wirkenden Naturheilmitteln. Volksmedizinische Indikationen sind Angstzustände, leichte Depressionen, Einschlafstörungen und nervöse Unruhe. Ähnliche Anwendungen erfährt Hopfen in Nordamerika, wo die Blüten dieser mit dem Hanf verwandten Pflanze ebenfalls als indianisches Heilmittel eingesetzt werden: zur allgemeinen Beruhigung und Einschlafförderung (Cherokee, Delawaren, Meskwahki), bei Nierenerkrankungen (Cherokee), zur Schmerzlinderung (Mohegan) sowie bei Verdauungsbeschwerden (Dakota).

Hualtaco (*Loxopterygium huasango* SPRUCE ex ENGL.)

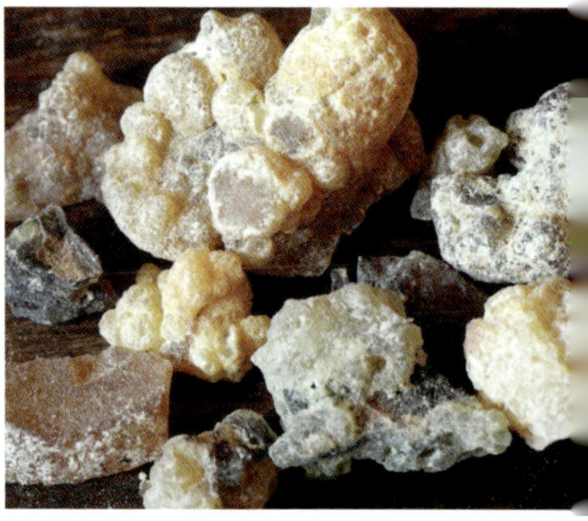

Das Gummiexsudat dieses in Peru und Ecuador heimischen Sumachgewächses wird als Peruanische Myrrhe oder als *Mirra Peru* bezeichnet. Ein Verwandtschaftsverhältnis zu den *Commiphora*-Arten existiert allerdings nicht. Wichtige Inhaltsstoffe des Hualtaco-Gummis sind D-Galactose, L-Rhamnose, L-Arabinose und D-Glucuronsäure. Das gelbliche bis graubraune und vollstängig getrocknete Gummi kann auf heißer Kohle geräuchert werden. Das sich verbreitende Aroma ist jedoch recht unspektakulär; daher verwendet man es am besten in angepasster Kombination.

Von weitaus größerer ethnobotanischer Relevanz als das Exsudat ist das Holz, das einerseits zu Balken und Möbeln verarbeitet, andererseits als Heilmittel zur Linderung von Knochenbruch-Schmerzen genutzt wird.

In Ecuador werden der Pflanze außerdem magische Eigenschaften zugesprochen. Wer sie schlecht behandelt, soll gemäß den Erzählungen der Einheimischen von einem fürchterlichen Hautausschlag heimgesucht werden. Gleichzeit hat der Baum liebesstärkende Fähigkeiten: Begegnen sich unter dem Kronendach des Hualtaco ein Mann und eine Frau zum ersten Mal, dann werden sie sich unvermeidlich ineinander verlieben. Einige Curanderos (trad. Heiler) besitzen einen magischen, aus diesem Holz hergestellten Zauberstab.

Jalape (*Ipomoea purga* (WENDER.) HAYNE)

Das nach der mexikanischen Stadt Xalapa benannte Jalapenharz bzw. Jalapa-Harz wird aus der Wurzelknolle der Mexikanischen Purgierwinde extrahiert und ist volksmedizinisch als starkes Abführmittel bekannt. Allerdings soll die Einnahme mit unangenehmen Nebenwirkungen verbunden sein, die bei Überdosierungen schlimmstenfalls sogar im Tod münden können. Selten wird das Harz in hoher Verdünnung in der Homöopathie genutzt. Indikationen sind entsprechend des sogenannten Ähnlichkeitsprinzips Magen-Darm-

Beschwerden wie zum Beispiel Durchfall. Als Hauptinhaltsstoff ist das Glukosid Convolvulin identifiziert.

Kandea (*Aucoumea klaineana* PIERRE)

Kandea ist ein gräuliches Gummiharz aus Gabun. Eingesetzt wird es von den Einheimischen als reinigend wirkender Räucherstoff, als Fackel, als Zutat von Hautpflegeprodukten und Nagellack, als Heilmittel zur äußerlichen Anwendung bei Abszessen und Wunden sowie als Mittel zur desinfizierenden Wasseraufbereitung. Der Räucherduft des Kandea-Harzes ist würzig, leicht süßlich und intensiv. Das Holz dieses Balsambaumgewächses ist als „Gabun-Mahagoni" bekannt und in seiner Heimat der wichtigste Sperrholz-Lieferant.

Katechu-Akazie (*Senegalia catechu* (L.F.) P.J.H.HURTER & MABB., Syn. Acacia catechu)

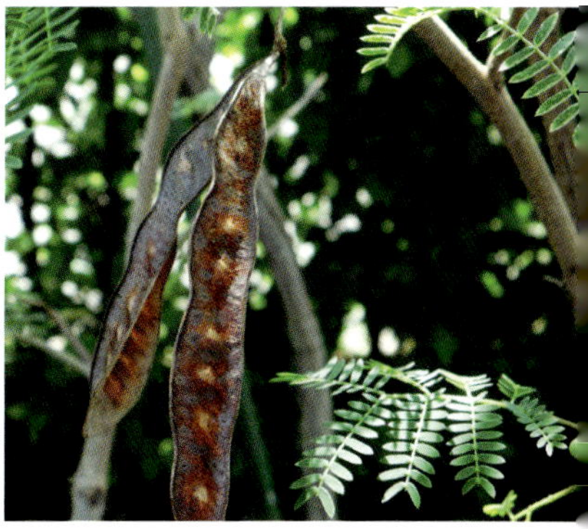

Das *Cutch* genannte und durch Kernholz-Auskochungen gewonnene Gummi der Katechu-Akazie wird in Indien als färbendes, gerbstoffhaltiges und zusammenziehend wirkendes Bindemittel für den Betelbissen verwendet. Daneben wird es traditionell als kräftigendes Tonikum sowie zur Behandlung von Hautkrankheiten und Verdauungsstörungen eingesetzt. Es ähnelt in seiner Beschaffenheit und seinen Einsatzmöglichkeiten sehr dem Gummi arabicum. Das Holz dieser Akazie wird zur Herstellung von Beiz- und Gerbmitteln genutzt.

Kautschuk (*Hevea brasiliensis* (WILLD. ex A.JUSS) MÜLL.ARG.)

Naturkautschuk (*Gummi elasticum, Resina elastica*) ist ein weißer und zur Herstellung von Gummi verwendeter Milchsaft, dessen wichtigste Quelle das von den indigenen Völkern als „weinendes Holz" bezeichnete Wolfsmilchsgewächs *Hevea brasiliensis* (Kautschukbaum) ist. Eine andere Pflanze, deren Latex zur Gummiherstellung eingesetzt wird, ist zum Beispiel die aus Indien stammende Feigenart *Ficus elastica* (Gummibaum).

Der uns heute geläufige Gummi wurde zwar erst im 19. Jahrhundert erfunden, erste Verwendungen fand Naturkautschuk allerdings schon vor über

3500 Jahren. So haben amazonische und mittelamerikanische Indianerstämme schon vor langen Zeiten Spielbälle und sogar einfache Schuhe aus dem Milchsaft angefertigt.

Die wirtschaftliche Relevanz des bekannten Rohstoffes hat dazu geführt, dass die Bäume meist in großen Plantagen kultiviert und massiv ausgebeutet werden. Selbst Kriege wurden schon wegen Naturkautschuk geführt, so beispielsweise zwischen Brasilien und Bolivien zu Beginn des 20. Jahrhunderts. Ganz zu schweigen ist in diesem Zusammenhang von ungezählten Raubüberfällen und Ermordungen.

Kino, bengalisches (*Butea monosperma* (LAMB.) TAUB.)

Der aus Asien stammende Lackbaum (engl. Bastard teak, Flame of the forest) ist eine heilige Pflanze der Hindus und liefert ein rotes Harz, das volksmedizinisch bei Erkrankungen der Augenhornhaut (*Cornea*) eingesetzt wird. Ferner ist das Harz als Farb- sowie als Gerbmittel relevant.

Kino, indisches (*Pterocarpus marsupium* ROXB.)

Das Exsudat (Gummi Kino, Resina Kino) dieses im tropischen Asien vorkommenden Laubbaums wird traditionell als violettes Färbemittel für Kleidung und Stoffe sowie als adstringierend wirkendes Heilmittel zur Linderung von Durchfall verwendet.

Kirsche (*Prunus avium* L.)

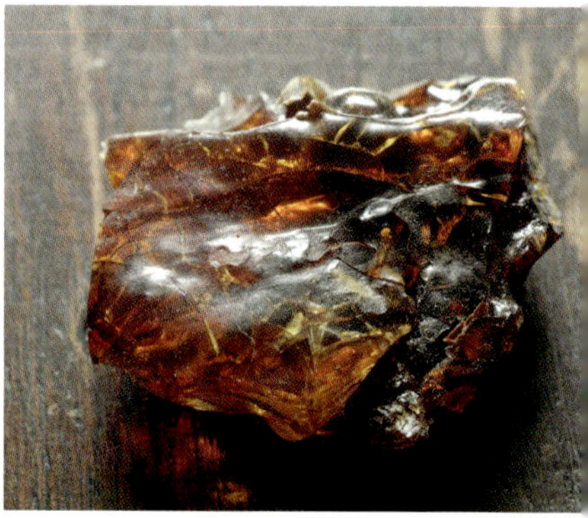

Kirschbaumgummi (Katzengold) ist in der traditionellen europäischen Naturheilkunde als lutschbares und schleimlösendes Hustenmittel bekannt. Alternativ wurde es in pulversierter Form als Heißaufguss oder Tinktur (auch Weinauszug) angewendet. Hildegard von Bingen empfahl Kirschgummi gegen Tinnitus, wozu es zunächst im Topf zur Erhitzung gebracht und als Aufstrich eines Roggenbrotstückes diente. Dieses wiederum wurde nicht verzehrt, sondern als nächtlicher Umschlag um Ohren und Schläfen gebunden, wo es die ganze Nacht über zu verbleiben hatte.

Als Räuchermittel hat Kirschgummi keine nennenswerte Bedeutung; es eignet sich aber durchaus dazu. Wichtig ist, dass es beim Einsatz schon älter und vollständig getrocknet ist. Dann verströmt es ein recht angenehmes und emotional wärmendes Aroma. In frischem Zustand riecht es beim Räuchern eher verbrannt und unangenehm.

Limonia (*Limonia acidissima* L.)

Limonia-Gummi (Ketha-Gummi) aus dem Indischen Holzapfel (Elefantenapfelbaum) ist in Asien ein geläufiges Substitut für Gummi arabicum. Eingesetzt wird es als Zusatz für Farben, Tinten und Lacke. Für Heilzwecke wird es zu einem feinen Pulver gemahlen, mit Honig gemischt und Kindern zur Linderung von Durchfall verabreicht.

Mandelbaum (*Prunus dulcis* (MILL.) D.A.WEBB)

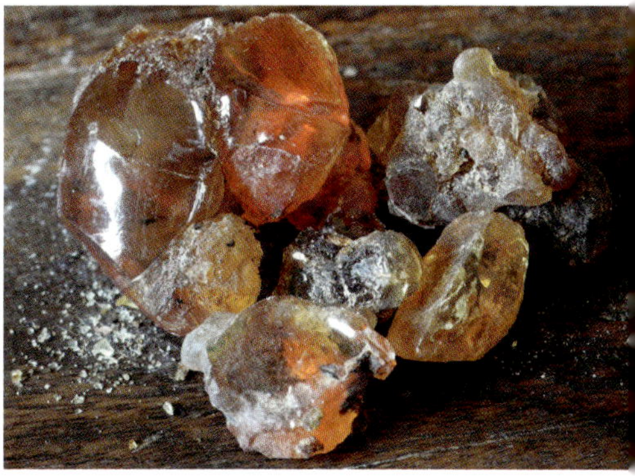

Das transparent durchscheinende Mandelbaumgummi (im Räucherhandel fälschlicherweise oftmals als Mandelharz bezeichnet) hat eine goldgelbe bis orangene Farbe und wurde bereits in der griechischen Antike als Räucherwerk verwendet. Der Geruch ist sehr zart, etwas fruchtig und holzig mit einem leichten Hauch Mandel. Die Wirkung geräucherten Mandelgummis ist eine reinigende, daher wurde es früher gleichermaßen zur Desinfizierung der Luft sowie zur Abwehr von schädlichen Geistwesen geräuchert. Es zeigt bisweilen aber auch sanft herzöffnende Effekte und ist daher außerdem eine beliebte Ingredienz tradtitioneller Liebesräuchermischungen. Zur synergistischen Verstärkung der reinigenden Wirkung bietet sich eine Mischung aus Mandelgummi, Fichten- oder Kiefernharz, Drachenblut, Eisenkraut und Erdrauch an. Wer das Gummi hingegen im Liebesspiel einsetzen möchte, kann es beispielsweise mit Mariengras, Rosenblättern, Tonkabohnen und Styrax kombinieren. Was den Einsatz in der Volksmedizin betrifft, so findet sich in alter Literatur gelegentlich die Angabe, dass Mandelgummi, genau wie andere Gummis und Harze, einstmals als Mittel zur Blutstillung genutzt wurde.

Mango (*Mangifera indica* L.)

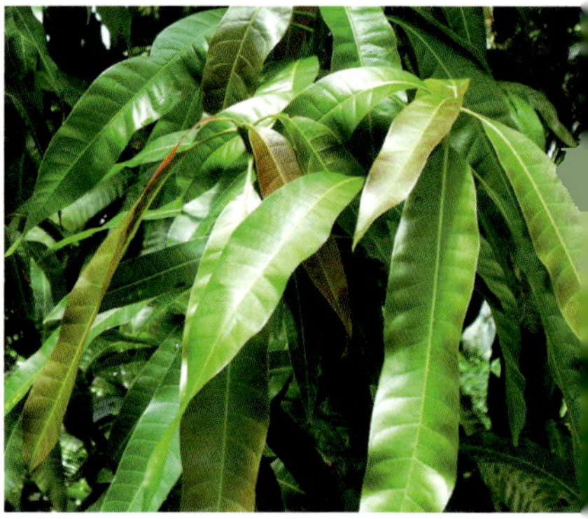

Das Gummi des Mangobaums wird auf den Philippinen mit Kokosnussöl gemischt und bei Krätze und anderen parasitären Hauterkrankungen, Entzündungen der Mundschleimhaut, Geschlechtskrankheiten und Herpes appliziert.

Manna (*Fraxinus ornus* L.)

Das „Mannin" genannte Exsudat der im Mittelmeerraum vorkommenden Manna-Esche enthält hohe Konzentrationen des Zuckeralkohols Mannitol (Mannit), daneben sind Fruktose, Harz, Mineralstoffe und Schleim enthalten. Volksmedizinisch ist Manna als mildes Abführmittel bei Verstopfung sowie als Heilmittel zur Linderung von Bronchialerkrankungen, Kehlkopf- und Mandelentzündungen, Geschwüren und Wunden bekannt.

Hinweis Es existieren weitere Pflanzenausscheidungen mit der Bezeichnung *Manna*, wie zum Beispiel das Exsudat der australischen Spezies *Eucalyptus viminalis* (dt. Rutenförmiger Eukalyptus). Es wird traditionell ebenfalls als Laxativum genutzt und aufgrund des süßlichen Geschmacks außerdem als Nahrungsmittel geschätzt. Gleiches gilt für das Gummi-Exsudat von *Acacia microbotrya,* das ebenfalls als *Manna* oder *Menna* bezeichnet und von den australischen Noongar-Aborigines gerne gegessen wird.

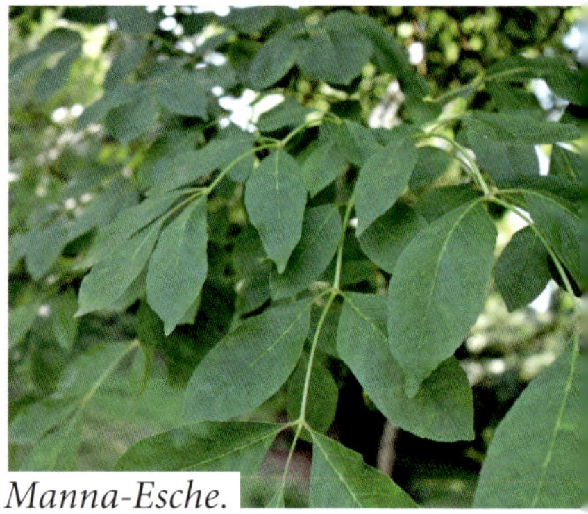

Manna-Esche.

Marula (*Sclerocarya birrhea* (A. RICH.) HOCHST.)

Der aus Afrika stammende Elefantenbaum aus der Familie der Sumachgewächse liefert ein Gummi, das reich an Gerbstoffen ist und traditionell in Verbindung mit etwas Ruß zur Herstellung von Schreibtinten Verwendung findet. Die in Namibia und Botswana heimische Volksgruppe der San verwendet Marulagummi als Trägermaterial für ein hochwirksames Gift, das aus den Larven eines bestimmten Käfers erzeugt wird.

Die Früchte sind hingegen eine wichtige Grundlage zur Herstellung von erfrischenden Getränken und Spirituosen. Rinde, Wurzel und Blätter werden als Heilmittel verwendet, während das Holz in Afrika als beliebtes Baumaterial fungiert.

Mesquite (*Prosopis* spp.)

Mesquite-Gummi wird von einigen mexikanischen Ethnien, etwa den Seri und den Yaqui, als Heilmittel bei Augen-, Bauch- und Halsschmerzen, Durchfall und offenen Wunden genutzt. Weiterhin wurde es früher zur Entfernung von Kopfläusen eingesetzt, wozu das Gummi mit Schlamm gemischt und für zwei Tage in den Haaren getragen wurde.

Ein weiteres traditionelles Einsatzgebiet ist die Verwendung als Zusatz von Lebensmitteln und Süßigkeiten. Über einen Zeitraum von insgesamt 100 Jahren (ca. 1874–1974) war Mesquite-Gummi in der mexikanischen Pharmakopöe gelistet. Jedoch wurde der Eintrag wieder entfernt, weil das Exsudat der Mesquite-Baums, aufgrund der Ausdehnung von Weideflächen und der hohen Nachfrage für Mesquite-Grillkohle, zwischenzeitlich sehr rar geworden war.

Millettia (*Millettia pinnata* (L.) PANIGRAHI)

Das schwarze, aus der Rinde der *Pongamia* genannten Pflanze gewonnene Gummi wird in Asien zur Behandlung von Wunden eingesetzt, die durch Giftfische verursacht wurden.

Moringa (*Moringa oleifera* LAM.)

Moringa-Gummi (engl. Drumstick gum, Sajna gum) wird in der indischen Volksmedizin gegen Karies, Rheuma und Syphilis eingesetzt. Weitere ethnomedizinische Anwendungen sind aus dem Senegal (Asthma, Fieber, Ruhr) und Java (Darmbeschwerden) bekannt. Gegen Kopfschmerzen wird das Gummi traditionell in Kombination mit Sesamöl angewendet. Weitaus häufiger werden allerdings Moringa-Blätter und -Samen volksmedizinisch verwertet.

Myrobalane (*Terminalia* spp.)

Myrobalane sind Flugsamengewächse, deren Früchte als Zutat der *Triphala* („Drei Frucht") genannten Kräutermischung ein wichtiges Heilmittel in der Ayurveda sind; besonders als abführendes Mittel zur innerlichen Reinigung. Daneben werden auch die Rinde sowie die Blätter ethnomedzinisch genutzt. Das aus dem Stamm gewonnene Gummi wird von Angehörigen des indigenen Volkes der Santal als Nahrungsmittel verwendet.

Neem (*Azadirachta indica* A.JUSS.)

Der Neembaum (Syn. Niembaum) gehört zu Indiens bekanntesten Medizinalpflanzen. Im Unterschied zu den antibakteriell und antiparasitär wirkenden Blättern oder dem Samenöl findet das Exsudat des Neembaums allerdings nur selten Verwendung. Eingesetzt wird Neemgummi gelegentlich als Nahrungsmittelzusatz sowie als natürlicher Klebstoff.

Palo Santo (*Bursera graveolens* (KUNTH) TRIANA et PLANCH.)

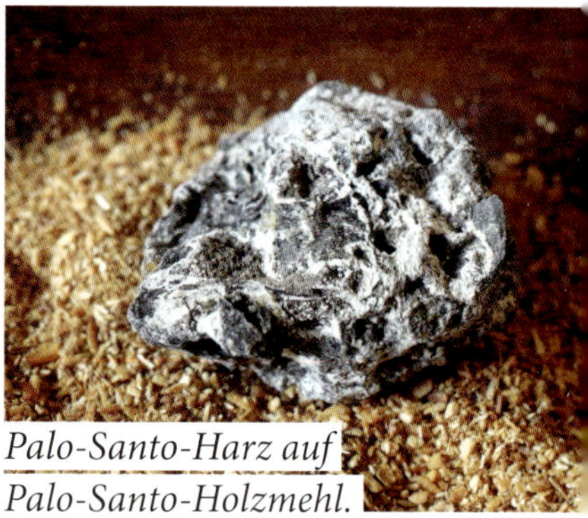

Palo-Santo-Harz auf Palo-Santo-Holzmehl.

Im Handel ist das Harz des aus Südamerika stammende Palo-Santo-Baums (dt. Heiliges Holz), im Gegensatz zu dessen Holz, eine Rarität. Die Räucherdämpfe verströmen einen sehr intensiven Wohlgeruch, der ein wenig an Kokos, Weihrauch, Zeder und Zimt erinnert. Für die Indios ist Palo Santo eines der wichtigsten schamanischen Räuchermittel. Der beim Räuchern aufsteigende Rauch wehrt Krankheiten ab, reinigt und harmonisiert Energiefelder und schützt vor bösem Zauber und Unglück. Als besonders synergistisch gilt in diesem Zusammenhang eine Kombination aus Palo Santo und Tabak (*Nicotiana rustica*). Ethnomedizinisch wird das gräuliche Palo-Santo-Harz von den Maya-Völkern zur Behandlung von Hämorrhoiden geräuchert. Infolge einer langen und tiefen Inhalation induziert der Rauch außerdem psychoaktive Effekte, die interessanterweise sowohl beruhigender wie auch stimulierender Natur sein können.

Das harzhaltige Holz wird – neben seiner Verwendung als sakrales Räucherwerk – von traditionellen Heilern als Mittel zur Linderung von Entzündungen, schleimigem Husten, Schmerzen und Wunden empfohlen.

Palosapis (*Anisoptera thurifera* (BLANCO) BLUME)

Auf den Philippinen wird das Harz des Palosapis genannten Baums aus der Familie der Flügelfruchtgewächse ausschließlich für den lokalen Bedarf gesammelt und vorrangig zur Herstellung von Lacken eingesetzt. In Papua-Neuguinea ist es überdies ein beliebter Kaugummi. Bienen sammeln und nutzen das Exsudat hingegen zur desinfierenden Abdichtung ihrer Bienenstöcke (Propolis).

Ethnomedizinisch ist primär das Holz sowie ein aus diesem hergestelltes Extrakt von Relevanz, über das die Einheimischen sagen, dass es eine tumorhemmende Wirkung hat. Die Nüsse des Palosapis-Baumes sind in gekochtem Zustand essbar und ein beliebtes Nahrungsmittel.

Pflaume (*Prunus domestica* L.)

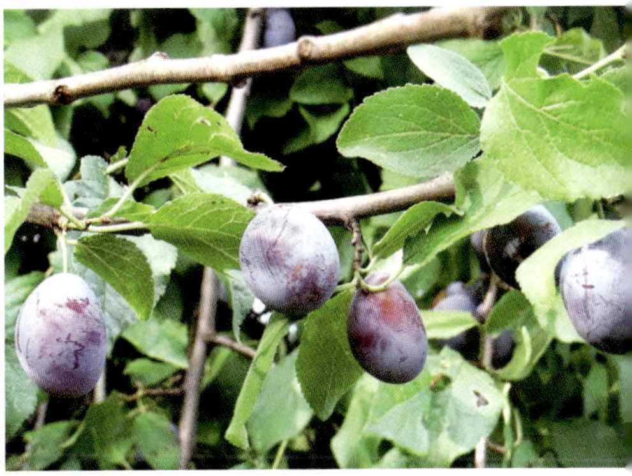

Das aus dem Stamm des Pflaumenbaumes ausgeschwitzte Gummi enthält L-Arabinose, D-Xylose, D-Galctose sowie Glucuronsäure und wird in Indien gerne zum Strecken von Gummi arabicum und Traganth verwendet. In Syrien wird Pflaumengummi als eine beliebte Zutat lokaler Süßigkeiten geschätzt. Aufgrund der chemisch-struktruellen Ähnlichkeiten zum Kirschbaumgumi wird es fälschlicherweise gelegentlich unter der Bezeichnung „Cherry gum" gehandelt.

Podophyllum (*Podophyllum* spp.)

Das Podophyllin genannte Harz des aus der Familie der Berberitzengewächse stammenden Fußblatts (Maiapfel) ist schon lange als Heilmittel bekannt. Eingesetzt wurde es früher als stark wirksames Abführmittel sowie zur Behandlung von Genitalwarzen und Krebserkankungen. Abgesehen von einer homöopathischen Anwendung bei Durchfall und Magenbeschwerden wird

Podophyllin aufgrund der potenziellen Toxizität und Nebenwirkungsgefahr heute allerdings nicht mehr verwendet. Differenziert wird zwischen zwei Stammpflanzen: *Podophyllum peltatum* (Amerikanischer Maiapfel) und *Podophyllum hexandrum* (Himalaya-Maiapfel).

Quitte, Bengalische (*Aegle marmelos* L.)

In der Ayurveda ist das Gummi der Bengalischen Quitte (Belbaum, Madjobaum) ein verbreitetes Mittel gegen die Amöbenruhr. Darüber hinaus wird es als Antihistaminikum zur Behandlung von allergischen Reaktionen verabreicht.

Rotzeder, Australische (*Toona ciliata* M. ROEM.)

Das aus der Rinde dieses in Australien, Indien sowie in weiten Teilen Südostasiens vorkommenden Mahagonigewächses gewonnene Gummi ist von gelber oder bräunlicher Farbe. Volksmedizinisch eingesetzt wurde es bei Fieber und Furunkeln. ***Hinweis*** Nicht zu verwechseln mit Zedernharz *(Cedrus spp.)*.

Schefflera (*Schefflera volkensii* HARMS)

Heiler aus Kenia vermischen das Schefflera-Gummi mit Honig und verabreichen es ihren Patienten bei Erkältung, Husten und Lungenbeschwerden.

Semla (*Bauhinia retusa* ROXB.)

Das Gummi dieser Bauhinie wird in Indien als Heilmittel bei Wunden sowie zur Anregung der weiblichen Monatsblutung eingesetzt. Ärmere Bevölkerungsgruppen nutzen es außerdem als Nahrungsmittel. Ferner ist das Exsduat ein traditionelles Mittel zur Abdichtung von Dachterrassen.

Tanne, Balsam (*Abies balsamea* (L.) MILL.)

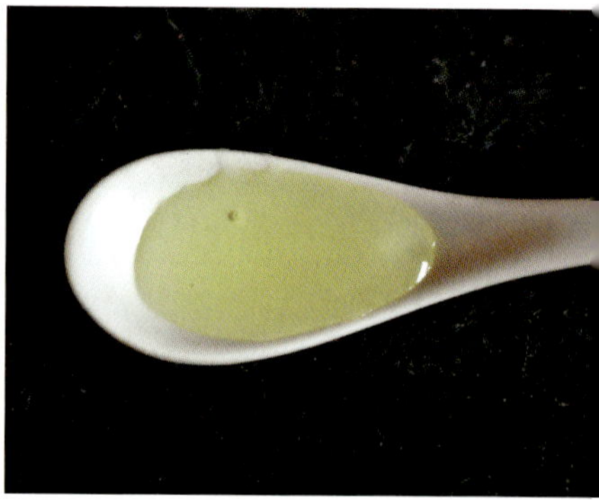

Die aus Nordamerika stammende Balsamtanne (engl. Balsam fir) produziert ein Harz („Kanadabalsam“, „Kanadisches Terpentin“), das tannentypisch in Harzbeulen gebildet und in der indianischen Ethnomedizin seit etlichen Generationen als Heilmittel Verwendung findet. Traditionelle Indikationen sind beispielsweise Geschwüre, juckende Hautinfektionen, Insektenstiche, Verbrennungen und Wunden. Daneben wirkt das Harz als medizinisches Räucherwerk gegen Kopfschmerzen. Das Stammesvolk der Chippewa setzte es überdies zur innerlichen Behandlung von Nierenschmerzen sowie in Kombination mit Bärenfett als Stärkungsmittel für die Haare ein. Von den Irokesen ist hingegen überliefert, dass sie Kanadabalsam zusammen mit getrockneten Bibernieren gegen Krebs und in Milch gelöst als Hustenmittel einsetzten.

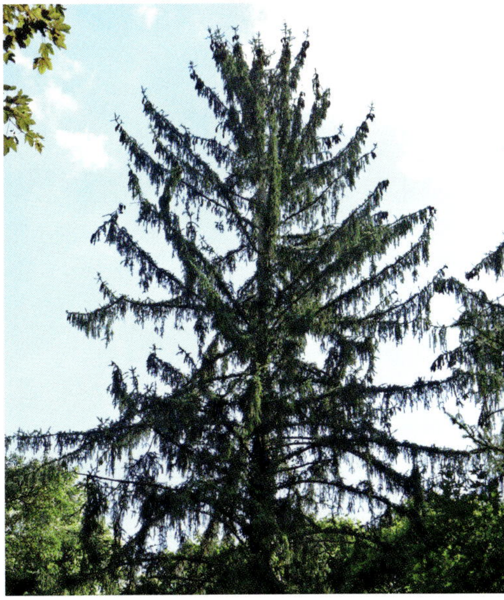

Tanne, Weiß (*Abies alba* MILL.)

Das Harz der Weißtanne wurde früher als „Elsässer Terpentin" oder „Straßburger Terpentin" bezeichnet und in der Heilkunde als antiseptisches Wundheilmittel verwendet, besonders als Zutat von Pflastern und Salben. Gewonnen wurde der weiß-gelbliche und sehr zitronig duftende Tannenbalsam aus den Harzbeulen, welche sich in der Rinde junger Bäume befinden. Der Baum verfügt im Unterschied zu vielen anderen Koniferen über keine Harzkanäle.

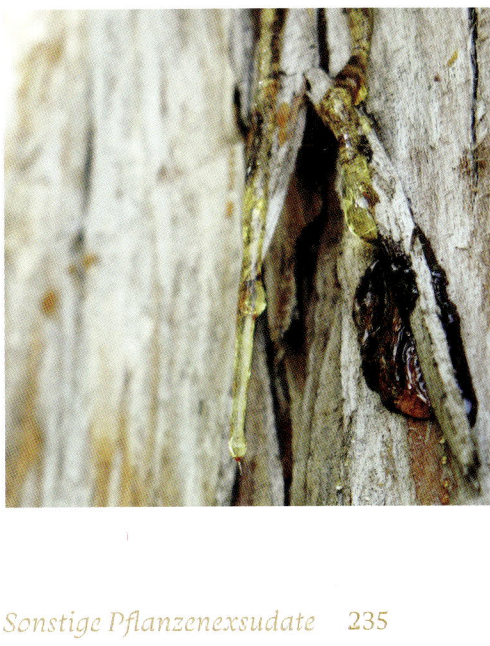

Thuja (*Thuja occidentalis* L.)

Die Heimat des Abendländischen Lebensbaums liegt in Nordamerika, wo man seine Blätter seit langen Zeiten als rituelles Räucherwerk sowie als Heilmittel zur Linderung von Husten, Rheuma, Verdauungsbeschwerden und anderen Leiden einsetzt. In Europa findet man *Thuja* häufig als Heckenpflanze, obschon sie aus ökologischen Gründen dafür eigentlich eher ungeeignet ist. Einzelne Exemplare gedeihen oftmals in Parkanlagen.

Geräuchert werden sowohl die Blätter als auch das Harz des Lebensbaums. Das Räucheraroma ist würzig, waldig und kräftig. Die Wir-

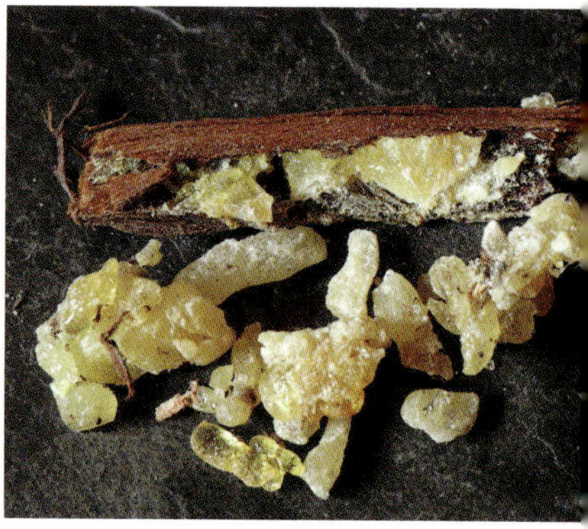

kung ist in erster Linie eine reinigende. Zu beachten ist, dass *Thuja* das Monoterpen Thujon enthält und damit potenziell toxische Eigenschaften aufweist. Auch beim Räuchern ist dies zu berücksichtigen! Daher immer nur in niedriger Dosierung und am besten im Freien oder bei geöffnetem Fenster zur Anwendung bringen!

Tintenbaum, ostindisch (*Semecarpus anacardium* L.F.)

In der indischen und nepalesischen Volksmedizin ist das aus der Rinde des ostindischen Tintenbaums (Syn. Marktfruchtbaum, Mallakanussbaum) ausfließende Gummiharz ein Heilmittel zur Behandlung von Geschlechtskrankheiten, Lepra, Nervenschwäche, Warzen und Wurmerkrankungen. Früher war es zudem als Abtreibungsmittel bekannt. Die sogenannte „Tinte" des Baums ist ein in den Früchten verfügbares Öl, das bei Luftkontakt eine schwarze Farbe annimmt und in den arabischen Ländern traditionell bei Erkrankungen der Psyche sowie bei Krampfleiden Verwendung findet.

Wacholder (*Juniperus communis* L.)

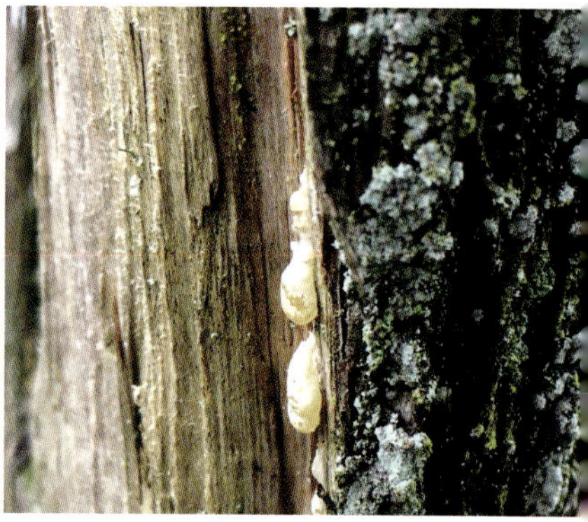

Das Harz des Wacholders wurde einstmals wegen seiner Form sowie der Farbe fälschlicherweise auch als „Deutscher Sandarak" *(Resina juniperi, Sandaraca germanica)* bezeichnet. Heute ist das Harz eine echte Rarität. Es ist über den Handel nicht zu beziehen und auch in der Natur findet man es nur äußerst selten. Gemäß älterer Literaturangaben war Wacholderharz früher ein beliebter Ersatz für den weitläufig bekannten Weihrauch und diente insbesondere der desinfizierenden Ausräucherung von Krankenzimmern. Das Räucheraroma ist fein, balsamisch und würzig. Gegenwärtig werden aufgrund ihrer wesentlich leichteren Verfügbarkeit in erster Linie die ebenfalls sehr angenehm und würzig duftenden Nadeln sowie die Beeren dieses Zypressengewächses (*Cupressaceae*) als Räucherwerk genutzt. Ebenso wie das Harz des Wacholders harmonisieren auch Nadeln und Beeren sehr gut in einer Räucherkomposition mit Beifuß, Fichte und Mariengras.

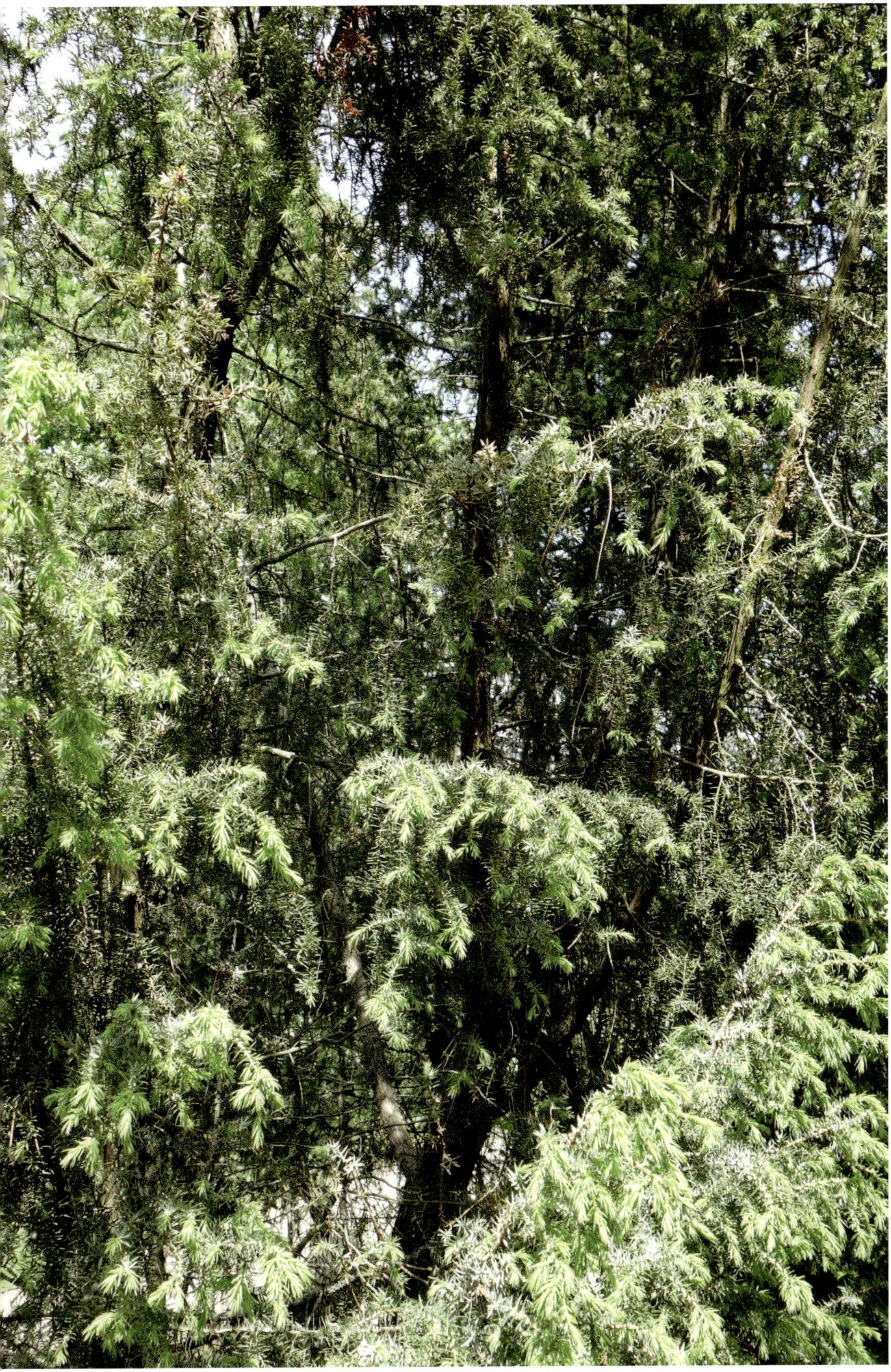

Praktische Anwendungen

Praktische Anwendungen

Harze reinigen

Das Reinigen von „Verunreinigungen" wie zum Beispiel Nadeln, Rindenstückchen oder Insekten ist dann sinnvoll, wenn zum Beispiel die Herstellung einer Harz-Salbe oder -Tinktur angedacht ist. Bei einer Verwendung als Räucherwerk sollte auf den Reinigungsprozess verzichtet werden, da hierfür das naturbelassene Exsudat besser geeignet ist.

Am einfachsten ist es, für das Reinigen eine Keramikpfanne zu verwenden. Darin wird das Harz unter ständiger Beobachtung so lange vorsichtig erhitzt und umgerührt, bis es sich verflüssigt hat. Anschließend wird es durch ein feinmaschiges Netzsieb in eine mit Backpapier ausgelegte Schale gegossen und abkühlen gelassen. Das Säubern des Netzsiebs ist einfach: Es muss mit beiden Daumen lediglich einmal auf die andere Seite gedrückt werden, wodurch sich die bereits angetrockneten Rückstände in der Regel unkompliziert vom Sieb lösen bzw. abbröckeln lassen.

Eine andere Möglichkeit besteht darin, das Harz in einen Teefilter zu füllen – alternativ funktioniert es auch mit einem alten Socken – und diesen danach in einen Topf mit kochendem Wasser zu geben. Der Harzanteil wird sich darin vollständig verflüssigen und aus dem Filter herausfließen. Die Verunreinigungen verbleiben hingegen im Filter. Nun muss das auf der Wasseroberfläche schwimmende Harz nur noch abgeschöpft und in ein Behältnis mit kaltem Wasser gegossen werden, in dem es sich innerhalb weniger Sekunden verfestigt. Nun wird es mit den Fingern herausgenommen, eventuell in eine gewünschte Form geknetet und trocknen gelassen.

Hinweis Es ist ratsam, für die Reinigung nur Küchenutensilien zu verwenden, die im Anschluss nicht mehr für andere Zwecke benötigt werden. Außerdem empfiehlt es sich, Handschuhe zu tragen und den gesamten Reinigungsvorgang im Freien durchzuführen, was besonders für die erstgenannte Methode gilt.

Öle

Ölauszüge können je nach persönlichem Geschmack und Anwendungsvorhaben mit fast allen erdenklichen Harzen hergestellt werden. Einsetzen lassen sie sich beispielsweise zur Linderung von Gelenk- und Muskelschmerzen, zur allgemeinen Körperpflege sowie für entspannende Massagen. Als Basisöl ist Jojoba-Öl aufgrund seiner Geruchsneutralität, guten Hautverträglichkeit und langen Haltbarkeit für viele Personen das Mittel der ersten Wahl. Es können aber auch andere Öle Verwendung finden, jedoch verfälschen diese möglicherweise das feine Harzaroma.

Wichtig Personen, die eine empfindliche Neigung zu allergischen Hautirritationen haben, sollten erst einmal eine kleine Menge auf den Unterarm streichen (Allergie- bzw. Verträglichkeitstest), bevor sie das Öl großflächig zur Anwendung bringen. Gleiches gilt im Übrigen auch für alle anderen äußerlich aufgetragenen Harz-Zubereitungen.

Weihrauch-Öl

› 100 ml Basisöl

› 20 bis 30 g Weihrauch (Sorte nach Wahl)

1. Das abgewogene Harz wird in einem Mörser zu einem feinen Pulver gemahlen und anschließend in ein verschließbares Glasbehältnis (z. B. Marmeladenglas, Messbecher) gefüllt, vollständig mit Öl übergossen und für zwei bis drei Wochen an einen warmen Ort gestellt. Um diese Zeit zu verkürzen, ist es auch möglich, nach bereits einem Tag das Weihrauch-Öl-Gemisch langsam und unter Rühren (Holzflöffel) vorsichtig im Wasserbad zu erhitzen (den Deckel zuvor abnehmen!), wodurch sich der Prozess des Wirkstoffauszugs erheblich beschleunigen lässt. Das Wasserbad sollte sich auf eine Dauer von etwa 45 bis 60 Minuten belaufen. Diese Zeitspanne sollte ausreichen, damit sich der Harzanteil des Weihrauchs komplett im Öl auflöst.
2. Da der Gummianteil in Öl jedoch unlöslich ist, muss der Ölauszug, nachdem er etwas abgekühlt ist, durch ein feinmaschiges Sieb oder einen Kaffeefilter geseiht werden, was bei Verwendung von Zweitgenanntem durchaus einige Zeit in Anspruch nehmen kann. Es laufen nämlich nur einzelne Tropfen hindurch. Für den Fall, dass das Weihrauch-Gummi den Filter verstopft, muss mit einem Löffel gelegentlich vorsichtig gerührt werden. Aber aufpassen und nicht zu fest rühren, denn ansonsten könnte der Filter reißen. Ist das nicht möglich, weil bereits zu viel Gummi im Filter klebt, ist dieser durch einen neuen zu ersetzen. Es macht deshalb Sinn, den Ölauszug vor dem Filtern einen Tag lang stehen zu lassen, damit sich das Gummi am Boden des Glasbehältnisses absetzen kann.
3. Abgefüllt wird das gefilterte Weihrauch-Öl am besten in braune oder violette Apothekerfläschchen mit einem Tropfaufsatz für Öle.

Salben

Harzsalben wirken antibakteriell, schmerzlindernd und wundheilend und eignen sich zur Behandlung zahlreicher Beschwerdebilder. Sie können auf die Brust aufgetragen Erkältungssymptome und Atemwegsbeschwerden lindern, Gelenk- und Muskelschmerzen erträglicher gestalten und bei juckenden Hautausschlägen helfen – zwecks weiterer Indikationen siehe in den jeweiligen Monografien.

Fichtenharz-Salbe

› 10 Teile Fichtenharz (gereinigt)

› 10 Teile Olivenöl, Jojobaöl, Johanniskrautöl oder Distelöl

› 1 Teil Bienenwachs

› *Optional: Ätherische Öle*

1. Das präferierte Öl wird gemeinsam mit dem Harz in einen Topf gefüllt und auf kleinster Flamme vorsichtig erhitzt. Sobald sich das Harz im Öl zu lösen beginnt, wird unter fotwährendem Rühren, nach und nach, das Bienenwachs hinzugegeben, bis sich die gesamte Masse vollständig verflüssigt hat.
2. Abschließend wird die heiße Flüssigkeit durch ein feinmaschiges Sieb in Salben- bzw. Cremetiegel gegossen und abkühlen gelassen. Ebenfalls ist es möglich, die flüssige Salbe zunächst in eine große Schale zu gießen, worauf man sie während des Verfestigungsprozesses mit einem Löffel in Salbentiegel füllt. Beides ist mit gleichem Erfolg möglich.

Pappelharz-Salbe

› 25 g Pappelknospen

› 125 ml Olivenöl, Jojobaöl, Mandelöl oder Sonnenblumenöl

› 15 g Bienenwachs, alternativ Kokosöl oder Kokosfett

› *Optional: Andere Heilkräuter, ätherische Öle*

1. Zunächst werden die Pappelknospen in einen Mörser gegeben und mit dem Stößel leicht angequetscht.
2. Anschließend wird ein Ölauszug hergestellt, der nach Vollendung durch ein feinmaschiges Sieb abgeseiht wird; sinnvollerweise direkt

in einen Topf, in dem der Ölauszug unter Zugabe des Bienenwachses erneut erwärmt wird.

3. Sobald das Wachs geschmolzen ist, wird die flüssige Masse in kleine Gläschen gegossen und abkühlen gelassen.

Eine Pappelknospensalbe eignet sich gleichermaßen für Mensch und Tier. In der Veterinärmedizin sind Pappelknospen beispielsweise eine wichtige Zutat der sogenannten „grünen Salbe“, die zur äußerlich Behandlung von Abszessen, Gelenk- und Muskelleiden, Hämatomen und Neuritis bei Nutz- und Heimtieren eingesetzt wird.

Tinkturen

Eine Harz-Tinktur wird auf gleiche Weise hergestellt wie ein Harz-Öl, mit dem Unterschied, dass als Auszugssubstanz kein Öl, sondern hochprozentiger unvergällter Alkohol (mindestens 40 Vol.-%) verwendet wird. Geeignet sind zum Beispiel Weingeist oder handelsübliche Spirituosen wie Korn und Wodka. Harz-Tinkturen sind in erster Linie für eine äußerliche Anwendung vorgesehen. Ein innerlicher Gebrauch ist im Vorhinein mit dem Arzt abzuklären.

Myrrhe-Tinktur

› 1 Teil Myrrhe

› 5 Teile Alkohol

1. Die zunächst möglichst fein pulverisierte Myrrhe wird in ein verschließbares Glasbehältnis gegeben, mit Alkohol übergossen und für rund vier Wochen an einem warmen Ort platziert.
2. Anschließend ist das Ganze durch einen Kaffeefilter abzuseihen und in dunkle Apothekerfläschchen zu füllen.

Eine Tinktur aus Myrrhe ist ethnomedizinisch ein wichtiges Mittel zur allgemeinen Förderung der Mundgesundheit. Sie wird aber auch bei akuten Halsschmerzen, gelockerten Zähnen, Mundinfektionen, Zahnfleischentzündungen und Zahngeschwüren angewendet, wozu etwa zehn Tropfen der Tinktur in ein Glas mit gesalzenem Wasser geträufelt werden. Diese Spülung ist drei Mal täglich zu gurgeln. Ebenfalls ist es möglich, vor dem Zähneputzen fünf Tropfen auf die Zahnpasta zu träufeln oder die Essenz ohne Verdünnung vorsichtig auf das entzündete Zahnfleisch zu pinseln.

Kiefernharz-Tinktur

› 1 Teil Kiefernharz

› 5 Teile Alkohol

Die Herstellung erfolgt wie bei allen anderen Tinkturen auch:

1. Das Harz pulverisieren, mit Alkohol übergießen, vier Wochen ziehen lassen, abseihen und in geeignete Fläschchen füllen.

Eine Kiefernharz-Tinktur wird üblicherweise zur Linderung von Gelenkschmerzen und Muskelverspannungen direkt auf die Haut einmassiert. Innerlich wurde sie früher zwar ebenfalls angewendet, etwa bei Wurmbefall sowie zur Produktion der Verdauungssäfte. Aufgrund einer potenziellen Nierenreizung, begründet durch das im Alkohol gelöste Terpentinöl, hat dies allerdings nur unter ärztlicher Aufsicht zu erfolgen.

Pasten

Frisch hergestellte Pasten aus gereinigtem oder naturbelassenem Harz und Öl sind ideal zur sofortigen Anwendung. Für ihre Herstellung wird zuerst das Harz in einem Mörser zu einem feinen Pulver gemahlen. Im nächsten Schritt wird unter Rühren nach und nach Öl zugefügt. Zum Schluss – je nach Menge des verwendeten Harzes – noch circa einen Esslöffel Wasser hinzugeben. Grundsätzlich wird mehr Öl als Wasser verwendet. Je nach Anwendungsgebiet, wie zum Beispiel einer Verstauchung oder Prellung des Beines, können außerdem Johanniskrautpulver, Beinwellwurzelpulver oder andere Heilpflanzenpulver untergemischt werden.

Bei Erkältungskrankheiten ist es möglich, sofern die Haut nicht auf Bestandteile des Harzes allergisch reagiert, die Paste mit selbst angesetztem Minzöl, Melissenöl, Kiefernharzöl, Spitzwegerichöl oder Kamillenöl zu ergänzen und vor dem Zu-Bett-Gehen auf die Brust und den oberen Rücken einzumassieren. Es ist wichtig, die Harz-Paste vor ihrer Anwendung in minimalen Dosierungen auf der Haut zu testen, damit eine empfindliche Reaktion ausgeschlossen werden kann.

Weihrauch-Paste

- 30 g Weihrauch (Sorte nach Wahl)
- 100 ml Jojobaöl, Hanfsamenöl, Olivenöl, Mandelöl oder Sonnenblumenöl
- 1 EL Wasser

1. Das Harz wird in einem Mörser fein pulverisiert und mit Öl und Wasser vermischt. Es wird so lange gerührt, bis die Masse eine dickflüssige, cremeartige und leicht streichbare Konsistenz angenommen hat.
2. Anschließend kann sie direkt zur Anwendung gebracht werden, beispielsweise bei einem geprellten Knöchel oder zur Linderung von rheumatischen Beschwerden. Gleichzeitig ist Weihrauchpaste als hauttonisierende Creme sowie als Gesichtsmaske geeignet.

Zunächst wird der Weihrauch in einem Mörser fein pulverisiert.

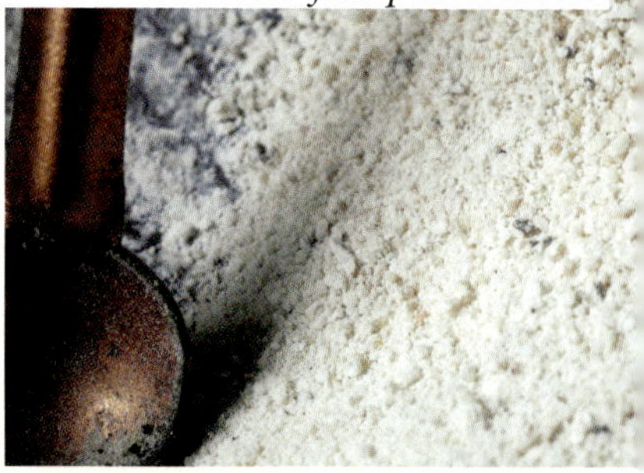

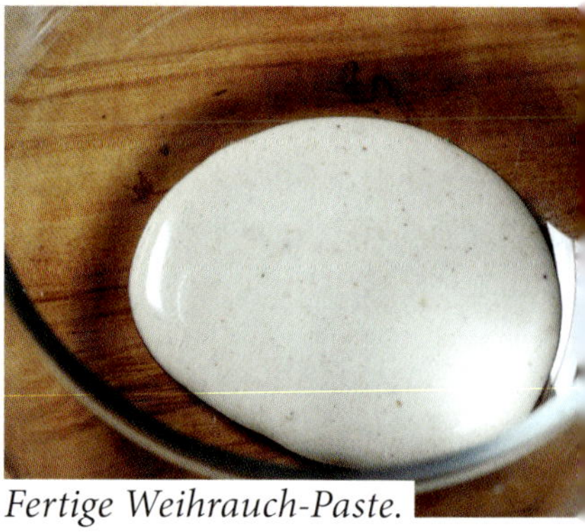

Fertige Weihrauch-Paste.

Kiefernharz-Paste

- 30 g Kiefernharz
- 100 ml Jojobaöl, Hanfsamenöl, Olivenöl, Mandelöl oder Sonnenblumenöl
- 1 EL Wasser

1. Das fein pulverisierte Kiefernharz ist kräftig mit Öl und Wasser zu verrühren.
2. Danach ist es anwendungsbereit und kann zur Besänftigung von Erkältungssymptomatiken oder Atemwegsbeschwerden auf die Brust oder den oberen Rücken aufgetragen werden. Ferner eignet sich Kiefernharz-Paste zur Schmerzstillung bei Gelenkerkrankungen.
3. Nach dem Trocknen und Einwirken kann sie abgewaschen werden.

Wasser und Tee

Bei einem Wasserauszug gilt es zu bedenken, dass nur die im Exsudat enthaltenen Gummen wasserlöslich sind. Der Harzanteil sowie das ätherische Öl lösen sich hingegen nur in Spuren. Die im Folgenden beschriebenen Harzwässer werden aus Harzstücken und idealerweise Quellwasser hergestellt. Angewendet werden können sie sowohl äußerlich als auch innerlich.

Während das Harz-Wasser ganz ohne Zusätze auskommt, können Harz-Tees zur synergistischen Beeinflussung von Wirkung und Geschmack mit ausgewählten Kräutern und Süßungsmitteln wie zum Beispiel Honig ergänzt werden.

Bernstein-Wasser

› 10 bis 15 g Bernstein

› 0,5 l Wasser

1. Es können kleinere und auch größere Bernsteinstücke verwendet werden, je nachdem, ob ein Glas oder eine Karaffe genutzt wird.
2. Für den Auszug wird der Bernstein in lauwarmes Wasser gegeben und über Nacht ziehen gelassen.
3. Anschließend werden die Stücke herausgenommen und das Wasser schluckweise über den Tag verteilt getrunken, nur nicht auf ganz nüchternen Magen.

Bernstein-Wasser hat eine reinigende Wirkung auf die Organe. Genauso zeigt es diesen Effekt aber auch auf der feinstofflichen Ebene. Weitere traditonelle Indikationen für die Einnahme von Bernstein-Wasser sind unter anderem Gelenkbeschwerden, Magen-Darm-Erkrankungen und Melancholie. Zur Stärkung des Energiesystems lässt sich das Bernstein-Wasser auch äußerlich anwenden, wozu es einfach auf die Haut gesprenkelt wird.

Weihrauch-Wasser

- 10 bis 20 g Weihrauch (Sorte nach Wahl)
- 0,5 l Wasser
- *Optional: Frische Minzblätter*

1. Das grob gemörserte und in eine Karaffe oder Kanne gefüllte Weihrauch-Harz ist zunächst mit heißem oder lauwarmem Wasser zu übergießen.
2. Die folgende Ziehdauer orientiert sich am persönlichen Geschmack, 30 Minuten gelten als Minimum. Abschließend wird das Wasser durch ein Teesieb in eine saubere Glasflasche gegossen und am besten zimmertemperiert getrunken.
3. Im Oman ist es auch üblich, die Kanne großzügig mit Weihrauch auszuräuchern, indem sie vor ihrem Einsatz umgedreht über den aufsteigenden Rauch gehalten wird. Danach erfolgt der Aufguss mit Wasser. Harzstücke befinden sich in diesem Fall keine im Wasser. Allerdings hat bei dieser Methode das Weihrauch-Wasser nur einen sehr schwachen Geschmack.

Weihrauch-Wasser eignet sich sehr gut als kühlendes Erfrischungsmittel, zur Beruhigung der Nerven sowie zur Linderung von Entzündungen.

Weihrauch-Tee

- 1 TL Weihrauch (pulverisiert)
- 1 TL Grüntee, Schwarztee oder Rooibostee u. a.
- 150 ml Wasser
- *Optional: Agavendicksaft, Ahornsirup oder Honig*

1. Der Weihrauch wird zunächst pulverisiert und zu gleichen Teilen mit einem persönlichen Lieblingstee in einen Teefilter gefüllt, worauf die Mischung mit siedendem (nicht kochendem) Wasser übergossen wird.
2. Die Ziehzeit beläuft sich abhängig von der gewünschten Geschmacksintensität auf 5 bis 15 Minuten. Länger sollte der Tee nicht ziehen, da er durch die Zugabe der Kräuter ansonsten eine bittere Note erhält.

Hinweis *Weihrauch-Tee ist in erster Linie ein wohltuendes Genussmittel. Wem es um die medizinischen Vorteile geht, der trinkt sinnvollerweise Weihrauch-Wasser, da das Harz bei diesem Erzeugnis wesentlich länger ziehen kann.*

Harzpulver als Erste-Hilfe-Mittel für unterwegs

Aufgrund ihrer antibakteriellen und wundheilenden Eigenschaften eignen sich viele Harze in pulverisierter Form sehr gut zur Erstbehandlung von kleinen Schnittwunden und anderen Verletzungen. Andererseits können sie, beispielsweise wenn sie sanft auf das Stirnchakra massiert werden, Meditationen und andere Techniken der inneren Einkehr unterstützen. Aufbewahrt wird das Harzpulver in kleinen verschließbaren Gläschen.

Kiefern- und Fichtenharzpulver

Das im Mörser zu einem feinen Pulver gemahlene Koniferenharz ist im Bedarfsfall auf kleine Schnittverletzungen und andere harmlose Wunden zu streuen. Es kann in kleinen Mengen (Fingerspitze) aber auch in den Mund genommen und gelutscht werden, was bei Halsschmerzen und Entzündungen der Nasennebenhöhlen wirksam hilft.

Bäder

Wohlduftende Harz-Vollbäder gelten weithin als eine Wohltat für Körper, Geist und Seele. Sie werden üblicherweise jedoch nicht aus dem Rohharz, sondern aus dem ätherischen Öl hergestellt, welches aus dem Harz mittels Wasserdampf herausdestilliert wurde. Solche ätherischen Öle sind über den Dufthandel unproblemtisch zu beziehen. Alternativ können auch im Vorhinein angesetzte Ölauszüge verwendet werden, die jedoch über einen Zeitraum von etwa vier Wochen „gereift“ sein sollten, damit sie die volle Duft- und Wirkkraft des Harzes enthalten.

Damit sich das Harzöl mit dem Badewasser vermischt, kann es in Honig oder einem pflanzlichen Emulgator (z. B. auf Lecithinbasis) gelöst werden. Wenn das ätherische Öl nicht emulgiert, schwimmt es auf der Wasseroberfläche und kann bei sehr empfindlichen Menschen Hautreizungen verursachen. Die Emulsion respektive das ätherische Öl wird erst unmittelbar vor dem Bad ins Wasser gegeben. Zu früh dazugegeben, verflüchtigt sich das angenehme Aroma möglicherweise schon, bevor man ins Wasser steigt.

Es ist darauf zu achten, dass bei Verwendung eines ätherischen Öls, abhängig von der gewünschten Intensität, nur ein bis zehn Tropfen benötigt werden. Von einem Ölauszug kann jedoch geringfügig mehr zur Anwendung gebracht werden. Zudem ist zu berücksichtigen, dass eine Wassertemperatur von

38 °C nicht überschritten wird, da zu hohe Temperaturen dazu führen können, dass die Haut wertvolle Fette verliert, der Kreislauf „abstürzt" oder der Körper ermüdet. Die Dauer eines Vollbads beträgt 15 bis 20 Minuten. Danach ist warme und gemütliche Kleidung und ein etwa 30-minütiges Ausruhen zu empfehlen.

Personen mit einer Herz-Kreislauf-Erkrankung oder einer hohen Empfindlichkeit gegenüber Allergien müssen im Kontext eines Vollbads besonders vorsichtig sein. Auch in diesem Fall muss die Anwendung unbedingt mit einem Arzt abgeklärt werden; im Zweifel sicherheitshalber verzichten. Gleiches gilt selbstverständlich stets auch für Kinder und schwangere Frauen.

Beispiele für Bäder mit ätherischen oder angesetzten Harz-Ölen

› **Kampfer-Bad:** Linderung bei Erkältungssymptomatiken, Krämpfen sowie bei Gelenk-, Knochen- und Muskelschmerzen.

› **Kiefern-Bad:** Durchblutungsstörungen, schlecht heilende Wunden, Gelenkschmerzen.

› **Myrrhe-Bad:** Beruhigung bei nervöser Unruhe, Linderung von juckenden Hautausschlägen.

› **Weihrauch-Bad:** Gelenkschmerzen, Hautentzündungen, Stärkung der Lebensenergie.

› **Myrrhe-Weihrauch-Bad:** Vereinigung und Harmonisierung der weiblichen und männlichen Grundenergien.

› **Styrax-Bad:** Abendliche Entspannung, Krämpfe, schlecht heilende Wunden.

Kauen oder Schlucken

Einige der in diesem Buch beschriebenen Harze werden traditionell als Kaugummi oder „Lutschbonbon" zur Erfrischung des Atems sowie bei Erkältungsbeschwerden, Magen-Darm-Verstimmungen und Zahnfleischwunden eingesetzt. Dafür geeignet sind unter anderem Fichtenharz, Hojari-Weihrauch, Maidi-Weihrauch und Mastix.

Derzeit sicherlich am verbreitetsten ist eine Anwendung der fein pulverisierten Harze in Kapselform, obschon das Pulver auch lose in den Mund genommen und mit Wasser runtergespült werden kann. Jedoch ist diese Applikationsform aufgrund des bitteren Geschmackes einiger Harze oftmals sehr unangenehm. Myrrhe-Pulver wurde aus diesem Grund früher für innerliche Anwendungen in der Regel mit etwas Leckerem gestreckt. So ist aus alten Büchern beispielsweise eine Kombination aus pulverisierter Myrrhe und weißem Zucker zur Behandlung der Schwindsucht bekannt, hingegen wurde das bittere Harzpulver mit Honig oder Marmelade gemischt zur Förderung der Verdauung empfohlen (MADAUS 1979: 1947).

Weihrauch-Kapseln

Mit Weihrauchpulver gefüllte Kapseln sind leicht über den Naturheilmittel-Handel zu beziehen. Meist wird in diesen Produkten das indische Weihrauchharz der Spezies *Boswellia serrata* verarbeitet. Bei Interesse lassen sie sich aber auch einfach selbst herstellen. Der Vorteil dabei ist, dass sowohl die Sorte als auch die Dosierung selbst ausgewählt werden können. Die Dosierung beläuft sich üblicherweise auf 0,5 bis 1 Gramm pro Kapsel. Benötigt werden Weihrauchpulver, Leerkapseln sowie gebenenfalls ein Kapselfüller, durch dessen Einsatz die Kapselerzeugung zum Kinderspiel wird. Eine Empfehlung finden Weihrauch-Kapseln unter anderem bei Asthma, Gelenkentzündungen und Morbus Crohn. Jedoch ist bei diesen Krankheiten immer auch ein Arzt einzubinden.

Klebstoffe aus Gummi arabicum

Gummi arabicum eignet sich sehr gut als Bastelkleber für Kinder, da es im Unterschied zu vielen handelsüblichen Klebstoffen keinerlei gefährliche Inhaltsstoffe enthält. Das gemahlene Gummipulver ist dafür lediglich mit etwas Wasser anzurühren. Die fertige Masse klebt problemlos Papier oder Pappe aneinander.

Harze als rituelle und medizinische Räucherwerke

Das Räuchern von Harzen erfolgt abhängig von den Räucherabsichten entweder auf Kohle, einem Weihrauchbrenner oder auf einem Stövchen mit Räuchersieb.

Räucherkohle Wer die Harze zu einer medizinischen oder feinstofflichen Reinigung räuchern möchte, der verwendet sinnvollerweise Räucherkohle, denn hierbei erzeugt die Räucherung die größten Mengen des desinfizierend wirkenden Rauchs bzw. Dampfs.

Wichtig ist bei einer Reinigungsräucherung, dass mit den verwendeten Räucherstoffen nicht gespart wird. Nur so ist es möglich, dass die Räucherharze ihr volles Reinigungspotenzial entfalten. Im Anschluss sind die Fenster weit zu öffnen. Dies nicht nur, damit wieder frische Luft hereinziehen kann, sondern nach schamanischer Auffassung auch deshalb, damit alles Negative, das nun in gelöster Form im Rauch vorliegt, mit diesem nach draußen ziehen kann. Danach wird sich die Raumatmosphäre spürbar frischer und klarer anfühlen. Neben der Räucherkohle werden eine Schale, Sand sowie eine Räucherzange benötigt.

Weihrauchbrenner Steht eine sinnliche, betörende oder entspannende Dufterfahrung im Vordergrund, wird am besten auf einen höhenverstellbaren Weihrauchbrenner zurückgegriffen. Das Harz wird hierbei auf einem Kupferpfännchen über einem Teelicht sanft und langsam erhitzt. Rauch entsteht bei dieser Anwendungsmethode nicht, dafür aber offenbaren sich die jeweiligen Duftnuancen wesentlich eindrücklicher und das Aroma verbreitet sich feiner und dezenter im Raum.

Stövchen Bei einem Stövchen mit Räuchersieb verhält es sich ähnlich wie bei einem Weihrauchbrenner. Denn auch hier wird das Harz nur vorsichtig über einem Teelicht erhitzt. Allerdings ist darauf zu achten, dass verflüssigtes Harz nicht auf die Flamme des Teelichtes tropft, da ansonsten eine Stichflamme die Folge sein kann. Einige Anwender verwenden deshalb kleine Kupferscheiben, die sie zwischen Sieb und Räucherharz platzieren. Der Einsatz von Alufolie als geeignete Alternative ist abzulehnen!

Beispiele: Räuchermischungen mit Harzen, Hölzern und Kräutern

Hier können persönliche Neigungen zum Tragen kommen. Je nach persönlicher Präferenz und dem jeweiligen Räucheranlass lassen sich Räucherstoffe ergänzen oder entfernen. Grundsätzlich ist ein vorheriger Alleintest in sparsamer Dosierung zwecks persönlicher Einschätzung zu empfehlen. Auf diese Weise lässt sich am effektivsten herausfinden, welche Harze und Kräuter dem persönlichen Wohlbefinden besonders entsprechen. So lassen sich dann die favorisierten Räucherkompositionen erstellen.

Beruhigend und emotional wärmend

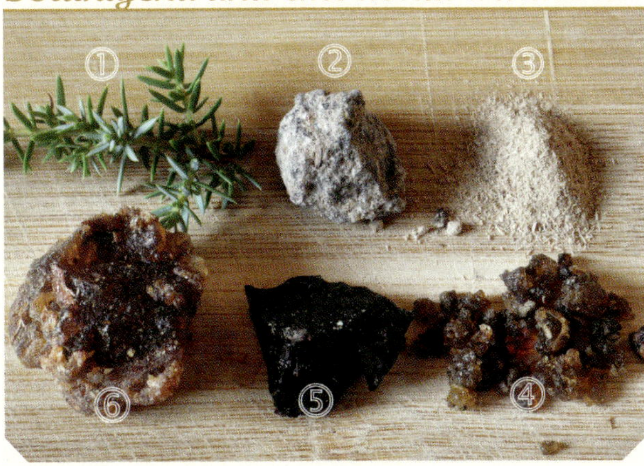

1. Wacholder (Nadeln)
2. Süßer Weihrauch (Harz)
3. Sandelholz (Holzpulver)
4. Guggul (Harz)
5. Aloeharz (Harz)
6. Myrrhe (Harz)

Schutz, Stimmungsaufhellung und Reinigung

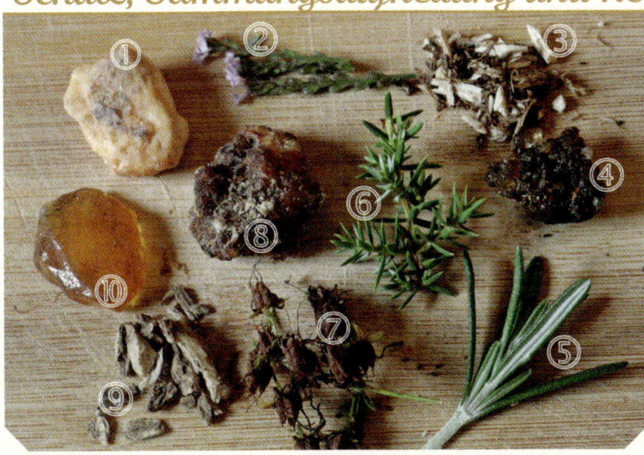

1. Siam-Benzoe (Harz)
2. Eisenkraut (Kraut)
3. Engelwurz (Wurzel)
4. Gokul (Harz)
5. Rosmarin (Blätter)
6. Wacholder (Nadeln)
7. Johanniskraut (Blüten)
8. Waldkiefer (Harz)
9. Alant (Wurzel)
10. Bernstein (Harz)

Gegen Schwermut und Traurigkeit

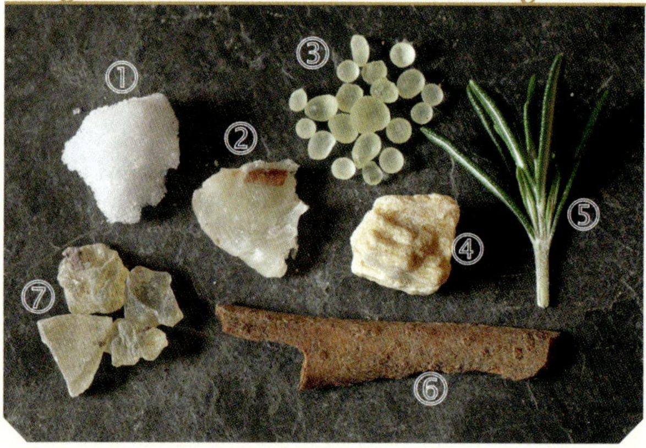

1. Kampfer (Harz)
2. Manila-Elemi (Harz)
3. Mastix (Harz)
4. Sal (Harz)
5. Rosmarin (Blätter)
6. Zimt (Rinde)
7. Dammar (Harz)

Entspannung und Meditation

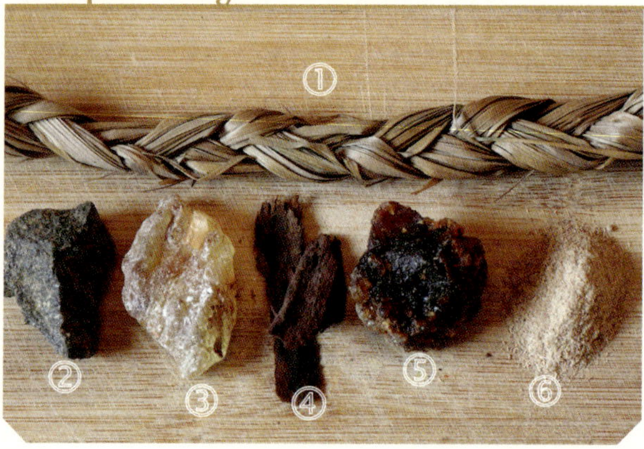

1. Mariengras (Blätter)
2. Tolubalsam (Harz)
3. Maidi-Weihrauch (Harz)
4. Styrax (Rinde)
5. Myrrhe (Harz)
6. Sandelholz (Holzpulver)

Reinigung

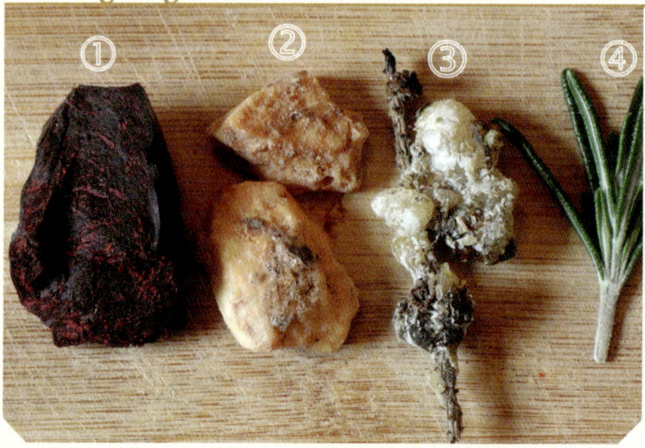

1. Sokotrisches Drachenblut (Harz)
2. Siam-Benzoe (Harz)
3. Fichte (Harz)
4. Rosmarin (Blätter)

Optional: Salbei (Blätter)

Erfrischung und Geistklärung

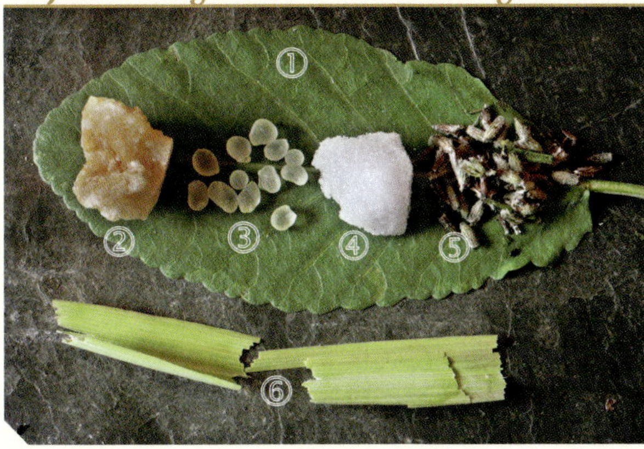

1. Balsamkraut (Blatt)
2. Manila-Elemi (Harz)
3. Mastix (Harz)
4. Kampfer (Harz)
5. Lavendel (Blüten)
6. Zitronengras (Blätter)

Abendräucherung I

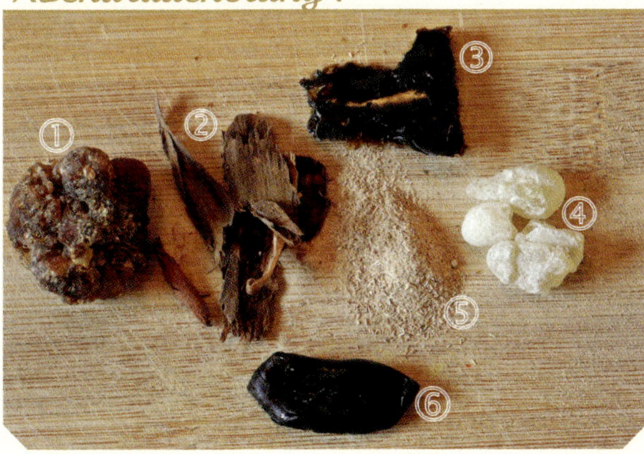

1. Myrrhe (Harz)
2. Styrax (Rinde)
3. Galbanum (Harz)
4. Dalzielii-Weihrauch (Harz)
5. Sandelholz (Holzpulver)
6. Labdanum (Harz)

Abendräucherung II

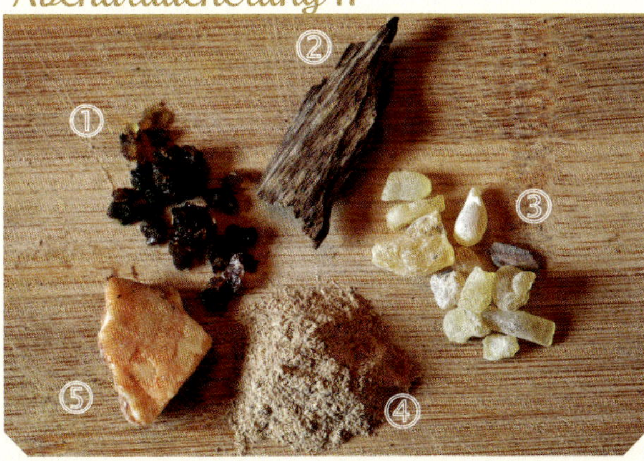

1. Guggul (Harz)
2. Adlerholz (Holz)
3. Sandarak (Harz)
4. Sandelholz (Holzpulver)
5. Siam-Benzoe (Harz)

Optional: Hojari-Weihrauch (Harz)

Liebe

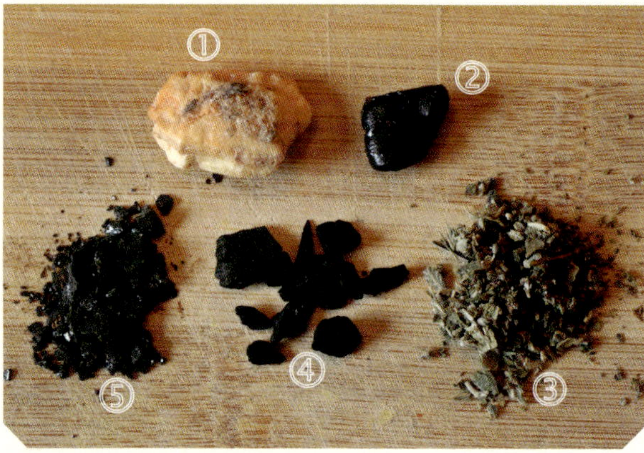

1. Siam-Benzoe (Harz)
2. Labdanum (Harz)
3. Damiana (Kraut)
4. Storax (Holzkohle)
5. Guajak (Harz)

Träume I

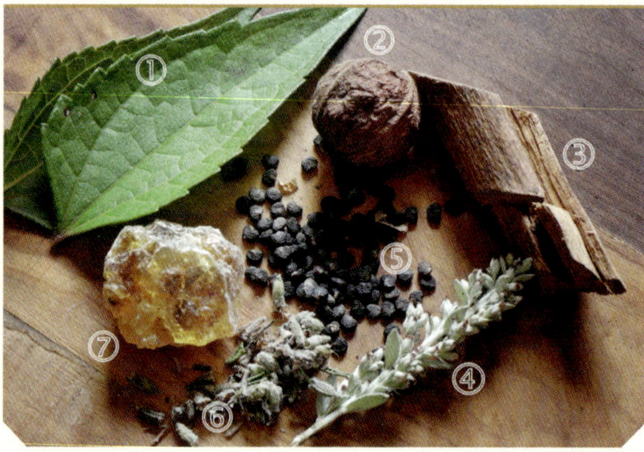

1. Aztekisches Traumkraut (Blätter)
2. Maidal (Nussfrucht)
3. Anantmul (Holz)
4. Steppenbeifuß (Kraut)
5. Stechapfel (Samen – giftig)
6. Lavendel (Blüten)
7. Gold-Copal (Harz)

Träume II

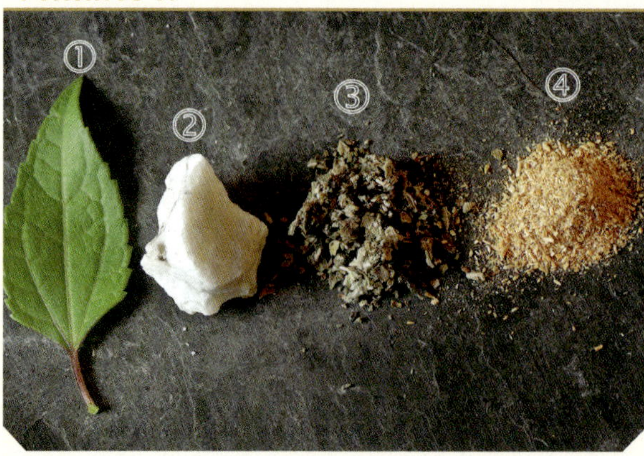

1. Aztekisches Traumkraut (Blätter)
2. Weißer Copal (Harz)
3. Damiana (Kraut)
4. Palo Santo (Holzpulver)

Andersweltreisen und Schutz I

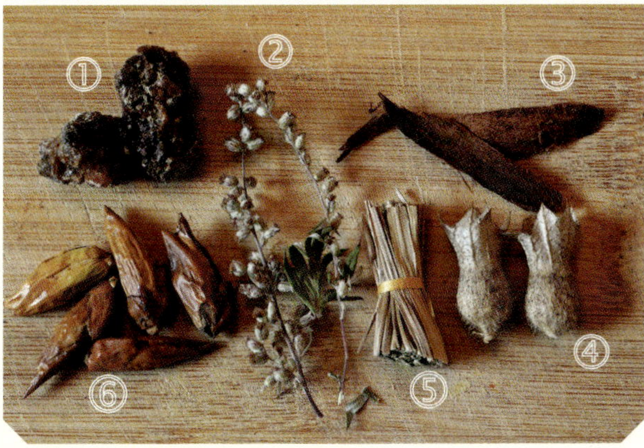

1. Sibirische Zirbelkiefer (Harz)
2. Beifuß (Blütenrispe)
3. Styrax (Rinde)
4. Bilsenkraut (Samenkapsel gefüllt – giftig)
5. Mariengras (Blätter)
6. Pappel (Knospen)

Optional: Mistel (Kraut)

Andersweltreisen und Schutz II

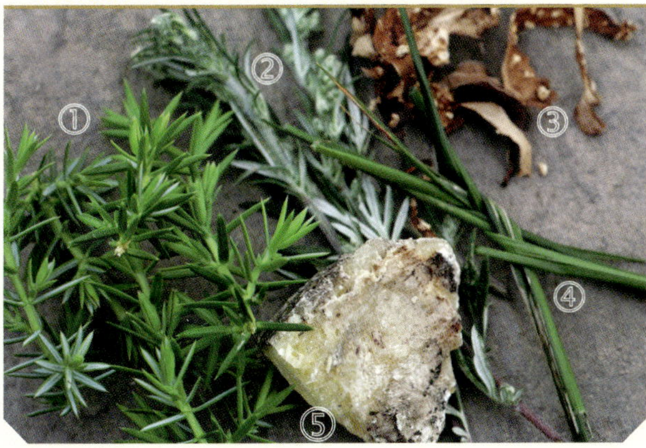

1. Wacholder (Nadeln)
2. Beifuß (Blüten)
3. Fliegenpilz (Huthaut)
4. Mariengras (Blätter)
5. Fichte (Harz)

Heimische Räuchermischung I

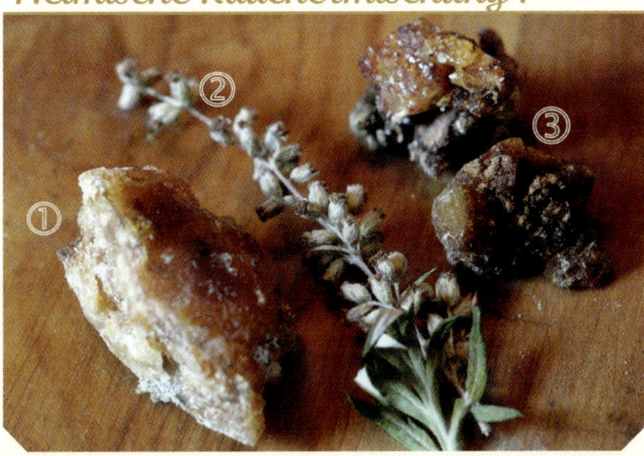

1. Fichte (Harz)
2. Beifuß (Blüten)
3. Waldkiefer (Harz)

Heimische Räuchermischung II

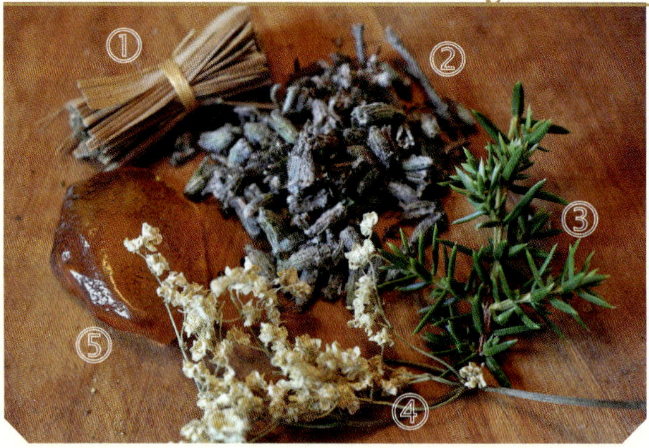

1. Mariengras (Blätter)
2. Lavendel (Blüten)
3. Wacholder (Nadeln
4. Holunder (Blüten)
5. Bernstein (Harz)

Gummi arabicum als Bindemittel in Räuchermischungen

Natürlich kommt jede Räuchermischung auch ohne Gummi arabicum aus. Wer möchte, kann das Akaziengummi jedoch als Bindemittel einsetzen, wodurch sich die unterschiedlichen Räucherstoff-Aromen besser zu einer Einheit verbinden. Weiterhin verflüchtigen sich die aromatischen Moleküle langsamer und der Räucherduft verbleibt wesentlich länger im Raum. Das fein gemahlene Gummipulver wird für diese Zwecke in Wasser aufgelöst und mittels eines Zerstäubers über die Räuchermischung gesprüht. Im Idealfall sind alle Zutaten von einer dünnen Gummischicht benetzt. Anschließend die Mischung trocknen lassen und bis zu ihrer Anwendung in luftdichten Behältern verwahren.

Mit Harzen beträufelte Räucherbündel (Smudge Sticks)

Selbst gemachte Räucherbündel aus Beifuß, Salbei oder anderen Kräutern können mit Harzen ergänzt werden („Kräuter-Harz-Bündel"). Dazu werden die Harze vorsichtig in einer Keramikpfanne verflüssigt und anschließend auf die Räucherbündel getropft oder dünn aufgepinselt. Anschließend folgt ein zweitägiger Trocknungsprozess. Sicherheitshalber sind mit Harzen ergänzte Räucherbündel grundsätzlich nur im Freien zu entzünden. Wichtig: Wird zu viel Harz auf das Räucherbündel gegeben oder dieses sogar vollständig darin getränkt, kann das Bündel nicht glimmen, weil das Harz brennt!

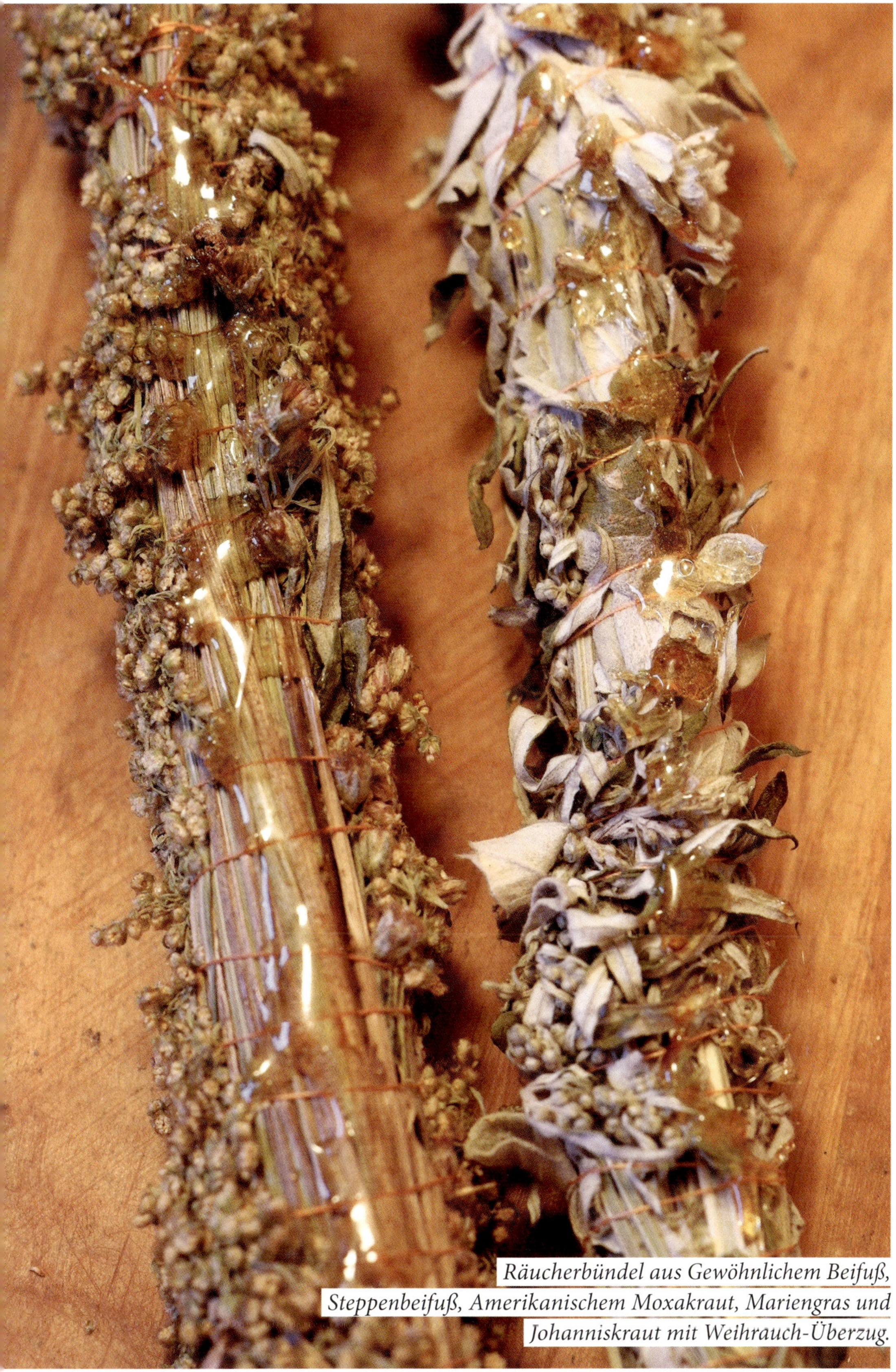

Räucherbündel aus Gewöhnlichem Beifuß, Steppenbeifuß, Amerikanischem Moxakraut, Mariengras und Johanniskraut mit Weihrauch-Überzug.

Literatur

Bezugsquellen für hochwertige Harze

Apothecary's Garden
www.etsy.com/shop/ApothecarysGarden

Jeomra
www.jeomra-shop.de

Lab.Danum – Die Räuchermanufaktur
www.labdanum.de

Rauchtum
www.rauchtum.de

Weihrauchwelt
www.weihrauchwelt.de

Literatur

Abou El-Soud, N.H. (2010): Herbal medicine in ancient Egypt. In: Journal of Medicinal Plant Research, Volume 4(2), 82–86.

Adams, Olga (1945): Maori medicinal plants. Auckland: Auckland Botanical Society.

Al-Fatimi, Mohamed (2018): Ethnobotanical Survey of Dracaena cinnabari and Investigation of the Pharmacognostical Properties, Antifungal and Antioxidant Activity of its Resin. In: Plants 7(4).

Alemika, T.E./ Ojerinde, O.S./ Balogun, O./ Kafuti, Y.S. (2018): Potential Application of the West African Frankincense, Boswellia dalzielii Hutch, for Drug and Perfumery Products. In: Journal of Anesthesia & Pain Medicine, Vol. 3(3).

Ali, N. und Lindequist, U. (2008): Essential Oil Composition from Oleogum Resin of Soqotraen Commiphora kua. In: Records of Natural Products, Volume 2(3), 70–75.

Alijesri, Z./ Alma, M.H./ Göceri, A./ Karaogul, E./ Salan, T. (2014): Application Areas Of Sweetgum (Liquidambar orientalis L.). Kahramanmaraş: Sütçü İmam University.

Bagnatori Sartori, A.L./ De Freitas Mansano, V./ Goulard De Azevedo Tozzi, A.M. (2015): A revision of the genus Myroxylon (Leguminosae: Papilionoideae). In: Kew Bulletin, Vol. 70(4).

Baravkar A.A./ Kale, R.N./ Patil, R.N./ Sawant S.D. (2008): Pharmaceutical and biological evaluation of formulated cream of methanolic extract of Acacia nilotica leaves. In: Research Journal of Pharmacy and Technology, Volume 1(4), 481–483.

Barwick, Margaret (2004): Tropical and Subtropical Trees – A Worldwide Encyclopaedic Guide. London: Thames & Hudson.

Bas, Nazan G./ Karatay, Gülnaz/ Arikan, Duygu (2017): Weaning practices of mothers in eastern Turkey. In: Journal de Pediatria, Volume 95(5), 498–503.

Blaschek, W./ Keller, K./ Hänsel, R./ Reichling, J./ Rimpler, H./ Schneider, G. (1998): Hagers Handbuch der pharmazeutischen Praxis – Folgeband 3: Drogen L–Z. Berlin, Heidelberg, New York: Springer Verlag.

Bozorgi, M./Mobli, M./ Ardekani, M.R.S. (2013): Five Pistacia species (P. vera, P. atlantica, P. terebinthus, P. khinjuk, and P. lentiscus): A Review of Their Traditional Uses, Phytochemistry, and Pharmacology. In: The Scientific World Journal, Volume 2013(1).

Cai, X.T. un Xu, Z.F. (1979): Studies on the plant origin of Chinese Dragon's blood. In: Acta Botanica Yunnanica 1, 1–9.

Caiuby Labate, Beatriz/ Missawa Camurca, Denizar/ Brissac, Sergio/ Ott, Jonathan (2011): Huasca Ethnomedicine: Traditional Use of "Nove Vegetais" by the União do Vegetal. In: Caiuby Labate, Beatriz und Hendrik Jungaberle (Hrsg.): The Internationalization of Ayahuasca. Münster: Lit Verlag.

Carlson, T.J.S. und King, S.R. (2000): Sangre de Drago (Croton lechleri Muell.-Arg.) - A phytomedicine for the treatment of diarrhoea. In: Health Notes – Review of Complementary and Integrative Medicine 7, 315–320.

Castner, J.L., Timme, S.L. und Duke, J.A. (1998): A Field Guide to Medicinal and Useful Plants of the Upper Amazon. Gainesville: Feline Press, 46.

Dalle, G./ Maass, B.L./ Isselstein, J. (2005): Plant Biodiversity and Ethnobotany of Borana Pastoralists in Southern Oromia, Ethiopia. In: Economic Botany, Volume 59(1), 43–65.

De Filipps, R.A./ Maina, S.L./ Crepin, J. (2004): Medicinal Plants of the Guianas. Washington D.C.: National Museum of Natural History.

Des Pedanios Dioskurides aus Anazarbos (1902): Arzneimittellehre in fünf Büchern. Stuttgart: Ferdinand Enke.

Dieterich, Karl (1900): Analyse der Harze, Balsame und Gummiharze. Berlin: Julius Springer Verlag.

Divakar, M.C./ Al-Siyabi, A./ Varghese, S.S./ Al Rubaie, M. (2016): The Practice of Ethnomedicine in the Northern and Southern Provinces of Oman. In: Oman Medical Journal, Volume 31 (4), 245–252.

Duke, James A. und Vasquez, Rudolfo V. (1994): Amazonian Ethnobotanical Dictionary. Boca Raton: CRC.

Duke, James A. (1983): Medicinal Plants of the Bible. New York: Trado-Medic Books.

Duke, James, A. (2002): Handbook of Medicinal Herbs. Boca Raton: CRC Press.

Duke, James A. (2007): Duke's Handbook of Medicinal Plants of the Bible. Boca Raton: CRC Press.

Elevitch, Craig R. (Hrsg.) (2006): Traditional Trees of Pacific Islands. Hawaii: Permanent Agriculture Resources.

Frerichs, G./ Arends, G./ Zörnig, H. (1938): Hagers Handbuch der pharmazeutischen Praxis. Berlin: Julius Springer Verlag.

Germer, Renate (2008): Handbuch der altägyptischen Heilpflanzen. Wiesbaden: Harrassowitz Verlag.

Gigliarelli, G./ Becerra, J.X./ Curini, M./ Marcotullio, M.C. (2015): Chemical Composition and Biological Activities of Fragrant Mexican Copal (Bursera spp.). In: Molecules, Vol. 20(12).

Golmohammadi, Farhood (2013): A viewpoint toward medical plant of astragalus and its main characteristics, products and economical importance in Iran. In: Technical Journal of Engineering and Applied Sciences, Volume 3, 3702–3721.

Gupta, D./ Bleakley, B./ Gupta, R.K. (2008): Dragon's blood: Botany, chemistry and therapeutic uses. In: Journal of Ethnopharmacology 115, 361–380.

Hafizoglu, Harzemsah (1982): Analytical studies on the balsam of Liquidambar orientalis Mill. by gas chromatography and mass spectroscopy. In: Holzforschung, Vol. 36, 311–313.

Hempen, Carl-Hermann und Fischer, Toni (2007): Leitfaden Chinesische Phytotherapie. München, Jena: Urban & Fischer.

Hooper, David (1937): Useful plants and drugs of Iran and Iraq. Chicago: Field Museum of Natural History.

Ilgeviciene, Audrone (2009): Bernstein: Stein des Meeres, des Lichtes und der Sonne. Saarbrücken: Neue Erde.

Ivanov, C. P./ Yankov, L.K./ Tho, P.T.T. (1969) On the composition of the essential oil from resin of Liquidambar formosana H. In: Rivista Italiana EPPOS, Vol. 51, 380–384.

Kapoor, L.D. (2001): Handbook of Ayurvedic Medicinal Plants. Boca Raton: CRC Press.

Khare, C.P. (2007): Indian Medicinal Plants. Berlin, Heidelberg: Springer Verlag.

Klein, G. (Hrsg.) (1932): Handbuch der Pflanzenanalyse. Wien: Springer.

Lalramnghinglova, H. (2003): Ethnomedicinal plants of Mizoram. Dehra Dun: Bishen Singh Mahendra Pal Singh.

Langenheim, Jean (2003): Plant Resins. Portland: Timber Press.

Lewin, Louis (1981): Phantastica. Die betäubenden und erregenden Genußmittel. 2. Erweiterte Auflage. Linden: Volksverlag. (Erstauflage aus dem Jahr 1924)

Linares, Edelmira und Bye, Robert (2008): El Copal en México. In: Biodiversitas, Volume 78, 8–11.

List, P.H. und L. Hörhammer (1973): Hagers Handbuch der pharmazeutischen Praxis. Chemikalien und Drogen. Berlin: Springer Verlag.

Madaus, Gerhard (1979): Lehrbuch der biologischen Heilmittel. Nachdruck der Ausgabe Leipzig 1938. Hildesheim und New York: Georg Olms Verlag.

Mahendra, Poonam und Bisht, Shradha (2012): Ferula asafoetida: Traditional uses and pharmacological activity. In: Pharmacological Reviews, Volume 6(12), 141–146.

Marcotullio, M.C./ Santi, C./ Mwankie, G.N.O./ Curini, M. (2009): Chemical Composition of the Essential Oil of Commiphora erythraea. In: Natural Products Communication, Volume 4(12), 1751–1754.

Marcotullio, M.C./ Curini, M./ Becerra, J.X. (2018): An Ethnopharmacological, Phytochemical and Pharmacological Review on Lignans from Mexican Bursera spp. In: Molecules, Vol. 23(8).

Mariotti, J. P./ Tomi, F./ Casanova, J./ Costa, J./ Bernardini, A. F. (1999): Composition of the Essential Oil of Cistus ladaniferus L. Cultivated in Corsica (France). In: Flavour and Fragrance Journal, Vol. 12(3), 147–151.

Martinetz, D./ Lohs, K./ Janzen, J. (1989): Weihrauch und Myrrhe. Stuttgart: Wissenschaftliche Verlagsgesellschaft.

Misra, Laxmi N. und Ahmad, A. (1997): Triterpenoids from Shorea robusta Resin. In: Phytochemistry, Volume 45(3), 575–578.

Moerman, Daniel E. (2009): Native American Medicinal Plants. Portland: Timber Press.

Mogana, R. und Wiart, C. (2011): Canarium L.: A Phytochemical and Pharmacological Review. In: Journal of Pharmacy Research, Volume 4(8), 2482–2489.

Montanari, Bernadette (2014): Aromatic, Medicinal Plants and Vulnerability of Traditional Herbal Knowledge in a Berber Community of the High Atlas Mountains of Morocco. Chinese Academy of Sciences. Plant Diversity and Resources, Vol. 36(3), 388–402.

Moussaieff, A./ Rimmermann, N./ Bregman, T./ Straiker, A./ Felder, C.C./ Shoham, S./ Kashman, Y./ Huang, S.M./ Lee, H./ Shohami, E./ Mackie, K./ Caterina, M.J./ Walker, M./ Fride, E./ Mechoulam, R. (2008): Incensole acetate, an incense component, elicits psychoactivity by activating TRPV3 channels in the brain. In: Faseb Journal, Volume 22(8), 3024–3034.

Muthuswamy, R. (2013): Anti-inflammatory Activity of Essential Oil of Canarium Strictum Roxb. In: Iranian Journal of Pharmaceutical Sciences. Volume 9(2), 13–21.

Nussinovitch, Amos (2010): Plant Gum Exsudates of the World. Boca Raton: CRC Press.

Poonia, P./ Mitta, S.M./ Gupta, V.K./ Singh, J. (2014): Gum Guggul: An Ayurvedic Boom. In: International Journal of Pharmacognosy and Phytochemical Research, Volume 6(2), 34–354.

Pullaiah, T./ Krishnamurty, K.V./ Bahadur, B. (2017): Ethnobotany of India. Volume 2. Western Ghats ans West Coast of Peninsular India. Oakville: Apple Academic Press.

Quattrocchi, Umberto (2012): CRC World Dictionary of Medicinal and Poisonous Plants. Boca Raton: CRC Press.

Rakotondrafara, A./ Rakotondrajaona, R./ Rakotoarisoa, M./ Ratsimbason, M./, V.E./ Stephan Rakotonandrasana, R. (2018): Ethnobotany of medicinal plants used by the Zafimaniry clan in Madagascar. In: The Journal of Phytopharmacology 2018; Volume 7(6), 483–494.

Rätsch, Christian (1996): Räucherstoffe. Der Atem des Drachen. Aarau: AT Verlag.

Rätsch, Christian (2004): Weihrauch und Copal. Baden und München: AT Verlag.

Rätsch Christian (2005): Der heilige Hain. Baden und München: AT Verlag.

Rustiami, H., Setyowati, F.M. und Kartawinata, K. (2004): Taxonomy and uses of Daemonorops draco (Willd.) Blume. In: Journal of Tropical Ethnobiology , Volume 1(2), 65–75.

Sarup, P./ Bala, S./ Kamboj, S. (2015): Pharmacology and Phytochemistry of Oleo-Gum Resin of Commiphora wightii (Guggulu). In: Scientifica, Volume 2015.

Sastry, V.V. (1976): History of Guggulu based on Ayurvedic literature. In: Bulletin of the Indian Institute of History of Medicine Hyderabad, Volume: 6(2), 102–116.

Satil, Fatih/ Selvi, Selami/ Polat, Rodvan (2011): Ethnic uses of pine resin production from Pinus brutia by native people on the Kazdağ Mountain (Mt. Ida) in Western Turkey. In: Journal of Food, Agriculture and Environment, Vol.9 (3+4), 1059–1063.

Schrott, E. und Ammon, H.P.T. (2012): Heilpflanzen der ayurvedischen und westlichen Medizin. Berlin und Heidelberg: Springer Verlag.

Schultes, R. E. und Raffauf, R.F. (1990): The Healing Forest: Medicinal and Toxic Plants of the Northwest Amazonia. Portland: Dioscorides Press (Timber Press).

Tschirch, A. (1925): Styrax. In: Handbuch der Pharmakognosie, Vol. 3(2), 1012–1028, 1048–1063. Leipzig: Tauchnitz.

Venzlaff, Helga (1977): Der marokkanische Drogenhändler und seine Ware. Wiesbaden: Franz Steiner Verlag.

Vogel, Virgil J. (1970): American Indian Medicine. Norman: University of Oklahoma Press.

Wagner, Hildebert (1993): Pharmazeutische Biologie. Drogen und ihre Inhaltsstoffe. Stuttgart und New York: Gustav Fischer Verlag.

Williams, Cheryll (2011): Medicinal Plants in Australia – Volume 2. Gums, Resins, Tannin and Essential Oils. Kenthurst: Rosenberg Publishing.

Zeybek, Necmettin (1970): Liefert Styrax officinalis L. ein Harz? Berichte der Schweizerischen Botanischen Gesellschaft, Vol. 80, 189–193.

Index

A

B

C

Danke!

Danksagung

Für die vielen gemeinsamen Stunden in der Natur und die gegenseitigen Inspirationen danke ich aus ganzem Herzen Tine Müller. Auch ihre Erfahrungen mit den Harzen sind in dieses Buch eingeflossen, ebenso stammen einige der veröffentlichten Praxisideen von ihr.

Ich danke Wolf Ruzicka und in gleicher Weise dem gesamten Freya-Team – für das Interesse, die ausgezeichnete Umsetzung und die sehr angenehme Kooperation.

Für den netten Austausch sowie das zur Verfügung stellen von Bildern des Weihrauchbaumes danke ich Hatem Imran, dem Gründer von "Weihrauch-Welt".

Weitere Personen, denen ich in höchstem Maße dankbar bin, weil sie mich unterstützt oder inspiriert haben: Ute und Jürgen Johann, Markus Berger, Roger Liggenstorfer, Stefan Theurer, Wolf-Dieter Storl, Ralph Metzner, Stanislav Grof, Christian Rätsch und Jonas Janker.

Weiterhin möchte ich allen Harz-Sammlern und -Händlern danken, deren oberste Priorität der Nachhaltigkeitsaspekt ist und die alles in ihrer Macht Stehende dafür tun, dass die wertvollen Bäume nicht der menschlichen Kapitalgier geopfert werden.

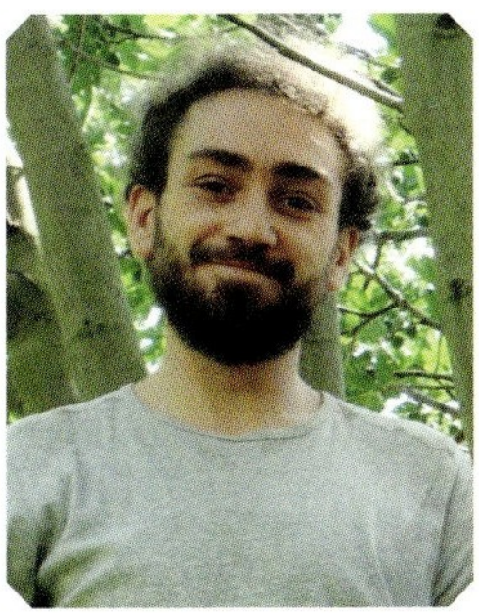

Der Autor

Kevin Johann ist Erziehungswissenschaftler (M.A.), Ethnobotaniker, Buchautor, Referent sowie Verfasser zahlreicher Artikel zu den Themenkomplexen Pflanzenkunde und Bewusstseinskultur.

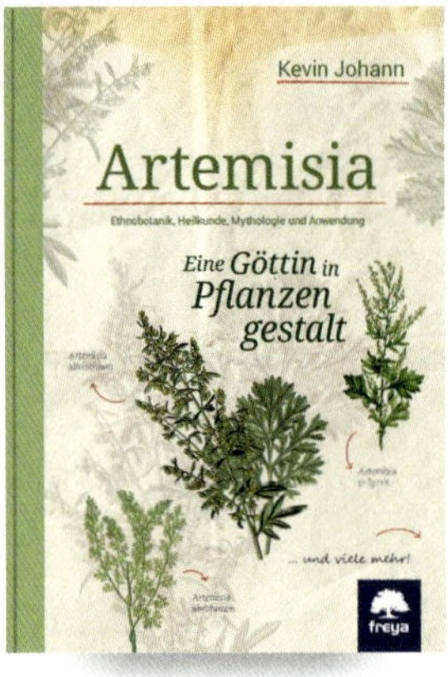
Kevin Johann
Artemisia
Eine Göttin in Pflanzen gestalt
... und viele mehr!
freya